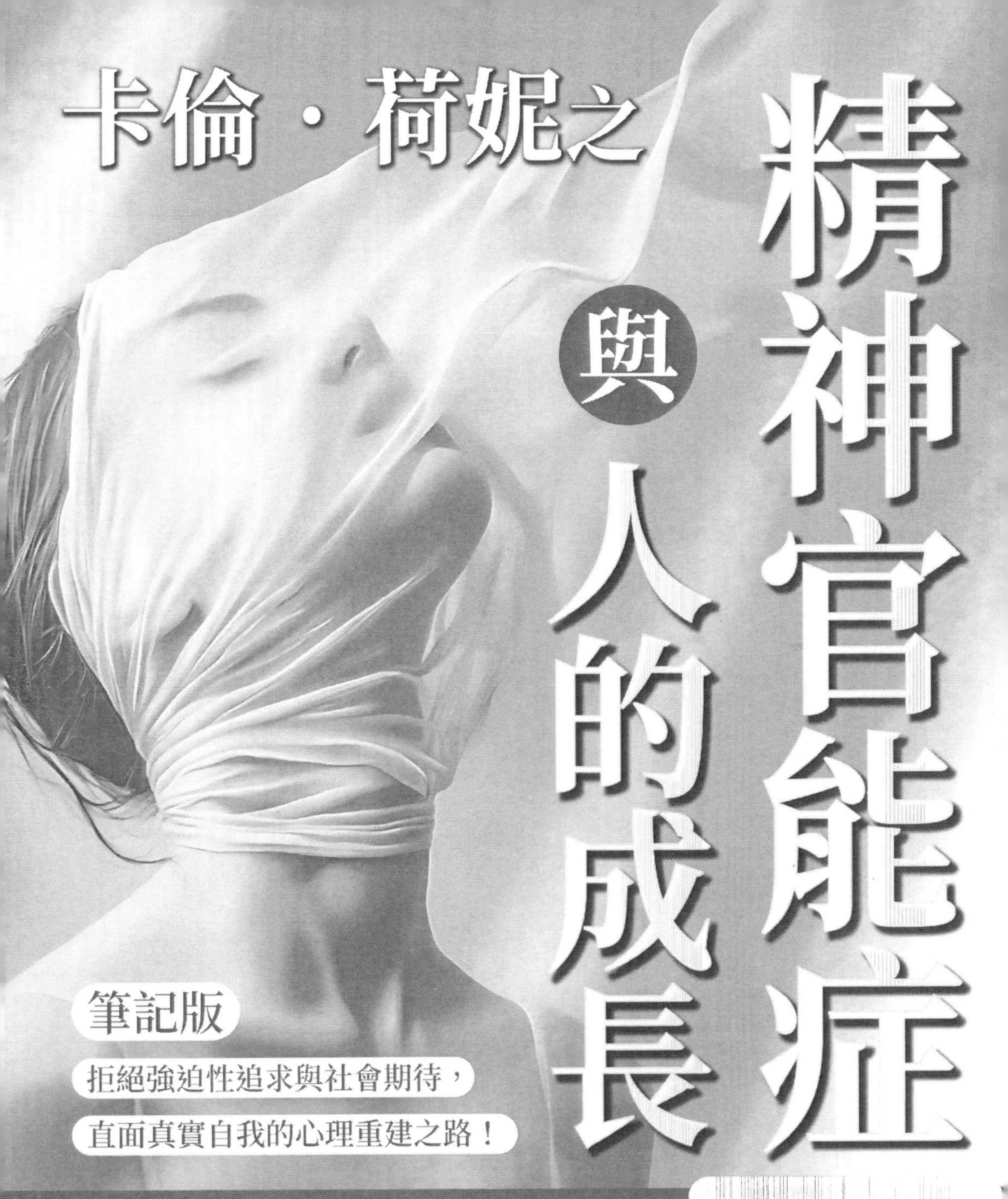

卡倫·荷妮之精神官能症與人的成長

筆記版

拒絕強迫性追求與社會期待，
直面真實自我的心理重建之路！

卡倫·荷妮 Karen Horney 著　伊莉莎 編譯

從病態依附到自我整合

在焦慮與完美的夾縫中，找回內在秩序與自由的自我

目錄

前言

在這個充滿挑戰與變遷的時代，人們的心靈如同一片未知的海洋，等待著我們去探索與解讀。為了引領讀者進入這片心靈的領域，本書藉由深入剖析精神官能症，揭露了人類心靈的複雜性與多樣性。

人類的內在世界常常被榮譽與自我認知的追求所主導。然而，這種追求並不一定帶來正面的影響。當追求榮譽變成一種強迫性需求時，便可能引發精神官能症的症狀。這些心理症狀不僅影響個人的心理健康，還可能導致人際關係的緊張與失衡。在這樣的情境下，書中探討的「應當」之暴行，揭露了「社會標準」與「個人願望」之間的衝突，這種內在的壓力往往讓人難以承受。

精神官能症的出現，往往伴隨著自負與自我憎恨交織的情緒。自負使人過度高估自己的能力，而自我憎恨則讓人陷入自我輕視的泥淖。這樣的心理狀態，導致人與自我之間的疏離，讓人難以真實地面對自己的內心需求。書中提出的解決策略，如擴展性解決方案與自謙的策略，為讀者提供了一個可行的心理調適方法，幫助他們重新掌握心靈的平衡。

在這個過程中，病態依賴成為一個不容忽視的課題。這種依賴不僅限制了個人的自由，也對其心理健康構成威脅。如何在不失去自我的前提下，建立健康的人際關係，是現代人需要面對的重要挑戰。書中提出的放棄病態依賴的策略，旨在幫助讀者尋求一種更為自由的心理狀態，從而實現真正的自我成長。

此外，書中還探討了人際互動中的心理功能障礙，特別是在工作環境中出現的問題。這些障礙不僅影響個人的職業生涯，也對其整體生活品質產生了深遠的影響。如何在職場中保持心理健康，並有效應對壓力，是書中深入分析的重點之一。

精神分析治療被視為通往心靈和諧的重要途徑。透過這個治療方法，人們能夠重新審視自己的心理狀態，並在此基礎上實現心靈的重生。書中透過理論與實踐的結合，為讀者提供了一個探索自我的平臺，幫助他們在心靈的旅途中找到平衡與和諧。

這本書的後半部分，進一步深入探討精神官能症對個人成長的影響，並提供了全方位的視野來理解這個複雜現象。透過詳細闡述精神分析治療，書中揭露了如何利用這個工具來促進人們改善心理健康和實現自我成長。精神分析不僅是一種治療手法，更是一種探究自我的方法，讓讀者能夠發現隱藏在潛意識中的真實自我。

書中提出了一系列理論上的思考，這些思考不僅豐富了讀者對精神官能症的理解，也為心理學領域提供了新的洞見。這些理論從不同角度剖析了人類行為背後的動機，並探討如何克服心理障礙以達到個人的全面發展。透過對理論的深入探討，讀者將能夠更清楚地了解自身行為模式的根源，並在此基礎上有效地改變。

此外，書中還強調了心理健康在當代社會的重要性。在現代快節奏的生活中，心理壓力無處不在，如何有效地管理這些壓力成為每個人必須面對的課題。作者在書中提供了實用的建議和技巧，幫助讀者在日常生活中實現心理平衡，從而提升整體生活品質。

本書不僅是一部關於精神官能症的學術著作，更是一場心靈的探索之旅。透過對人類心靈的多元分析，引導讀者重新審視自我，並在不斷變化的社會環境中找到屬於自己的位置。它呼籲讀者在面對內心的掙扎時，勇敢地追求自我實現，並在這個過程中找到內心的平靜與幸福。這本書將帶領讀者穿越心靈的迷宮，最後抵達自我發現與成長的彼岸。無論是心理學專業人士，還是希望深入了解自我心靈的普通讀者，都能從中獲得啟發與力量。

完美的枷鎖：內心命令的兩難

在探討人類發展的異常形式時，我們不禁要思考一種被稱為「道德精神官能症」的現象。這是一種不幸的表現，因為它消耗了人類發展的建設性能量。在健康的個體中，能量通常被用於實現自身潛能，而在有利的環境下，這些能量會根據個人的氣質、才能、習慣，以及不同時期的生活經歷，呈現出多樣化的發展形式。有些人可能會變得更為溫和或冷漠，謹慎或信任他人，獨立或依賴他人，深思熟慮或外向。同時，他們也可能發展出獨特的才能，並將其既定潛能具體實現出來。

然而，當內心壓力驅使個體與其真實本我產生疏離時，問題便出現了。此時，個體可能會透過一套嚴密的內心命令體系，將大部分精力投入於自我塑造，力求達到絕對的完美。這種追求完美的過程，幾乎如同神明一般，讓人無法達到理想化的自我形象，從而使人對於自認擁有的高尚特質感到不滿和失落。

這種精神官能症的發展趨勢，讓我們的注意力超越了對病理現象的臨床及理論的關注，觸及了一個根本的道德問題：關於人的欲望、驅力或追求至善的宗教義務問題。當自負成為推動力時，任何一位深入研究人類發展的學者，都不會懷疑自豪、自負或完美追求的負面影響。然而，對於為了確保道德行為而建立一個嚴格的內心控制體系的合理性與必要性，卻始終存在著重大分歧。

假設這些內心指令對自發行為具有壓抑效應，那麼，根據基督教的教誨，我們是否應該為了追求完美而奮鬥？倘若缺乏這些指令，人類的道德生活與社會生活是否會面臨危險，甚至走向毀滅？這些問題不僅涉及個體的道德選擇，也挑戰著我們對人性和追求完美的理解。或許，我們需要重新審視這些內心命令的價值，才能在追求完美與保持人性真我的平衡中找到解答。

人性與道德的多元詮釋

在探討人性與道德的關係時，我們不僅僅局限於歷史上對這個問題的各種回答，而是試圖從人性本質的不同詮釋中找到道德追求的核心。這些詮釋主要圍繞三個核心概念，並揭露了我們如何看待人性與道德的關聯。

首先，有一種觀點認為人類生而有罪或受本能所驅，這種觀點強調約束與控制的必要性。在這種框架下，道德的目的是馴服或超越自然本性，而非促進其自然發展。這種觀點主張，人類需要透過外在的規範來控制內在的衝動，以防止墮落或偏離正途。

其次，另一種觀點認為人性中同時具備「善」與「惡」的本質。這些人指出道德的追求應著重於透過信仰、理智、意志或慈悲來引導和增強內在的美德。這種觀點與特定宗教或倫理體系一致，因為它不僅關注於打擊邪惡，更重視培養善、促進善。這種道德觀強調內在修練的重要性，並可以依賴某種超自然的力量或嚴格的理性與意志來實現。

最後，有一種觀點認為人類天生具有進化而來的創造性力量，這種力量驅使人類實現其既有潛能。這種信念不預設人性本善，而是認為人類天生積極追求自我實現，並在此過程中形成自身的價值體系。在這種觀點下，道德問題不再是以善惡為基準的固定判斷，而是關於如何實現自我潛能並形成個人價值觀。例如，若一個人無法真誠面對自己，缺乏主動性和創造力，且無法與他人合作，那麼他的潛能便難以充分發揮。真正的成長屬於那些願意為自己承擔責任，並勇於面對自身缺陷的人。

這三種觀點各自提供了對人性與道德的不同理解，無論是透過約束與控制，內在美德的培養，或是自我實現的追求，都反映了人類在道德追求上多元而豐富的可能性。每一種詮釋都揭露了人性中不同的面向，並提供了不同的道德實踐方式，這正是人性與道德之間微妙而深刻的關聯所在。

自我超越：釋放人類潛能的道德旅程

在我們探討人類進化的道德觀時，面臨的核心問題在於，我們的某種態度或驅動力，究竟是促進還是阻礙人類的發展？精神官能症患者的例子清楚地顯示，各種壓力常常將我們的建設性能量轉化為非建設性或破壞性的力量。然而，若我們相信人類本能地追求自我實現，那麼我們就不必用「內心的緊身衣」來約束自然流露的自我，也無需用「內心指令的鞭子」來驅策我們追求完美。

這些嚴苛的手段雖然能有效壓抑不良因素，但也對我們的成長造成損害。事實上，我們不需要這些方法，因為我們已經找到了一種更好的途徑來應對自身的破壞力量，那就是：「真正地超越它們」。達成這個目標的關鍵在於不斷增強我們的自我意識與自我理解。自我認識本身並非最後目標，而是一種釋放自發成長力量的手段。

在這個意義上，探究自我不僅是我們首要的道德責任，也是最根本的道德權利。當我們對自身的發展抱持認真的態度，這份認真源於內心深處的渴望。當我們不再如精神病患者般對自我過度執著，便能自由地成長，進而自由地去愛與關懷他人。

此時，我們希望為年輕一代創造毫無阻礙的成長機會，並在他們遇到困難時，以各種形式協助他們探索並實現自我。無論是對我們自身或他者來說，理想的追求在於釋放及培育那些能夠實現自我潛能的力量。

揭露那些妨礙進步的因素，並期望透過其獨特的方式促成這個解放。這是一場關於自我超越的道德旅程，旨在鼓勵我們每一個人去探索、理解並釋放自身的潛能，從而在成長中獲得真正的自由。

追求榮譽與自我實現

在每一個孩子的成長過程中，環境的影響無疑是重要的。然而，內在的潛力與力量，不是僅靠外在的學習所能完全開發。就如同一顆橡實在合適的環境中才能成長為橡樹，人類的潛能也需要適宜的環境來激發。每個孩子都擁有獨特的內在潛能，這是他們真實自我的核心所在。

要讓這些潛能得以實現，孩子需要一個溫暖且充滿安全感的環境。這樣的環境能夠讓他們自由地表達自己的情感與思想，並在與他人互動中發現自我價值與生活目標。這種成長過程中，善意的人際互動非常重要。它不僅滿足了孩子的基本需求，還能激勵他們成為成熟的自我實現者。

然而，現實中，許多不利因素可能會阻礙這個過程順利進行。這些因素往往源於父母或照顧者自身的心理問題，導致他們無法真正關愛並尊重孩子的獨立性。這種情況下，孩子常常感受到的不是歸屬感，而是一種基本焦慮。這種焦慮產生於他們生活在一個潛藏敵意的環境中，並感到孤立無援。

為了應對這種基本焦慮，孩子會在無意識中發展出一些策略，這些策略有助於緩解他們的焦慮感。這些策略的形成不僅視孩子的先天氣質而定，也受到後天環境的影響。有的孩子可能會依附於周遭最強大的人，有的則可能展現出反抗和抗爭的行為，還有的可能選擇情感上的疏離，將他人排斥在自己的內心世界之外。

這樣的行為模式，無論是依附、對抗還是逃避，都是孩子在尋找一種能讓自己感到安全的方式。然而，唯有當他們能夠在一個愛與挑戰共存的環境中成長，才能真正地按照自己的真實自我茁壯成長。這種成長過程不僅是個人潛能的實現，更是獲得榮譽與自我滿足的旅程，最後引導他們走向自我實現的道路。

從極端到內在和諧的追求

在人際互動的複雜舞臺上，親近、對抗與逃避並非不可能共存的元素。健康的人際關係需要我們具備索取與給予愛的能力、屈從的能力、抵抗的能力以及獨處的能力。然而，對於那些因基本焦慮而感到置身險境的孩童來說，這些能力可能會被極端化，呈現出僵化的特徵。愛可能轉化為依附，順從可能演變為姑息，而抵抗可能表現為無情的冷漠。這些極端行為的程度，往往與內心深處的基本焦慮強度成正比。

在這樣的情境下，孩童的發展不僅限於某個方向，而是向多個方向延展，導致對他人的矛盾態度。結果，接近他人、對抗他人以及逃避他人的三種行為構成了他與他者之間的根本衝突。為了解決這個衝突，孩童試圖在這三種行為中選擇一種作為主要表現，力圖在順從、攻擊或冷漠之間找到一個平衡點。

這個過程不僅關乎對他人的態度，還涉及整體人格的變遷。隨著發展路徑的確立，兒童將形成某些初步的需求、敏感度、約束力及道德觀念。例如，一名相對順從的兒童不僅傾向於屈從和依賴他人，還會努力展現善良與無私的特質。同樣，一名展現攻擊性的幼兒則更注重力量、耐性與戰鬥的能力。然而，這樣的解決方案不一定是穩定且全面的。

舉例來說，有一位女孩，她的順從性格非常明顯。她盲目崇拜權威，渴望取悅他人，對表達自身需求感到畏懼，常常自我犧牲。八歲時，她把自己的玩具留給貧困兒童，而不告訴任何人。十一歲時，她在禱告中幻想遭到老師的懲罰。十九歲時，她仍然容易被他人設計的報復計畫所利用。雖然大多數時間她如同一隻小綿羊，但偶爾也會在學校中反抗，而且當她對教堂的牧師感到失望時，她會從虔誠的信徒變成玩世不恭的人。

這些例證顯示，早期的解決策略在追求與他者和諧的過程中，未能達到穩定的整合效果。這部分原因來自於成長中個體的發展尚未成熟，另一部分則源於策略本身的局限性。然而，這也反映了人們對於更穩定整合的需求。一旦人們能夠跨越這些矛盾，便能在更高層次上達成內外和諧，從而提升內在力量與一致性。儘管每個人的發展途徑和其結果各不相同，對於整合的追求仍然是一種持續不斷的需求。

自我理想化的雙面刃

在一個競爭激烈的社會中，許多人因早期的防衛機制和隔離感而難以建立真正的自信。他們的內心力量被削弱，導致人格的某些面向無法發揮建設性的功能。這種情況使得他們迫切需要自信，或者至少是一種自信的替代品。然而，當他們與自我疏離時，這種渴望變得更為強烈。

一個人若感受到歸屬感，就不會因為不如他人而感到困擾。然而，在孤獨和敵意的環境中，他們往往滋生出一種讓自己凌駕於他人之上的強烈渴望。這種渴望並非源於追求卓越，而是因為他們感到生活準備不足且與自我疏離。他們被迫隱藏真實自我，內心的情感與思想變得模糊不清，建立安全感成為首要之務。

這種自我疏離的狀態不僅削弱了個人的整體力量，還加深了與自我的隔閡。他們無法確定自己的身分或定位，這種根本性的疏離感影響了生活的其他層面。若一個人未曾與活生生的自我疏離，他的內心矛盾便不會引發焦慮，自信心雖受損但不會被摧毀，與他人的關係也不會完全隔絕。

對於與自我疏離的人來說，最為關鍵的是找到一種能夠提供支持的東西——一種認同感或身分的感知。這種認同感使他們感受到自身的價值，即使人格架構有缺陷，仍賦予他們力量與存在的意義。若環境未能幸運地改變其心理狀態，他們便會依賴想像力。

想像力是一種獨特的方式，能夠即刻滿足所有渴望。在潛移默化中，想像力構築出一個獨特的自我。理想化意象使人賦予自身無窮的權能與崇高的素養，化身為英雄、天才、戀人、聖者乃至神明。這種自我理想化並非盲目的自我誇大，而是根據個人的獨特經歷、幻想、需求及天賦建構的形象。

然而，若理想化形象與個性特徵不符，則無法獲得真正的認同感與一致性。人們會理想化自己解決基本衝突的特定方式，將順從轉化為善良，愛轉變為神聖，攻擊性化為力量與英雄主義，冷漠成為智慧與獨立性。這些特質的理想化不僅掩蓋了缺點或缺陷，也賦予了他們急需的意義感及優越感。然而，自我理想化的雙面刃，既能帶來短暫的自信，也可能讓他們在現實面前崩潰，留下更深的孤獨與疏離。

理想化自我：從內心矛盾到精神整合的探索

在我們的精神世界中，面對內心矛盾的方式多種多樣。首先，一些人選擇美化這些矛盾，將其隱藏在無形的暗影裡。這種美化往往是在深入分析過程中才被揭露出來。例如，一個具攻擊性的人，可能表面上將愛情視為不應存在的柔情，但在他理想化的意象中，他不僅是一位披著光鮮盔甲的騎士，更是一位卓越的情人。

其次，這些矛盾的傾向可能在人們的內心深處被隔離，從而不再引發焦慮的衝突。一名患者可能會將自己構想為人類的救助者、冷靜的智者或勇猛的戰士。這些特質 —— 全都屬於意識層面 —— 對他來說，不僅不會產生矛盾，甚至不會引起任何衝突。在文學中，這種透過隔離矛盾傾向而消解衝突的手法，正如史蒂文森在《化身博士》中所展現的。

最後，這些矛盾的傾向或許能被昇華為卓越的才能或成就，成為豐富人格中協調的部分。舉例來說，一位極具才能的人可能會將服從的傾向轉化為基督般的德行，將攻擊性轉變為卓越的政治領導才能，並將超然的態度演化為哲學家的智慧。如此一來，內心的基本衝突被美化，並且彼此和諧共存。在這樣的心靈世界中，個體可能成為現代相當於文藝復興時期的全才。

然而，這些理想化的形象不再僅僅是內心深處的幻影。隨著時間的推移，人們可能與這個理想化的完美形象產生一致性，並在無意識中轉變為這種形象。理想化自我常常會演變為一種魅力四射的存在，滿足所有迫切的需求。這種重心的轉換是一種內在的變化，並沒有明顯的外在表現，但卻改變了自我感知。

儘管健康的發展過程應朝向真實自我發展，但在此時，他卻為了理想化自我而放棄了真實自我。理想化自我向他顯現他「真實」的樣貌，成為他自我評價的依據。從多個角度來看，自我理想化是一種綜合的精神官能症解決方法，承諾滿足個人在特定時刻的所有內在需求，並解決那些痛苦的情緒，最後實現他隱祕的願望。這種自我理想化現象之所以普遍，乃是因為在容易引發精神官能症的環境中，強迫性需求頻繁顯現。

理想化自我與榮耀的追尋

自我理想化的過程是心理發展中的一個重要階段，它既是早期心理成長的合理結論，也代表著新階段的開始。這個過程對未來的心理發展有著深遠的影響，因為它涉及到放棄真實自我的關鍵步驟。自我理想化的顛覆性效果主要源自於其內在的意義轉變，即從追求自我實現轉向實現理想自我。這個轉變在個人的生存與成長過程中代表了一種新的動力方向。

在整體人格的塑造中，自我理想化不僅僅是內在的過程，而是融入到個人生活的整個循環中。人們渴望展現理想化的自我，這種渴望滲透在他的抱負、目標、日常生活以及與他人的互動中。於是，自我理想化發展出了一種更廣泛的驅動力，我稱之為追求榮譽（對榮耀的探索）。這個驅動力的核心仍然是自我理想化，但它涵蓋了其他成分，如對完美的渴望、充滿焦慮的野心與報復性勝利的需求。

在實現理想化自我的驅力中，追求完美的需求是一種最根本的內在驅動。其目標在於將整體人格塑造成一個理想化的自我。就像蕭伯納作品中的賣花女，精神官能症患者試圖依據其理想化形象的具體特徵，重塑為一個獨特的完美形象。他們常透過一套關於「應當做什麼」與「禁止做什麼」的複雜體系來實現這個目標。

追求榮譽的動因中，精神官能症野心（神經質的野心）是最為顯著的，這是一種對外在成就的迫切追求。這種追求卓越的衝動在現實生活中相當普遍，且往往集中於某個特定個人於特定時刻最易獲得卓越之事。野心的具體內容在人的一生中可能會多次變化，從學業成績到職業成就，再到社會地位。

這些變化揭露了一個事實：那些受野心支配的人，往往與其所追求的事物內容無關，真正重要的是卓越本身。若無法意識到這種無關聯性，我們便無法理解眾多的變遷。因此，我們不專注於某個特定野心所追求的活動領域，而是探討其背後的驅動力——對卓越的持久追求。這種追求可能表現為對權力的渴望，或是對聲望的追求，無論其形式如何，其核心都是對理想化自我和榮耀的執著探索。

成功與復仇：權力渴望中的心理陷阱

在追尋卓越的道路上，對權力的渴望往往是最具體的驅動力之一。這種驅動力的具體性源於一個事實：如果運氣足夠好，那些被這種渴望驅動的人或許能獲得魅力、榮譽與影響力。然而，當他們獲得更多金錢、榮譽及權力時，卻常常發現內心的安寧與生活的樂趣並未隨之而來。這種徒勞的追求帶來的心理負擔，並未因成功而減輕，反而更為加劇。

在競爭文化中，這種對成功的追求被視為常態，甚至被讚美為一種美德。然而，這樣的文化背景下，仍有許多人意識到其他價值觀的意義，特別是個人成長的價值，遠超過競爭所能帶來的成就。這種對成功的追求，不僅無法填補內心的空虛，反而可能成為一種報復性驅動力的溫床。

報復性驅動力是一種深藏心底的衝動，常常與追求實際成就的動力緊密相連。其核心目的在於透過自身成功來貶低或擊敗他人，或是以卓越來獲取權力，進而施加痛苦於他人。這種驅動力常源自童年時期的屈辱經歷，並在精神官能症的發展過程中被進一步強化。

這種報復性驅動力的強度因人而異，大多數人或未意識到其存在，或僅在瞬間有所察覺。然而，當這種需求顯露時，它常成為生活的主要驅動力。歷史上，希特勒就是一個典型的例子。他的整個人生都被一種瘋狂的欲望所驅動，試圖征服並羞辱那些曾經讓他感到屈辱的對象。這種惡性循環使他無法忍受任何人或國家不承認他的偉大。

這種復仇性勝利的驅動力，即便在現實生活中，也往往隱匿於潛意識之中，其破壞性不容小覷。對優越的追求看似無害，實則隱藏著更為強烈的破壞性衝動。這種需求促使人合理化自身行為，並在不知不覺中影響著他們的生活軌跡。

榮譽的強迫性追尋

在探討榮譽的追求時，我們必須意識到人在這個過程中表現出的各種傾向的具體特徵。這些特徵不應被孤立地看待，而應作為一個整體的一部分來理解，這樣我們才能真正掌握這些傾向的本質及其影響。阿爾弗雷德·阿德勒是第一位將榮譽追求視為綜合現象的精神分析學者，他強調這種追求在精神官能症中的重要性。

追求榮譽是一個綜合且連貫的整體，這一點在很多人的行為中得到了證實。各種個別傾向經常在同一人身上同時顯現。即便某些因素可能會在其中占主導地位，使我們可以將某人視為野心勃勃的人或夢想家，但這並不意味著其他因素的影響被排除。例如，一個野心勃勃的人可能也會對自我形象抱有誇張的看法，而一個夢想家可能在現實中渴望至高無上的權力，儘管這種願望通常只在他人挑戰其自負時才顯現。

此外，這些獨特的傾向緊密相連，以至於在個人的生命歷程中，主導的傾向可能會發生變化。例如，一個沉迷於白日夢的人可能會成為一位卓越的領導者，甚至歷史上最傑出的情人。這些個別傾向有兩個共同的特徵：強迫性和想像性。強迫性源於自我理想化，這是一種精神官能症的解決之道。人們必須屈從於這些強迫性驅動，以避免內心的衝突和強烈的內疚。

這種強迫性驅動的另一特徵是不加選擇性。在追尋某種事物的過程中，無論是否擁有相關的天分或外界環境是否支持，他都必須成為注意的中心，必須爭取首位。在任何論辯中，他都必須獲得勝利，這與蘇格拉底對於真理的追求截然相反。

精神官能症患者常常無法選擇地渴望至高無上的權力，這種需求的強迫性使他們忽視真實，無論是關於自我、他人，或是事實本身。追求榮譽的動機永不滿足，這種永無止境的渴望使得他們在獲得成就後仍然感到不滿足，繼續追求更高的名聲與更多的成就。

因此，榮譽的追求，若不加以辨識和理解，可能會成為一種悲劇性的浪費，犧牲了個人的真實潛力和價值。這種情況的加劇，只會使生命的潛在價值愈加顯著，然而卻被虛幻的榮譽所奴役。

幻想與驅力：追求榮譽的內在矛盾

在我們生活的每個階段，內在驅力的強迫性常常在我們對挫折的反應中表現得淋漓盡致。隨著年齡漸長，對目標的渴望變得愈加迫切，而挫折帶來的反應也愈加強烈。這種反應，某種程度上可以被視為內在驅力強度的標尺。對於榮譽的追求，雖然表面上不易察覺，但實際上它是一種極具力量的驅動力，甚至可以說是如魔鬼附身般的存在，成為創造者的巨大壓力源頭。這種驅力使得人們對挫折的反應尤其強烈，往往伴隨著對失敗的恐懼，進而引發恐慌、憂鬱、絕望，以及對自身和他人的憤怒。這些情緒常常與實際情況不成比例，反映出人們內心深處的恐懼。

在這種追求榮譽的背景下，「想像力」扮演著非常重要的角色。想像力不僅在自我理想化的過程中發揮了推動作用，更在整個追求榮譽的旅程中充當關鍵要素。無論一個人對自己的成就多麼自豪，或是他對成功的追求多麼接近現實，想像力總是伴隨著他，使得幻影常被誤認為現實。這種錯誤的認知，使得人在面對沙漠中的海市蜃樓時，會不遺餘力地追逐那虛幻的目標。

然而，幻想的作用不僅限於此。它滲透到健康個體的所有心理與精神功能中，賦予人們同理心，讓我們能夠感知他人的情緒，並在制定計畫、表達願望時，看到無限可能性。但幻想既可能引導我們接近真相，也可能使我們偏離真相，這在精神病理學中成為區分健康幻想與病態幻想的基礎。

對於精神官能症患者來說，幻想的作用顯得尤其突出。這並非因為他們的想像力比常人更為豐盈，而是因為他們的幻想被用來滿足精神官能症的需求。這種需求驅動的幻想，使得他們對現實的認知變得扭曲，形成所謂的「願望思維」。這個思維模式不僅影響了他們的思考方式，也影響了他們的觀察、信念和情感。

總而言之，幻想在我們的生活中扮演著不可或缺的角色。它能豐富我們的經驗，也可能因過度扭曲而使我們偏離現實。理解幻想的力量與局限，或許能幫助我們更好地掌控內心的驅力，追求真正的榮譽與成就。

白日夢與榮譽的追求

在每個追求榮譽的旅程中，白日夢扮演著一個微妙而重要的角色，尤其是在青少年時期，這種夢想常常以誇大的形式出現。例如，一位內向的大學男生可能幻想著自己成為最優秀的運動員、天才或風流才子。這些白日夢不僅僅是漫無邊際的幻想，而是以一種想像中的對話形式展現，讓他在幻想中與他人互動，並讓他人對他留下深刻印象。隨著時間的推移，有些人如同包法利夫人，沉迷於浪漫邂逅的幻想，夢想自己變得完美無瑕或神祕聖潔。

白日夢的結構有時很複雜，可能涉及將他人置於不利境地，來對抗那些可恥或崇高的痛苦。這些幻想通常在日常活動中伴隨出現，例如一位女性在照顧孩童、彈奏鋼琴或梳理頭髮時，可能同時想像自己是一位溫柔的母親、陶醉的鋼琴家，或是銀幕上充滿魅力的美女。

然而，這些白日夢的出現，並不如人們所想的那般具體。人們通常能夠察覺到自己正沉浸於白日夢中，並了解到這些情境是不切實際的。真正較為有害的，乃是對現實的微妙而廣泛的扭曲，而他對此扭曲卻全然無知。追求榮譽者必須不斷努力去偽造現實，將自身需求轉化為美德，或將自己想要變得誠實或體貼的意圖，轉化為已然誠實或體貼的事實。

這種理想化自我的過程中，想像力扮演著重要角色。對於精神官能症患者來說，想像力可以改變他們的信念和情感，使他們堅信其他人是無瑕的或邪惡的，並感受到自身不會受到威脅。他們的想像力擁有強大的力量，能夠抹去痛苦與苦悶，並放大他們的同情與痛苦的感受。

在這樣的過程中，精神官能症患者的想像力與現實的界限究竟何在？

他們並未完全喪失對現實的感知，然而，他們的想像力卻可以無拘無束地翱翔。追求榮譽最顯著的特徵在於，它能夠進入幻想，並進入具備無限可能性的範疇。這些追求的方向皆指向絕對、無限及無窮的存在。對於一位全心追求榮譽的精神官能症患者來說，除了無畏、全然的掌控或至高的神聖，其他一切皆無吸引力。

精神官能症患者如同浮士德，雖然知識淵博，卻永不滿足，總是要求自己必須掌握一切。這種無止境的追求與真正虔誠的信仰形成鮮明對比，因為在虔誠的信徒眼中，唯有上帝才能無所不能，而精神官能症患者則堅信，唯有我才是全能者。

幻想與現實：追求極限中的平衡與失落

在追求榮譽的過程中，我們常常被內心深處對絕對與極限的渴望驅動，這種渴望不僅超越了我們通常所受的現實限制，甚至可能使我們偏離現實的軌道。在這樣的追求中，想像力成為一種強大的力量，讓我們翱翔於無垠之境。然而，這種翱翔若失去對現實的掌握，就會讓我們失去活在當下的能力，最後迷失於虛幻的世界。

一個人若過於專注於無限的視野與幻想，他將無法對具體事實和當下的感知保持敏銳。他的知識可能會變得抽象且無人性，淪為自我揮霍的產物，猶如為建造金字塔而奮鬥的勞力一般。他的情感也可能變得抽象，對他人失去真實的關懷。與此同時，若一個人無法超越具體的限制，他將變得狹隘自私。因此，個人的成長需要在無限與有限之間取得平衡，理解局限性與法則，避免陷入無窮無盡的幻想中。

在精神官能症的演進過程中，一種特定的發展趨勢可能使許多人認為限制自我生活是一種更為安全的選擇。他們可能完全無視任何看似虛幻的事物，過於依附於具體或能立即使用的事物。然而，儘管對這些事物的態度各不相同，每位精神官能症患者終究都不願承認他所預期的自身局限性。他渴望實現理想化的自我形象，這種需求迫切到必須將那些制約因素拋諸腦後，視其為無關緊要或根本不存在的事物。

這種非理性幻想的地位愈是重要，對於真實、有限、具體的事物愈是恐懼。他們可能厭惡時間的有限性、金錢的具體性，甚至死亡的終結性。一位患者可能渴望如鬼火般於月光下翩翩起舞：當他對著鏡子時，或許會感到驚懼，因為他見到的不完美提醒著他自身的具體存在。這使他感覺如同一隻翅膀被釘於木板的小鳥，每當意識到這一點時，便會產生打碎鏡子的衝動。

精神官能症患者往往否認外在法律與規範對他的影響，拒絕承認心理問題因果關係的必然性。他們擁有無數手段以忽視那些不願關注的證據，猶如一名不誠實的會計師，維持兩套帳目，但僅信任對自己有利的那一套。這種對現實的抗拒，讓他們在虛幻與現實的碰撞中，始終無法獲得真正的自由與平和。

追尋榮譽的迷思：自我實現與理想化的界限

在追尋榮譽的道路上，普通人的努力與精神官能症患者的驅動力之間，存在著一種微妙而深刻的差異。表面上，兩者似乎僅是野心和動機程度的不同，然而，這種表面上的相似性掩蓋了更深層的心理機制。精神官能症患者可能表現出更強烈的追求權力和名譽的欲望，擁有更嚴苛的道德標準，或是更高的自負和自我重視。然而，真正的區別在於其內在動力的來源。

人類具備獨特的心理潛能，能夠超越自身的限制，這使得我們能夠計畫未來，並不斷提升自我。這種能力讓人類在歷史上取得了巨大的進步。

然而，這種潛能也意味著我們對自身界限的認知充滿不確定性，容易在目標設定上出現偏差。這種不確定性是人類追求榮譽和成就的驅動力之一，對於普通人來說，這種驅動力源於內在的自我成長潛能。

然而，精神官能症患者的驅動力卻源自於一種強迫性的力量，這是一種病理性的解決方式。他們追求榮譽的目的在於滿足理想化自我的需求，而非真正的自我實現。這種驅動力往往伴隨著對現實限制的忽視和對榮譽的無止境追求。他們不願意投入精力去理解和享受努力過程中的成長和學習，反而對此抱持輕蔑態度。他們渴望站在巔峰，卻不願攀登高峰。

在這個過程中，精神官能症患者會逐漸扭曲自己的真實自我，將想像視為達成理想自我的工具。這種心態使他們失去對真實自我的興趣，無法分辨真實與虛假的情感和努力。他們的重點從對真實的探索轉向對表象的追求。

因此，普通人的榮譽追求是基於自我驅動，接受現實的限制，並重視努力過程中的真實感受；而精神官能症患者則被強迫性驅動，不願意承認限制的存在，只專注於榮譽的幻想。這兩者之間的差異不僅僅是程度上的，而是質的不同，儘管在表面上可能看似相似。這種差異提醒我們，在追求榮譽時，應該注重自我實現的真諦，而非陷入理想化自我的迷思。

靈魂的交易：魔鬼契約與人類內心的衝突

在我們的文化中，與魔鬼契約的故事一直以來都是探索人類欲望和道德選擇的深刻象徵。這些故事常常圍繞著一個困境中的人物，魔鬼或邪惡的化身以無限權力的承諾來誘惑他們。然而，這份權力的代價卻是靈魂的出賣或墮入地獄的命運。

這種誘惑之所以強烈，是因為它觸及了人類內心深處的兩種渴望：對無限的追求和對捷徑的渴望。無論是精神上的富裕還是貧乏，這種誘惑對所有人都有著強大的吸引力。歷史上偉大的精神領袖如佛陀和耶穌也曾面臨這種誘惑，但他們靠著堅定的信念識破了這些誘惑，並成功抵抗。

魔鬼契約的故事不僅是一個道德寓言，更是對人類心理的深刻洞察。它揭露了追求無限榮譽的捷徑必然導向自卑和自我折磨的內心地獄。在這條路上，人最後失去了他的靈魂，亦即其真實的自我。

這種靈魂的喪失與精神官能症的發展有著相似之處。精神官能症的過程往往伴隨著對自我理想化形象的過度依賴，這種依賴使人偏離了真實自我，陷入了自我欺騙和內心的衝突中。

精神官能症是一種內心衝突的表現，其根源在於自我與理想化自我之間的矛盾。這種矛盾導致個體無法真實地成長，反而被困在不斷追求不切實際目標的執念中。

在此過程中，個體所付出的代價是巨大的。通往榮譽的捷徑實則是一條通往自我毀滅的道路。與其說他們獲得了權力，不如說他們失去了內在的自由，變成自己欲望的奴隸。

這種對靈魂的交易提醒我們，真正的成長不在於追求外在的榮譽，而在於與自己的真實自我和解，實現自在而健全的發展。這是一條需要勇氣和智慧的道路，但唯有如此，我們才能避免出賣靈魂，並且找到真正的內心和平。

在幻影與現實之間：精神官能症的雙重世界

精神官能症患者在追求榮譽與成就的過程中，常常陷入一種迷失自我的狀態，徘徊於幻影與現實之間。對外界來說，他們可能與家人和社群的其他成員看似無異，過著「正常」的生活，參與工作與娛樂。然而，這種表面上的常態掩蓋了他們內心的紛亂與矛盾。他們的生活在兩個世界中拉扯：一個是隱祕而私人的幻想世界，另一個是公然的社會現實。這兩個世界並不完全一致，常常讓他們感到困惑與不安。

「生活實在可怕，竟然如此充滿現實！」不論精神官能症患者如何抗拒面對現實，現實總是以無情的方式呈現在他們眼前。即使他們可能擁有卓越的才能，但是本質上，他們與所有人無異，同樣必須面對人類的共同限制與個人的困境。他們的真實存在與他們所構築的神聖形象並不相符，這使得他們感到失落與自我貶抑。

外在的現實不會將他們視為神明，對他們來說，一小時仍然是六十分鐘，他們必須像其他人一樣耐心排隊，計程車司機或上司也僅僅將他們視為普通人。這種現實的壓迫感讓他們深感沮喪與挫折，就如同一位病人在幼年時期的回憶。三歲時，她渴望成為如仙女般的女王，然而，一位男性親戚的一句玩笑話「哦，你的臉真是骯髒！」讓她感受到無法抹去的輕視與無力的憤怒。

這樣的人不斷地面對矛盾、困惑與痛苦，他們該如何解釋這些矛盾？又該如何反應？或者，他們該如何擺脫這些困擾？當個人的膨脹自我無法與現實相符時，他們往往將問題歸咎於世界，認為世界理應有所不同。他們要求外在世界，而非內心的幻想，來滿足他們過於膨脹的自我概念。他們認為自己有權利要求他人及命運按照他們的幻想來對待自己，認為自己應當獲得優於常人的待遇。正是這種對世界的不切實際期望與現實情況的巨大落差，成為他們痛苦的根源。

需求與要求：精神官能症患者的權力幻象與心理衝突

精神官能症患者常常感覺自己應該得到他人的特別關注、理解和尊重。這種渴望其實是人之常情，畢竟誰不希望被他人理解和重視呢？然而，這些需求往往只是患者更廣泛需求的一個展現 —— 即他們因禁忌、恐懼和內心衝突所產生的深層需求。這些需求在患者的潛意識中被轉化為一種權利，並且他們認為這些需求理應被滿足，或至少應受到尊重。更甚者，他們期望自己不會因這些需求遭受任何不利後果，彷彿心理法則對他們不應適用。

德國精神分析學者哈拉爾德·舒爾茨 - 亨克是首位深入研究這些需求的專家，他將這些需求稱為「巨大的要求」。他認為，這些要求在精神官能症的形成中具有重要意義。然而，我認為「巨大的要求」這個說法可能會引起誤解，因為它暗示了這些要求在內容上是過度的。事實上，這些要求在某些情況下確實過度，甚至虛構，但在其他情況下，它們是合理的。

以一位商人為例，當火車未能在他理想的時間出發時，他的憤怒和焦慮是可以理解的，因為他的工作節奏不容許任何延誤。然而，這種憤怒同時揭露了一種錯誤的預期，即火車應該隨他方便而運行。這種要求顯然是不合理的，但這卻是精神官能症患者普遍的思維模式。他們將自己的需求視為理所當然的權利，並期望外界環境為其改變。

這樣的需求與要求之間的界限，其實非常明顯。然而，精神官能症患者卻常常無法或不願意承認這一點。他們將需求視為要求，並相信自己理應得到滿足。當這些需求無法被滿足時，他們感到被冒犯，並認為自己受到不公對待。

這種對需求的誤解使得精神官能症患者陷入了一種權力的幻想。他們相信自己有權獲得許多他人不具備的特權，這種思維模式在他們的潛意識中不斷強化，最後導致對現實的錯誤認知。這種對權力的誤解不僅加重了他們的精神負擔，也使得他們在現實生活中面臨更多的挑戰和挫折。

因此，理解這些不合理的需求，並將其從要求中區分出來，是幫助精神官能症患者的重要一步。這不僅有助於他們更容易理解自己，也能幫助他們在現實生活中達到更好的平衡。

隱藏於內心的需求與期待

在探討人際互動時，我們常見到那些對他人抱持高標準的人，這些標準不僅僅是對他人施加的要求，亦反映了他們內心深處的精神需求。這些需求不僅指向生活本身，還涉及到人為的制度，甚至在某些情況下超越了前者。外表懦弱退縮的人，可能內心有著強烈的需求，未能覺察到這一點，他們可能陷入普遍的惰性中，無法激發自身的潛能。他們心中可能有一種信念：「世界理應為我效勞。」

同樣地，一位自我懷疑的女性，內心深處也潛藏著對於滿足需求的強烈渴望。她可能會驚訝地說：「我渴望與之建立戀愛關係的男人竟然不願意與我交往！」這種需求在她的心中以宗教語言呈現：「我所祈求的一切都應該賜予我。」她對自身需求的審視，避免了「失敗」的風險。

那些自認需求永遠正當的人，常覺得自己有權不被批評。受權力驅使者認為他們有權要求他人盲目服從，而將生活視為賽局的人，則自覺有權操控他人。面對衝突心存畏懼者，覺得自己有權「敷衍」或「迴避」問題。攻擊性強的人，若他人要求公平交易，會感到憤怒，認為不公。這些人可能迫使自己冒犯他人，卻渴望他人的寬恕，認為自己有權獲得「赦免」。

某些人將「愛」視為萬能之鑰，期待絕對無條件的奉獻。他們表面看似理解他人，卻堅持不受干擾，認為不需他人為他做任何事，即便在緊要關頭。即使是為了自身利益，他們也拒絕批評，放棄希望或不付出努力。

精神官能症在社交互動中的需求，常表現為對制度的潛意識反抗。譬如，法律或規範被視為理所當然，但若結果不利便感到不公平。過去的經歷讓我了解到自身無意識需求的荒唐性。錯過班機後，我感到憤怒，但隨後意識到自己的渴望：希望成為特例，渴望宇宙賦予我庇護。這讓我對旅程有了不同的心態，從疲憊轉為享受。

這些隱藏的需求與期待，無論是對於自身還是他人，皆影響著我們的行為和情感。透過觀察與反思，我們能更容易理解自身的需求，並在生活中做出正面的改變。

拒絕必然性：精神官能症患者的自我幻想與現實衝突

在心理治療的過程中，我們常常遇到患者將自己視為特例，這種心態實際上挑戰了心理與生理的自然法則。讓人驚訝的是，即使是那些聰慧的患者，當面對心理問題的因果關係時，往往會表現出讓人費解的遲鈍。這些因果關係其實不言自明：若想要獲得某些事物，就必須付出努力；若渴望獨立，就需要奮鬥以承擔自己的責任；若我們驕傲自滿，便難免遭受攻擊；若無法愛自己，也難以相信他人會愛我們，從而對愛的表現產生懷疑。

當呈現這些因果關係給患者看時，他們可能會感到困惑、爭辯或選擇迴避。這種獨特的愚鈍行為背後有多種原因。首先，理解這些因果關係意味著患者需要接受內心變化的必要性，而改變精神官能症的因素無疑是艱難的。許多患者在潛意識中強烈拒絕承認任何必然性，甚至對「規則」、「必要性」或「制約因素」這些詞感到恐懼。對於他們來說，所有事情似乎皆有可能。因此，承認某種必然性在他們生活中的存在，會讓他們從幻想中墜入現實，必須像其他人一樣遵循自然法則。

在精神分析中，這種對必然性的排斥展現為患者感到自己有權超越變化的必要性。他們潛意識地拒絕承認，若想獲得獨立、不易受傷，或相信自己能被愛，就必須改變自己的態度。意識到生活中某些隱祕需求的非理性特徵，對患者來說可能是震撼的。這種認知迫使他們承認生活的有限與危險，這種認知可能粉碎他們如神般的自我感覺。

精神官能症患者往往無法像正常人一樣正視生活中的風險。他們常自認為神聖不可侵犯，認為自己會被幸運眷顧，生活永遠輕鬆且無痛。這種信念一旦遭遇現實的不利情況，便會崩潰，引發恐慌。隨之而來的可能是極端的轉變，變得過於謹慎小心。這並不意味著他們放棄了這些需求，而是他們不願讓他人意識到這些需求的無效性。他們試圖以否認和自我欺騙來維持內心的平衡，直至現實徹底打破他們的幻想。

內心的迷宮：面對自我中心的挑戰

在生活中，我們經常被各種觀點所包圍，這些觀點若未能仔細檢視其背後的需求，似乎總是顯得很合理。然而，當我們深入探討時，便會發現許多所謂的合理性只是表象。許多病患在面對生活困境時，常感到不公平，尤其是當他們觀察到身邊的朋友似乎比自己更能輕鬆面對生活時。他們會羨慕那些在社交場合中談笑風生的朋友，或是那些更受異性青睞、充滿活力的人。

這些比較與羨慕其實揭露了病患內心更深層的心理過程。他們常常無法接受自己面臨的困難，內心深處存在著一種僵化的信念，認為自己應該擁有超越他人的天賦，並享有無憂無慮的生活。他們渴望擁有如電影明星般的優點，並希望自己能夠沒有任何困擾。然而，這種「我不應該是我」的期望是不現實的，導致他們無法直接面對自己的期望，只能以嫉妒與怨恨的形式表現出來。

這種不切實際的要求不僅會引發長期的不滿和嫉妒，還會成為心理治療中的障礙。病患往往認為自己不應承受精神官能症的困擾，從而拒絕承擔解決問題的責任。他們希望能夠輕鬆擺脫困擾，而不願面對改變的艱辛過程。然而，這種要求是基於一種自我中心的傾向，這種傾向在精神病理學中顯得尤其突出。

這種自我為中心的特徵在普通情況下可被視為幼稚，但對於精神病患者來說，這是一種更為複雜的現象。他們的自我中心源於內心的心理需求和衝突，並不是簡單的幼稚行為。因此，僅僅告訴患者他們的要求幼稚並無助於治療。這種評價只會讓他們意識到要求的不合理，而不能促進他們的症狀改善。

要真正幫助患者，我們必須深入探討他們的內心需求，理解這些需求是如何形成的，以及它們如何影響患者的行為和情感。這樣才能在治療中取得實質性的進展，使患者能夠重新掌控自己的生活，走出內心的迷宮。

自我中心與不切實際：精神官能症患者的需求與內心掙扎

精神官能症患者的世界中，存在著一個顯著的特徵：強烈的自我中心和不切實際的期望。在戰爭的背景下，許多事情的優先順序可能會被重新安排，但對於精神官能症患者來說，他們自身的需求永遠是優先的，其他人的需求則淪為次要。在他們的世界裡，若有任何不適或渴望，他們期待周圍的人能立即放下手邊的事情，來滿足他們的需求。當他們的要求未被滿足時，往往會以憤怒或不禮貌的方式作出反應。

這種自我中心的特質，使得他們與外界的連繫愈加稀薄，對他人感受的敏感度也逐漸降低。一位患者曾形容自己如同一顆孤獨的彗星，遊弋於宇宙之中，認為自己的需求是真實的，而他人的需求則是虛幻的。這種思維模式使得他們希望一切都能輕而易舉地獲得，而不需要付出努力。即使是在減肥這樣的事情上，他們也常常抵抗簡單的邏輯，認為自己不如他人纖瘦是不公平的。

這種無需努力卻想獲得一切的心態，往往使他們對自己的真正需求感到茫然。他們期待能夠排斥一切麻煩，卻又想擁有所有所需。在這樣的情況下，即使他們能夠以最為理智的方式表達對幸福的渴望，時間久了，周圍的人便會發現，讓他們獲得幸福是一項艱鉅的任務。他們的親友可能會指出，是他們內心深處的某種不滿阻礙了幸福的實現。

因此，他們可能會尋求精神分析的幫助。精神分析師可能會認為，患者對幸福的追求是求助分析的良好動機，但同時也會思考：為何一個如此渴望幸福的人卻無法感到快樂？即便擁有幸福的家庭、體貼的伴侶和穩定的經濟來源，他們依然缺乏動力，無法激發興趣。患者在分析過程中表現出的惰性成為主要障礙，他們期待生活中的一切美好自然而然地降臨，而不願付出任何努力。

最後，透過反覆的探討，患者意識到自己內心深處的報復心理和對他人的依賴，這使得他們拒絕承擔責任，並期望他人為他解決一切問題。這個認知幫助他們開始解開精神官能症的枷鎖，逐漸走向心靈的自立和成熟。

精神官能症中的報復性需求

在精神官能症的特徵中，報復性需求常常被忽視，但其實這是一個根本且具有挑戰性的問題。患者往往因感受到不公平而生出報復心，這種心態在某些情況下尤其明顯，例如創傷後的精神官能症或妄想症患者。文學作品中也不乏這種描寫，如《威尼斯商人》中的夏洛克和《海妲．蓋柏樂》中的海妲，這些角色都表現出強烈的報復心。然而，這種報復性需求是否是精神官能症的普遍特徵，值得深入探討。

報復性需求的表現形式多種多樣。有些患者對此需求的認知非常清晰，如夏洛克堅持要從安東尼奧身上割取一磅肉；而有些患者則可能僅有模糊的察覺，甚至完全無意識地被驅使。我觀察到，這種需求的普遍性並不如想像中那麼廣泛，但其出現頻率足以引起我們的重視。精神官能症患者在過去的挫折或痛苦中往往埋下了報復的種子，當他們以攻擊性方式表達需求時，這種報復心就會顯露無遺。

人類如何辨識自身的需求？這是一個值得深思的問題。對於一個深入了解自身需求的人來說，他的生活可能會被塑造成他渴望的樣子。然而，這種認知不一定是清晰的，尤其是在精神官能症患者中。這些患者可能會認為自己擁有某些特權，並因此提出不合理的要求。而外在觀察者對這些需求的認知，往往與患者自身的感知存在差異。

例如，一名患者可能表現出強烈的自信，但這種自信可能只是他對命運和運氣的過度依賴。在某些情況下，這種需求甚至不被患者或外在觀察者察覺，使得他們認為這些要求是合理的。這種情況常常源於患者自身的心理困擾，而非單純的無知。

在社會互動中，報復性需求也可能影響他人對患者的看法。例如，一名女性可能因無助而提出過度要求，而她周圍的人可能因此感到內疚，儘管他們樂於扮演幫助者的角色。這種需求的滿足與否，對於患者和周圍人的心理影響都是深遠的。

總之，報復性需求在精神官能症中的表現形式多樣且複雜。了解並關注這個需求，對於治療和理解精神官能症患者都非常重要。這不僅能幫助患者更好地認識自我，也能促進他們與他人之間有更健康的互動。

需求的堡壘：精神官能症患者的合理化與心理解放

在我們的內心深處，每個人都可能築起一道無形的堡壘，用以捍衛那些看似合理的需求。這些需求在精神官能症患者的心中顯得尤其重要，儘管它們的基礎可能並不穩固。患者堅信這些需求的必要性，並認為它們理應被滿足，這樣的信念使他們更難以看清需求本身的合理性。

在治療過程中，辨識這些需求的存在及其合理化的本質極為關鍵。需求的合理性往往建立在一個策略性的基礎上，這個基礎可能是誇大的成就或被放大的文化角色。例如，一個人可能因為自認為在某方面卓越而要求特權，若未能如願，則感到被不公正對待。然而，這些所謂的理由，無論是來自性別、職位還是親屬關係，並不真正賦予個人提出這些要求的合法權利。

在某些文化中，這些誇大的需求可能會被合理化，例如，以性別分工來免除某些責任。然而，這僅僅是誇大自身角色尊嚴的方式。從歷史上看，優越感常常被用作需求的正當性基礎，無論是因為能力、時間還是其他自我認定的重要性。

這種現象不僅限於個人需求的誇大，也影響到對「愛」的期待。當人們相信愛能解決一切問題時，他們實際上是在誇大愛的力量，這並非出於故意，而是基於真實的情感反應。然而，這種誇大常導致惡性循環，特別是那些源自無助和痛苦的需求。比如，一個因膽怯而不敢尋求幫助的人，可能會放大自己的不安感，從而加劇其痛苦。

因此，我們不應輕易地滿足或拒絕這些需求，因為任何極端都可能加劇精神官能症的症狀。只有當患者開始對自己的言行負責時，拒絕其不合理的需求才可能有助於治療過程。

在精神官能症患者心中，對「正義」的追求往往是根深蒂固的。這種需求建立在一種生活哲學之上：「相信善行必有善報，惡行必有惡果。」然而，現實往往不如預期，這使他們更堅信自己的正義觀，甚至延伸至他人遭受不公時的憤怒。

理解這些心理需求及其背後的合理化過程，是幫助患者走出困境的關鍵。唯有拆解這些心靈的堡壘，才能讓患者在治療中獲得真正的成長和釋放。

公平的陷阱：精神官能症的自我正當化

在討論公平時，我們往往忽視了其背後隱藏的對立面：將不幸的責任推諉於他人。這種態度與個人對公平的理解息息相關。若一個人對公平的認知過於僵化，他便可能在意識層面上認為所有的不幸都是不公平的結果。然而，更常見的是他將這種「報應性公平」的原則施加於他人，將他們的不幸視為自找的結果。例如，一個失業者被視為不努力工作，而某些群體的遭遇被認為是他們應得的懲罰。

在個人層面上，那些堅持既有價值觀的人往往認為自己有權將這些價值觀當作信念。然而，這種信念的堅持可能導致人際關係中的困擾，因為這些價值觀的標準常常不一致。以精神分析為例，患者和精神分析師的期望不同：患者期待症狀的消失，而精神分析師則希望患者能夠全心投入改變過程。當患者的意圖和努力未能相符時，他的康復前景將變得黯淡，並可能對分析過程產生不信任感。

這樣的情況反映了對公平的過度強調可能是一種報復心理的偽裝。若精神上的需求是為了「應對」生活，患者會過度強調自身的貢獻和所受的傷害。隨著報復性需求的增加，患者可能認為自己有權要求他人做出犧牲或懲罰他人。這種需求在精神官能症的持續狀態中顯得尤其重要，因為它們幫助患者合理化其行為並堅持這些需求。

精神官能症患者試圖讓他人迎合其要求的方式多種多樣。他可能試圖以獨特的重要性來影響他人，或是透過激發他人的公平感或內疚感來迫使他人滿足他的需求。他可能也會以愛為武器，利用他人的情感渴望，甚至以憤怒來威脅他人。

當這些需求受到阻礙時，精神官能症患者的反應往往是激烈的憤怒。由於他們主觀上認為自己的要求是合理的，當這些要求未被滿足時，他們感受到不平等和不公正。因此，他們的憤怒常常伴隨著義憤的特質，並在分析過程中極力捍衛自己憤怒的正當性。這種心理機制揭露了精神官能症患者如何在自我正當化的陷阱中掙扎，並影響著他們的人際關係和自我認識。

憤怒與挫折：精神官能症需求的隱藏與展現

在探討憤怒情感的複雜表現之前，我們有必要回顧一些相關理論。約翰·多拉德及其同僚曾提出，面對挫折，人們必然會產生敵意。然而，簡單觀察便可發現，這個觀點並不一定成立。事實上，許多人在面對挫折時，並未表現出敵意。只有當個體認為挫折不公，或其源於精神官能症的需求時，敵意才會浮現。這種情緒往往帶有強烈的憤怒或被虐待的感覺。

人在遭遇不幸或傷害時，常常誇大其事，甚至滑稽可笑。若有人感受到來自他人的虐待，便會迅速將其視為不可信賴、卑劣、殘酷的存在。這種憤怒感會深刻影響我們對他者的評價，成為精神官能症懷疑的根源，導致許多精神官能症患者缺乏對他人的信心，容易從友善轉為譴責。

憤怒或激烈情緒的反應可能經歷三種心理過程。首先，這種反應可能會被壓抑，並以身心症狀如疲勞、偏頭痛等形式顯現。其次，若這種反應被自由展現，患者可能會誇大所受的冤屈，並建構一種看似合乎邏輯的情境來對抗冒犯者。第三種反應則是將自我置於悲哀與自憐的境地，認為自己遭受巨大的創傷或虐待，陷入意志低迷。

這些反應之所以在他人身上顯得更為明顯，而在自身卻難以察覺，是因為我們常抱持著自我正當性的信念，這壓抑了自我反省。然而，當我們專注於所受的不公平，或思索他人讓人厭惡的特質，甚至感受到報復衝動時，深入審視自身的反應才能符合我們的真實利益。我們需謹慎檢視反應是否與所受的不公平相稱？若不成比例，便需尋找其背後隱藏的需求。

放棄某些渴望特權的需求，以及認知被壓抑的敵意如何表現，能幫助我們看清對挫折的強烈反應及其背後的特殊需求。然而，辨識這些需求並不意味著完全擺脫精神官能症的需求。我們僅能克服特別明顯與荒謬的需求，這個過程類似於寄生蟲的治療，雖能清除部分寄生蟲，卻需斬斷根源才能徹底根除。

普遍性要求對個體性格及生活經歷的影響是多層面的，可能使內心的挫折與不滿無處不在。這種不滿常表現為傾向於注重所缺乏的事物，使人無法欣賞所擁有的美好。具有這種心態的人，常困惑於為何總是關注事物的陰暗面，有時自稱為「悲觀主義者」，對整體事物採取漠不關心的態度。這種心態不僅無法解釋，還展現出面對不利境況時的無能為力感。

被比較的枷鎖：從不公平到自我解放

人們在生活中常常陷入一種無形的困境，這種困境源於我們對不公平的感知。當我們將生活中的艱辛視為不公平，這種感受便會加重我們的困擾。我曾經在火車上有過這樣的經歷，只要我認為自己處於不公平的境地，旅途的艱難便愈加難以忍受。然而，一旦我意識到這種不公平只是出自我內心的要求，那麼即使座位依舊堅硬，旅途依然漫長，我的心情卻能轉為愉悅。這種心態同樣適用於工作。無論從事何種工作，若我們總是抱著不公平的情緒，或期待工作應該輕鬆簡單，那麼我們必定會感受到更多的艱辛與疲憊。

這種精神上的要求讓我們失去了生活的藝術，而生活的藝術正是從容地應對事件。當然，生活中確實存在足以壓倒人的經驗，但這種經驗終究是罕見的。對於精神官能症患者來說，枝微末節的小事往往會演變為重大事故，生活也會變成一系列讓人沮喪的事件。他們常常把注意力集中在他人生活的光明面：某人獲得了成功，某人育有多子，別人的生活看似永遠比自己的更好。

這種心態的存在雖然顯而易見，但在自我反思時卻很難察覺。這是因為這種觀點並非單純的疏忽或智力上的愚昧，而是一種「情感上的失明」。這種盲目由內心無意識的需求引發，導致我們對他人充滿嫉妒與冷漠。這種嫉妒並非針對某些具體的生活細節，而是與整體生活息息相關，讓我們覺得自己似乎是唯一被排除在外的人，也是唯一一個孤獨、焦慮的人。

這種冷漠源於精神緊張的要求，使得患者的自我中心傾向顯得合乎情理。這也導致了一種對自身權利的不確定感。在精神官能症患者的內心世界裡，他們認為自己有權獲得一切，但這種不切實際的世界觀使他們在現實中感到困惑。他們可能擁有非分之想，卻因過度畏懼而無法感知或維護自己的權利。

例如，有的患者認為世界應該為他服務，但卻不敢提出合理的要求。這種對自身權利缺乏感知的情緒，或許正是患者痛苦的根源。當他們的無理要求未獲關注時，可能成為他們抱怨的焦點，然而這些無理要求恰恰是問題的根源之一。透過認識並改變這種心態，我們才能真正從不公的枷鎖中解放出來，擁抱生活的藝術。

惰性與精神官能症：心理能量的癱瘓與重建

惰性往往是人們心理能量的癱瘓，這種狀態不僅影響我們的行為，也深入滲透到思維和情感層面。在當代社會，惰性常被誤解為單純的閒散，然而實際上，兩者有著本質的區別。閒散是一種主動選擇的愉悅狀態，而惰性則是一種無形的束縛，使人們無法自如行動，甚至在心理上感到疲憊不堪。

惰性與精神官能症有著密切的連繫。精神官能症的要求往往使患者放棄主動解決困境的努力，導致他們無法正常成長，並且對任何付出的努力感到厭惡。這種無意識的需求讓他們渴望不勞而獲地獲得成就、工作和幸福。然而，當他們發現這一切並非唾手可得時，便容易感到不滿，甚至將責任推給他人。

在精神分析過程中，患者常常會感受到一種奇怪的疲憊感，但這種疲憊感可以透過改變思考方式而迅速消失。例如，有位患者在準備出門時，面對一連串的待辦事項感到疲憊不堪。但是當他將這些任務視為智力挑戰後，疲憊感立即消退，他的行動變得高效率而有秩序。然而，這種正面的自我努力卻往往很短暫，因為潛藏的無意識需求依然頑固地存在。

精神官能症的防禦機制使患者堅持捍衛其不合理的需求，並試圖為之辯護。他們可能一開始否認任何需求的存在，隨後又聲稱這些需求合情合理，甚至試圖賦予這些需求合理性。但最後，當他們意識到這些需求實際上毫無道理時，便對其失去興趣。然而，這些需求對於患者的影響是深遠的，讓他們容易激動、感到不滿，甚至無法主動改變現狀。

對於那些對生活失去建設性興趣的人來說，精神官能症需求使他們的心理能量陷入癱瘓。他們的需求常常以施壓他人的方式表現出來，然而，即使他人迎合了這些需求，所獲得的快樂也是短暫而有限的。無論他們是否願意承認，心理法則和生物法則始終適用於所有人。若能放下這些不切實際的需求，並主動參與生活，他們的境遇將可能大有改善。

無意識的幻想：精神官能症的內在衝突

精神官能症患者常面臨著一個複雜的心理困境，即使他們在理智上意識到這些需求的無效性，內心深處卻仍然堅信自己的願望能夠實現。這種信念源於一種無意識的幻想，即只要願望足夠強烈，便能改變現實世界。患者往往將理想化的自我與神祕的期望相結合，這使得他們對現實的接受變得困難重重。

儘管經過分析治療，患者可能會在表面上接受精神官能症需求的無效性，但這些需求往往並未完全消失，而是潛伏於無意識之中。這種情況下，患者表面上的冷淡反應實際上是對未來榮譽的執著。這種執著使他們忽視現實生活的困難，並將所有精力投入到堅持不懈的要求上。他們如同幻想繼承遺產的繼承人，將希望寄託於未來的可能性，而非當下的現實努力。

患者對於精神官能症的需求，並不是單純的幼稚幻想，而是一種深層的心理結構。這種需求不僅延續了他們對自我的幻想，還將責任推卸給外在的環境和他人。他們往往將個人的困難視為外界的不公平，並認為自己有權要求生活不應對其造成困擾。這樣的態度使得他們無需面對自身的內心衝突，從而維持精神官能症的存在。

這種對外界的要求，實際上是患者內心衝突的投射。他們不願面對內心的矛盾，於是將責任轉嫁給外在世界。這樣的逃避策略使得他們在無意識中拒絕成長，因為成長意味著必須承擔責任，並且必須面對現實的挑戰。然而，只要他們依然被這種幻想所吸引，他們便無法突破精神官能症的桎梏。

唯有當患者不再依賴理想化的自我形象，不再期望一切自動降臨於己，才能開始探索通往心理健康的道路。這條道路需要他們承認自身的普通，接受生活中的困難與挑戰，並在此基礎上重建對現實的興趣。只有如此，患者才能真正脫離精神官能症的束縛，走向心靈的自由。

應然之暴政：精神官能症患者的內心壓力與自我追尋

在我們的探討中，精神官能症患者的內心世界被揭露為一個充滿矛盾與衝突的領域。他們努力與外界的理想化自我達成和解，卻因不切實際的期望而屢屢受挫。這些患者試圖在成就、權力與勝利中尋找自我認同，並認為自己擁有獨特的權利，能夠超越現實的法則與限制。然而，當理想化自我無法實現時，他們常將失敗歸咎於外在環境，而非自我認知的偏差。

在這樣的背景下，內心的「應然之暴政」成為一種無形的壓力，驅使他們追求一個完美的自我形象。這種內心的命令不僅要求他們忘卻自身的現實缺陷，更要達到一種理想化的狀態：能夠忍受一切挑戰，理解一切事物，並獲得他人的喜愛與認同。他們必須時刻保持高效率，彷彿這樣才能證明自己的價值。

這些無情的命令涵蓋了患者所應具備的能力、所應達到的成就，以及應該體驗的情感和掌握的知識。它們如同一張看不見的網，將患者緊緊束縛在一個不斷追求完美的輪迴中。在這個過程中，任何與「應然」相悖的行為或情感都被視為禁忌，患者往往因此而感到羞愧或內疚。

這些內心指令的特質在於其強烈的必然性與不容置疑的絕對性。患者被迫服從於這些命令，卻無法在現實中找到真正的平衡與和諧。他們的生活因此被「應然」的暴政所支配，無法擺脫追求完美的壓力，也無法真正理解自我與環境的關係。

在接下來的章節中，我們將深入探討這些「應然」命令的具體例子，並分析其對精神官能症患者的影響。透過這些例子，我們希望能夠更清晰地描繪出這種內心暴政的全貌，以及它如何影響患者的自我實現過程。這不僅是一個心理學的探索，更是對人類內心複雜性的深刻反思。

理想與現實的衝突：追求完美的困境

在我們的生活中，許多人常常設想一個理想的自我，這個自我必須擁有至誠、慷慨、細心、正義、尊嚴、勇氣與無私等美德，並且能夠在各種角色中完美無瑕。然而，這種對理想自我的追求往往忽視了人性和現實的限制，產生了一種無法達成的期望。

這種理想化的自我形象要求我們能夠超然於一切，保持平靜與安詳，或是徹底享受生活，超越所有的愉悅與享受。理想中的自我應該是自主的，具備掌控自身情感的能力，並能洞察、理解及預見一切問題的解決方案。然而，當這些期望在理性的光芒下被審視時，我們不得不承認它們的不可行性。

例如，一位醫生可能希望在繁忙的工作和社交活動之外，仍能進行深入的科學研究。儘管他理解時間和精力的限制，但他仍然堅持這種不切實際的期望。這種需求超越了理性的約束，無視了實現的條件。另有一位患者在面對朋友的複雜婚姻問題時，期望自己能給出洞見，儘管她僅僅在社交場合見過朋友的丈夫。她希望擁有一種超越常人的洞悉力，這種期望同樣是不現實的。

這些不切實際的期望源於人們對於成為理想自我的迫切需求，以及對達成該理想自我的信心。然而，這些期望忽略了實現的條件，導致持續的失望與沮喪。對於某些精神官能症患者來說，這些期望猶如一場徹底的顛覆，他們需要耐心地努力克服這些困難。

同樣地，一位教師可能認為，憑藉多年的教學經驗，撰寫一篇教學法的文章應該是輕而易舉的。然而，若她面對靈感枯竭而無法下筆，便會對自己產生極大的厭惡。她忽略了撰寫過程中的挑戰，包括題材的選擇和觀點的提煉。

總之，對理想自我的追求若忽視了現實的限制，便會導致人陷入不必要的困境。只有在理解這些期望的不可行性後，我們才能重新調整目標，接受自身的局限，並在現實中找到平衡。這樣，我們才能從失望的泥淖中走出，迎接真實而充實的人生。

內心的暴政：「應當」命令對自我與人際關係的束縛

在我們內心深處，潛藏著一種特殊的驅動力，宛如一個專制政權的暴政，無情地忽視每個人的心理狀況和情感需求。這種驅動力以「應當」的形式出現，強加給我們一些不切實際的期望，讓我們無法面對自己的脆弱，反而將其掩藏在一片虛假的自負之中。對於一個人來說，認為自己「永遠不應受到傷害」是一種極端的自我要求，然而，這種絕對的命令忽視了現實的殘酷，因為很少有人能夠一生都不受到任何傷害。

這些「應當」的命令不僅影響我們對待自己的態度，也影響我們與他人的互動。比如，我們可能認為自己應該總是能夠理解他人、同情他人，甚至能夠改造那些偏離正軌的人。然而，這種想法往往忽視了我們人性中的局限。我曾有一位病人，她將《悲慘世界》中的主教視為榜樣，努力模仿他的同情與寬容。然而，她內心並未真正感受到這種情感，反而常常被恐懼所驅動，害怕他人會利用她，這使她的行為變得自私且以自我為中心。

這些「應當」的命令很容易讓我們陷入自我欺騙和不公平的自我批評中，因為我們忽視了這些命令的盲目性。我們希望實現理想化的自我，追求榮譽和完美，卻忽略了這些理想的根基是否真實存在。特別是在回顧過去時，這種傾向更為明顯。精神官能症患者往往會以理想化的方式看待童年，將其包裹在一層金色的霧氣中，忽視其中的陰暗面。這種態度並非源於他人對他們的影響，而是源於他們當前的需求。

當我們無法面對童年的陰暗面時，我們可能會將責任推卸給父母，或者表面上承擔一些荒謬的責任。我們可能會強調父母無法掌控自己的行為，以此來掩飾內心的憤恨。然而，這種對過去的理性分析並不能掩蓋我們內心的衝突。我們期望擁有足夠的內在力量來應對一切困難，但當這些期望未能實現時，我們反而會陷入更深的自我懷疑中。

最後，我們必須意識到，這些「應當」的命令只是我們內心的枷鎖，阻礙我們真正面對自己的脆弱和局限。只有打破這些枷鎖，我們才能真正理解自己，並與他人建立真正的連繫。

承擔真正的責任

在每個人的生活中，承擔真正的責任意味著從內心深處面對自己的過去與現實，而不僅僅是表面上的敷衍。這種責任感要求一種深刻的自我認識，承認童年時期的影響，並積極應對這些影響所帶來的挑戰。若能做到這一點，個人的思維模式將會徹底改變，他會意識到，無論面對的是何種困境，這些困境都會影響他的現在與未來。因此，應集中所有力量去克服這些挑戰，而非被虛幻的需求所迷惑。

許多人在成長過程中，常常被「應當」與責任的虛妄所束縛。這種困境不僅限於個人的生活範疇，也延伸至他們對他人的期待與要求，比如對於朋友的坦誠批評，或者對於子女的培育責任。這些「應當」的存在，讓我們在面對自己的不足時感到懊悔。這種反思原本是有益的，因為它促使我們剖析自身失敗的根源，並從中得到啟迪。

但是，對於那些深陷精神困擾的人來說，僅僅努力做好事情是不夠的。他們需要以一種更高的責任感來面對自己的生活，並努力使事物達到更高的境界。然而，這種過程並不容易，特別是對於那些受制於「專橫的應該」的人。察覺到自身的缺陷往往是難以承受的，因為這意味著必須迅速解決這些問題。

然而，這種「解決」的過程，因人而異。有些人可能會依靠意志的力量來消除困難。他們會全力以赴，強迫自己面對恐懼，以此來克服心中的障礙。然而，僅僅擺脫表面症狀並不能真正觸及問題的根源。這種潛藏的焦慮並未被真正解決，而是被壓抑在潛意識中，並將以更隱祕的形式持續影響著他們的生活。

在心理分析的過程中，當患者開始意識到自身的缺陷時，他們的意志機制便會啟動。他們努力保持財務的平衡，力求與他人建立連繫，期望變得更加堅強和自信。然而，他們往往缺乏對自身困擾的深層理解。這種缺乏理解的狀態，使他們的努力最後僅能獲得有限的控制，因為真正的問題仍然潛藏在潛意識中。

因此，分析師應該鼓勵患者深入剖析自己的困境，而不是僅僅依賴意志的努力來掩蓋問題。只有透過深入的自我了解與反思，才能真正承擔起生活的責任，並在這個過程中實現真正的成長與進步。

「應當」的陷阱：精神官能症患者的內心指令與自我重建

精神官能症狀對於自我控制的抵抗力往往讓人沮喪，即使是最堅定的努力也無法輕易化解這些內心的糾結。憂鬱、壓抑和幻想這些情緒狀態，並非僅靠意識的努力就能簡單解決。對於那些在分析過程中獲得一定心理學理解的人來說，這一點或許顯而易見。然而，即使意識到這個事實，患者仍然可能抱持著「我應該能克服它」的想法。這種想法的結果，往往是更深層次的憂鬱，因為它成為一種無能為力的痛苦象徵。

在分析的過程中，分析師有時能夠及早辨識並引導患者意識到這些幻想的危害。當患者細緻地描述她的幻想如何滲透到日常活動中，她開始意識到這些幻想如何耗損她的能量。當她試圖停止幻想卻未能成功時，可能會覺得分析師會對她產生厭惡，將她對自己的期望投射到分析師身上。這些反應，並非因為患者意識到了自身問題，而是因為無法立即解決這些問題所引發的情緒。

這種「應當」的內心指令往往追求一種絕對的完美狀態，試圖消除一切不完美。這種追求並非真正在道德上尋求提升，而是被迫追求一種絕對的誠實和完美，這種誠實和完美常常只能存在於幻想之中。患者努力在生活中扮演完美角色，力求成為模範，但這種努力最後常常無法應對生活中的突發情況，導致內心的平衡被打破。

當精神分析師逐漸了解患者深層的緊張情緒後，常常會對患者在未遭重大干擾的情況下，仍能維持正常生活的能力感到驚訝。對於「應當」這個概念的深刻體悟使我們了解到，「應當」並非真正的倫理準則，而是一種質的差異。佛洛伊德將內心的指令視為一般道德的構成要素，這個觀點是錯誤的。這些「應當」往往由無意識中的傲慢驅動，並不是源於道德的需求。

要幫助患者脫離這種虛幻的世界，形成真正的理想，我們需要釐清這些區別。這些內心指令旨在提升患者的自尊，使其如神明一般，然而這是正常道德追求的偽造品。當發現這種偽造品具備無意識的欺騙性時，我們應該將其視為不道德的現象，而非道德的現象。唯有如此，患者才能逐步掙脫幻想的枷鎖，尋回真實的自我。

內心的枷鎖：從「應當」到自由

在我們的日常生活中，「應當」這個詞彙潛藏著一種無形的力量，它並非單單是某種道德或社會標準的外在要求，而更是一種內心深處的強制性驅動。我們或許曾經討論過這一點，但其重要性使得我們必須更加深入地探討。當一個理想成為我們生活的核心，並且我們真心認同它時，這種理想就會化作一種無形的約束力，推動我們去實現它。這種情況下，履行責任不再是外在的壓力，而是內心的渴望，甚至可以說是我們的自我認同的一部分。

然而，當個人遵循這些「應當」時，所獲得的自由卻往往伴隨著潛在的懲罰。這種懲罰並非來自外界，而是源自於內心的自我譴責和焦慮。例如，一位女性深信她能夠預測所有偶然事件，以此來保護家人。當她無法預見某個重要因素時，便會產生極大的情緒波動，這種反應似乎與她內心的期望和信念直接相關。

這種內心的驅動力不僅限於重大事件，甚至在日常生活的小事中亦能展現。一位優秀的女駕駛因輕微的交通事故而感到無法承受的焦慮，這種反應並非因事故本身，而是源於她對自己駕駛能力的高標準要求。類似地，一位女性因未能邀請某位朋友參加聚會而感到焦慮，這種焦慮促使她渴望更多的愛與認同，這是她用以壓抑內心不安的方式。

當「應當」的標準相互矛盾時，個人會陷入更深的困境。一位男性同時希望成為理想的醫生與完美的丈夫，這種衝突導致他輕微的焦慮，最後他選擇遷居鄉下，放棄了部分職業機會。透過精神分析，他最後解開了這個困境，但這也揭露了內心衝突的強大影響力。

這些例子表明，「應當」不僅僅是外在的要求，更是內心深處的枷鎖。若能依循內心的召喚生活，人們將獲得自由與力量。然而，若被困於矛盾的「應當」中，則可能面臨極端的絕望。理解這些內心驅動的根源，並學會與之和平共處，是我們追求真正自由的關鍵。

內心的掙扎：「應當」指令與人格類型的選擇困境

在我們的生活中，常常面臨著各式各樣的「應當」，這些相互牴觸的指令使得我們難以做出理性的選擇。一位患者在是否陪伴妻子度假或留在辦公室工作之間徘徊不定，這種困惑源於對內心需求的忽視。他未曾探究自己真正渴望的是什麼，只是被外界的期待所驅使，導致他無法解決這個難題。這種內心的專制常常讓人無法完全釐清自己的真實需求，因而在「應當」與禁忌之間掙扎不已。

每個人對內心指令的反應方式各有不同。有些人傾向於順從，而另一些則選擇反抗。這些不同的態度在相當程度上受到人們生命中最具吸引力的因素影響 —— 如控制、愛或自由。對於那些擴張型人格的人來說，掌控自身生活非常重要。他們認同內心的指令，並為此感到自豪，堅信自己的標準是正確的。他們努力實現這些標準，無論是滿足他人的需求，還是追求知識，甚至從未考慮過失敗的可能性。這種自信讓他們模糊了「我應當」與「我實際上是」之間的界限。

然而，對於那些自謙者來說，愛似乎是解決一切矛盾的力量。他們的「應當」形成了一條不可動搖的準則，然而在努力達成這些準則時，卻常常譴責自己。這種因無法成為理想中的自己而產生的內心愧疚，使他們在極端情境中難以自我分析。過度關注自身缺陷可能會帶來沉重的打擊，反而阻礙了自我解放。

最後，對於放棄型人格來說，「自由」的概念無疑是最具誘惑力的。他們對任何形式的強制都異常敏感，可能以消極的方式反抗。任何應該進行的活動都被視為強制行為，這種抵抗最後使他們陷入無精打采的狀態。即便完成了必須做的事情，也是因為內心的壓力所致。

在探索這些不同的內心態度時，我們不僅能夠更容易理解自己，也能更清晰地看待自己在生活中的選擇。透過了解這些內心的矛盾，我們或許能夠找到一條通向解放的道路。

反抗與自我期許的交錯

在生命的某個階段，我們都可能被「應當」這個詞所束縛。對於某些人來說，這種束縛成為一種壓力，驅使他們以不同的方式反抗。這種反抗可能極端而絕望，有時甚至會演變成一種對立的生活方式。他們會拋棄所有的「應當」，選擇追隨內心的渴望。當他們無法成為理想中的最虔誠、最純潔的人時，可能會走向另一個極端，變得放蕩不羈，甚至撒謊欺騙，成為一個「壞蛋」。

這種反抗並不一定持久，因為外在的規範和內心的自我要求往往聯手壓制這種叛逆。約翰·馬昆德在其作品中描繪了這種反抗的短暫性，表明外在壓力如何迅速地將個人拉回到現實。當反抗被壓制後，人們常會陷入一種精神上的遲鈍與無力，彷彿在「應當」與「不，我不想」之間徘徊不前。

這種內心的矛盾在性格和行為上表現得尤其明顯。有些人可能在金錢和性方面顯得隨心所欲，而在其他方面卻展現出高度的道德感。這種類型的人，讓朋友們在失望與希望之間反覆交替，似乎永遠在尋求一個平衡點。另一種類型的人則在「應當」與「不想」之間猶豫不決，這種掙扎常被誤解為一種自由的表現，儘管事實並非如此。

這種內心的動盪不僅影響他們的自我，也反映在與他人的互動中。他們可能會將自己的標準強加給他人，期望他人達到某種完美。當他人無法滿足這些期望時，他們可能會感到輕蔑或憤怒，甚至試圖將自己的失敗歸咎於他人。他們會認為這些期望是他人強加的，無論這些期望是否真實存在。

在這種情況下，他們會對他人的要求反應過度，認為這些要求是對他們的壓迫。他們可能會公然反抗，甚至以極端的方式表達對他人期望的不屑。他們可能會故意不遵循社會禮儀，如不送聖誕禮物、遲到、忘記重要的紀念日等，只因為這些行為是他人所期待的。

在這無止境的內心搏鬥中，他們的自我批評變得極端且不公平，認為他人的評價是對自己的不公平指責。他們在反抗的同時，也不斷質疑和懷疑他人對自己的看法。儘管他們的反抗可能帶來一時的解脫，但最後仍會被自我期許的重擔所壓垮，在自我與他人之間掙扎不已。

內心矛盾的啟示：自我要求與對批評的過度敏感

在我們的生活中，某些情境會引發激烈的反應，這些反應往往揭露了我們內心深處的需求和矛盾。這些過於激烈的反應，特別是在自我分析的過程中，可能會提供重要的啟示。

讓我們來看看一個例子：一位忙碌的行政官員，他的故事揭露了自我觀察的誤解。有一次，他接到一個電話，請他前往碼頭接待一位來自歐洲的難民作家。這位作家是他非常欽佩的人，曾在一次歐洲的聚會中見過。然而，由於繁忙的日程，他無法前往。儘管他有兩種合理的拒絕方式，他卻選擇了憤怒的反應，粗暴地拒絕了請求。事後，他感到懊悔，並努力尋找作家以提供幫助。

這個事件讓他困惑，因為他一向認為自己是友善且樂於助人的。為什麼他會如此憤怒？他意識到，這種憤怒來自於他對被要求證明自己友善的反感。他開始懷疑自己是否真如所想的那樣慷慨，這是他更新自我認知的一大步。

在這樣的反思中，他注意到一個模式：每當有人向他請求幫助，他總是感到被強迫，這讓他感到不愉快。他回憶起許多類似的事件，終於明白，他對於他人的請求和批評過於敏感。他無法忍受任何形式的強迫和批評，因為他自己是一個出色的批評者。

這種對於自我要求的敏感，使他在面對「應當」的時候感到緊張。每當他試圖實現某種「應該」的行為，他的內心便充滿了壓力。這種壓力可能導致他感到疲憊、焦慮，甚至對生活的熱情減退。對於這位行政官員來說，他的反應揭示了一種普遍的人際障礙：對批評過度敏感。他對自我的評價極為冷酷，因而任何批評都被視為譴責。這種敏感度不僅影響了他對他人的態度，還削弱了他的情感、思想和信念的自發性。

在我們的生活中，這些「應當」常常成為無形的枷鎖，限制了我們的行動和情感表達。理解這些內心的矛盾和壓力，可以幫助我們更好地處理人際關係，並減輕自我要求所帶來的負擔。

虛構情感的掙扎與突破

在心理分析中，患者常會面臨一個困惑與不確定的階段，這是由於他們對自身的虛構情感產生動搖。雖然這個階段痛苦不堪，但它對治療具有積極意義。舉例來說，一位女性可能長期以來認為自己「應當」喜愛身邊的每一個人，因而表現出對他們的喜愛。然而，當她開始質疑這種感受的真實性時，會問自己：「我真的愛我的丈夫、學生及患者嗎？還是這只是基於社會期望的表現？」這種自我反思揭露了她內心深處被壓抑的恐懼、懷疑與憤怒，這些「應當」的束縛此刻才得以釋放。

這個階段之所以被視為有建設性的，是因為它象徵著開始追求真實自我。內心的指令對自發性欲望的壓制程度可能讓人震驚。一位患者在察覺到自己的「應當」行為後，曾寄信給我，描述她無法渴求任何事物，甚至也無法渴求生命。她感到困惑，因為無法放棄理想，無法整理內心，也無法接受或駕馭自己的憤怒。她首次領悟到自己的無能為力，這種認知讓她感到深刻的痛苦。

在那些視善良、愛與神聖為理想化的人心中，虛構情感尤其顯著。他們自以為應該展現體貼、受人喜愛、富有同情心和慷慨，因此在他們心中，這些特質似乎真實存在。然而，這些情感缺乏深度與永續性。在某些情況下，它們會迅速消逝，尤其當自尊或虛榮受到侵害時，愛情便輕易地讓位於冷漠或恐懼。這些人常常不會反思情感的變遷，而是感覺是他人動搖了他們的信念。

從長遠來看，他們往往給人一種虛幻而難以捉摸的感覺，甚至讓人覺得像個騙子。突如其來的憤怒，往往成為他們唯一真實的情感表現。而在另一個極端，他們可能過度強調冷漠與殘酷的情感。一些精神病患者對於溫柔、同情及信任懷有強烈的抗拒，就像另一些人對敵意和報復有所顧忌一樣深刻。他們認為自己不需要依賴親密關係，於是刻意封閉自己、禁錮自我，對一切事物表現出漠然的態度。這雖然並未完全扭曲他們的情感生活，卻極其貧乏。然而，這樣的掙扎與突破，正是追尋真實自我的必經之路。

「應當」的枷鎖：情感壓抑與自我解放之路

在生活的旅途中，情感的驅動力往往不如理性那般清晰可辨。我們的心靈可能發出相互矛盾的指令：一方面，我們被要求展現無盡的同情，甚至不惜犧牲自我；另一方面，我們又被期望擁有冷酷的理智，以便在必要時報復。因此，人們有時會矛盾地認為自己既冷酷又善良。

一些人選擇壓抑情感與希望，進而陷入情感麻木的狀態。他們可能遵循著一種禁忌，不願為自己爭取任何東西，這種禁忌消磨了所有的願望，讓他們在生活中無法為自己做任何事情。他們感到有責任無條件地讓渡生活中的一切，這種要求未能獲得滿足時，隨之而來的憤怒則被「應該忍受生活」的觀念所壓抑。

然而，對於那些潛藏於心的「應當」，我們往往忽視了它對情感的傷害。情感是我們存在中最活躍的成分，一旦被獨裁的「應當」所支配，我們的本質便會陷入深刻的不確定性，這種不確定性必然會影響我們與內外世界的關聯。當一個人內在的力量被「應當」所驅動，他的行動便可能僅此而已。

對於那些與真實自我距離尚遠的人來說，即使意識到「應當」帶來的阻礙，他們也未必會放棄這些信念。因為在他們看來，若無這些「應當」，便無法或不願意行動。這種信念可能以強制的形式表現，認為任何選擇都需受到約束。

「應當」的強大制約力讓我們不禁思考：當一個人無法滿足內心的期許時，他會有什麼反應？他可能開始對自己產生憎恨與輕蔑。若不釐清「應當」與自我厭惡之間的糾結，我們將無法全面理解其影響。「應當」背後潛藏的懲罰性自我厭惡，將其變成了一種真正的「恐怖統治」。

真正的解脫在於，當一個人能夠感知到自身存在的其他自發力量時，他才能擺脫「應當」的枷鎖。這個過程需要我們重新審視內心的期許，並在自我厭惡與自我貶低的糾纏中找到真正的自我。

自信與自負的迷思

精神官能症患者常在追求完美的過程中，迷失於自負與自信之間的界限。雖然他們可能在幻想中自視如神，實際上卻缺乏最基本的自信與自尊。即使在現實中獲得高位或名聲，這些外在的榮譽並不能帶來內心的穩定與安全感。當環境改變，或在失敗與孤獨中，曾經的自滿感往往會迅速崩潰，留下的是深刻的不安與懷疑。

兒童自信心的建立在相當程度上依賴於外在的支持與鼓勵。他們需要在溫暖、接納與保護的環境中成長，這樣才能發展出對他人及自身的「根本的信任感」。但如果這種環境被破壞，或是被不切實際的期待所取代，則會導致自信心的扭曲。過度的崇拜可能讓孩子誤以為自身的價值僅僅來自於滿足他人對權力與聲望的渴望，而不是因為自身的特質與能力。

此外，當孩子在學校的表現不如預期時，若遭遇嚴厲的批評，而優異的表現被視為理所當然，這種缺乏建設性回饋的環境，會讓他們對自我價值的感知變得脆弱。追求獨立與自主的行為若被嘲諷，更會加深這種不安。這些因素，使得人們在精神官能症的形成過程中，逐漸失去與自我的連繫，內心的分裂讓他們越發依賴於自我理想化來彌補現實中的缺憾。

精神官能症的自負，雖然在表象上與自信相似，實則根基於幻想而非現實。這種自負如同一份華而不實的禮物，並沒有帶來真正的安全感與內在的穩定。患者常誤以為自信是一種神祕的特質，希望透過外力，如分析學者的幫助，來獲得這種特質。實際上，自信如同經濟安全感，依賴於自我的實際優勢與能力。

例如，漁夫的信心來自於船隻的狀況、漁網的完好、對天氣的了解以及自身的肌肉力量。這些具體的因素構成了他對自身能力的真實認知，並賦予其在海上的勇氣。精神官能症患者若能意識到這一點，便可以開始在現實中重建自信，而不再依賴於虛幻的自負。

自負與聲望：精神官能症患者的自我價值與集體關聯

在不同文化背景下，個人對於優點的認知與表現各有千秋。在西方文化中，個人的優點常被視為一系列特質，例如堅持自主的信念、挖掘自身潛能、自我獨立、勇於承擔責任、對自我優勢和局限有客觀認知、情感真摯且具力量，以及能夠建立和維持良好的社交關係。這些特質的充分發揮，能讓個人感受到自信；反之，若受損，則會動搖自信的基礎。同樣地，健全的自尊心也源自於多樣的特質，這些特質可能來自對特定成就的合理評價，例如因展現道德勇氣而感到自豪，或因完成任務而自得其樂。這些特質展現了一種綜合的自我價值感，營造出內心的寧靜與尊嚴。

然而，精神官能症中的自負則截然不同。這種自負的根基來自於不同的因素，往往與修飾過的自我形象相關，可能源於外在環境的權威價值，或者是人們自我誇大的特性與才能。精神官能症的表現多樣，對於權威的迷戀是最普遍的現象。在現代社會中，因擁有魅力四射的伴侶、顯赫的家族背景、出身地、所屬團體或機構的聲望而感到自豪，已成為普遍的情感反應。對於精神上遭遇困難的人以及相對健康的人來說，這些現象的意義並沒有太大差異，但某些人對權威的追求卻成為生活的核心，將大量的精神官能症自負投注於此。

這些人的主要精力集中於追求聲望，參與享有聲譽的團體或成為著名機構的成員成為不可或缺的事務。任何能提升聲望的事物都能帶來喜悅，反之，若無法提升聲望或團體聲望下滑，則會引起強烈的自負受傷反應。例如，家庭成員的不成器或智力缺陷可能對自負造成打擊，這種打擊常被隱藏在對該親人的表面關懷之下。此外，許多女性若無男性伴隨，寧願待在家中，也不願外出用餐或觀影。

這些現象似乎與某些人類學家描述的原始人行為相似，在原始社會中，個人的存在與集體緊密相連，自我認同為群體的一部分，自尊心展現在社會機構和集體活動中。然而，儘管表象相似，內涵卻有根本上的差異。精神官能症患者與集體之間的關聯甚微，他們不認同自己為集體的一部分，缺乏歸屬感，而是將集體視為獲取個人名聲的工具。

自負的面具：心理障礙背後的虛構自我

在我們每個人的生命旅程中，追求社會地位似乎是一種自然的驅動力。然而，這種追求若過度，便會使人心靈疲憊，情緒也隨著地位的變化而跌宕起伏。儘管如此，人們往往不會將其視為一種需要深入分析的精神官能症。這或許是因為這種現象過於普遍，已被文化所正規化，或者分析師自身亦未能逃脫此困境。我們之所以將其標定為一種病態，且為一種具破壞性的病症，是因為它促使人變得狡詐，進而侵蝕其人格的完整性。

這種心理障礙通常出現在那些遠離自我的人身上，他們的自尊心寄託於外在的認可。精神官能症患者的自負往往與他們虛構的理想化自我息息相關，而不是真實的自我。這種錯誤的自我認知掩蓋了他們的困境與局限，讓人驚訝的是，他們甚至未必因自身的優勢而感到自豪。即使他們意識到自身的優點，這些優點在他們眼中也顯得微不足道。

易卜生劇本作品中的培爾．金特便是這種心理狀態的典型例子。他對於自己的智慧、勇氣與堅韌並不重視，反而對於一種理想化的「真實自我」感到自豪。這種自我，是一種擁有無窮自由與權力的幻想。正如易卜生所展現，所謂的「忠於自我」其實不過是「自我足夠」的美化表述，他的自我中心主義被拉升至一種生活哲學的境界。

在我們的病人之中，許多人如同培爾·金特般，迫切渴望維持他們身為聖者、才華橫溢者、絕對自信之人的幻夢。若他們對自我評價稍有降低，便會感到彷彿失去了「個性」。想像力在這裡扮演著重要角色，因為在想像中，他們能夠輕視那些關心現實的無趣與平凡之人。

這種自負並不僅僅與幻想相連，而是與各種心理活動息息相關：智力、推理、意志等。精神病患者所認為的無限能力，其實只是心理的表現。因此，他們對此沉迷並引以為傲，實在不奇怪。理想化的形象是他們想像的產物，智力與想像不斷運作，透過合理化、辯解、外化來維持虛構的自我世界，並調和一些看似無法調和的矛盾。

在這樣的心理框架下，人越是遠離自我，其心理便越會成為至高的現實。在這場自負的舞臺上，他們的真實自我被遮蔽，僅剩下虛構的面具，支撐著他們的自我中心主義。

自負的幻象：精神官能症患者的價值觀與內心矛盾

在精神官能症患者的世界裡，自負常常寄託於他們自以為擁有的能力和特權。這種自負不僅建立在虛構的無敵感上，還可能來自於對自己「幸運」的錯誤認知。一位患者可能因為在瘧疾流行區未染病或在賭博中獲勝而感到自豪，甚至把這些經歷視為自己擁有特權的證明。事實上，對於所有精神病患者來說，他們的自負往往來自於一種表面堅固但實則脆弱的基礎。

這種脆弱性源於自負與虛偽表現的交織。自認為完美的母親可能只是在幻想中才達到完美，而那些以獨特誠實感自豪的人，往往在無意識中隱藏著不誠實的念頭。這些人可能不會直接撒謊，但他們的自負卻建立在一種自我約束和謙遜的美德之上，並透過表現無助或痛苦來施加影響力。對於精神官能症患者來說，他們的價值觀常常只具主觀意義，因為這些價值觀只是為了滿足精神官能症的需求，而不具客觀價值。

例如，有些患者會因為從不向他人尋求幫助而感到自豪，即使這種行為在理智上並不合理。在社會工作中，這是一個普遍的問題。有些人可能因擅長討價還價而感到自豪，而另一些人則因從不妥協而驕傲。對於這些人來說，辨別「善」與「惡」的能力讓他們感到自己成為如同神明般的存在，這種自負甚至可能成為他們生活中的強制標準。

然而，當這種標準設定過高時，患者可能會自視為道德上的奇蹟，無論他們的實際行為如何。在分析過程中，他們或許會意識到自己對聲望的渴求和缺乏真實感，但這些認知並未削弱他們自認為優秀道德人物的自我感受。即使他們偶爾意識到自責的無用，或因自責的後果而感到恐懼，他們對自己的要求仍然毫不寬容。這種對痛苦的承受能力本身成為他們良好道德感的另一種證明。

當我們從個人的整體性格結構來考量這些驕傲時，便會出現一種排序原則：患者極需以自我為傲，這種需求強烈到無法忍受受制於一些不那麼重要的需求。因此，他們透過自己的想像力將這些需求轉化為優勢，並以此為自豪。然而，只有那些促進其理想化自我的需求，才能經歷這種轉變。反之，對於那些妨礙其理想化自我的需求，患者則會選擇壓抑、否認及輕視之。這種心靈的迷宮讓精神官能症患者在自負的幻象中迷失，無法自拔。

翻轉價值的藝術：卡通與潛意識的力量

在我們的潛意識中，價值觀能夠被巧妙地逆轉，這種能力的展現最為生動的媒介便是卡通。卡通以其獨特的視覺魅力，描繪了一個因某些不受歡迎特徵而苦惱的人，如何透過美化這些特徵，將其轉化為引以為豪的資產。這種轉變不僅僅是外在的，而是深刻地改變了個人對自身的看法，從而引發了一種價值觀的顛覆。

這種價值觀的顛倒讓我不禁聯想到易卜生的《培爾・金特》，其中的山妖世界將黑視為白，醜視為美，這種顛覆性的視野讓人重新思考自我與社會的關係。當一個人陷入自我中心的幻想中，夢想與現實之間缺乏橋梁，最後將導致價值觀的迷失。若一個人選擇生活在自創的宏偉自我中心世界裡，而非真實地面對自己，便會如同那些山妖般，陷入對價值的錯亂認知。

在心理分析過程中，這種價值觀的扭曲尤其明顯。分析師需要辨識患者在無意識中蘊藏的自負，因為這些自負往往是精神官能症的根源。自負的特質常常以某種形式顯現出來，比如玩世不恭的姿態或是挫敗他人的能力，這些都可能是患者自豪的來源。然而，分析師必須引導患者意識到，這些特質實際上是需要解決的問題，而非值得驕傲的成就。

例如，一位患者可能以自己的機智超越他人而自豪，認為這使他優於他人。然而，分析師需要幫助患者意識到，這種機智如果過度依賴，會造成與他人的人際關係障礙，並浪費本可用於更具建設性的活動的能量。若患者無法意識到這一點，分析的過程將無法達成其最後目的。

在治療中，分析師與患者必須達成共識，意識到這種價值觀的差異，才能真正解決潛藏的問題。只有當患者意識到自負的特質對其生活的負面影響時，他才能在治療中取得真正的進展，從而回歸到真實的自我，擺脫價值觀的扭曲所帶來的困擾。

羞愧與恥辱：精神官能症自尊心的脆弱本質

精神官能症中的自負，其本質如同一座脆弱的紙牌屋，輕微的風吹草動便能摧毀其結構。從主觀經驗來看，自負帶來的並非穩固的自信，而是一種易被動搖的脆弱感。當一個人對自尊心的追求達到狂熱的程度時，這種脆弱性變得尤其顯著。無論是內在還是外在的自尊心，皆容易受到侵害，當自尊心遭受損害時，人們常會陷入羞愧與恥辱之中。

羞愧與恥辱這兩種情感反應，雖然密不可分，卻有著不同的觸發機制。羞愧通常源自於我們的行為、思維或情感與自尊心相悖的時刻，這是一種內在的情感反應。而恥辱則多半是由外界對我們的自尊心造成的傷害或未能滿足我們的期待所引發的。當這些情感反應不合時宜或與實際情況不符時，就需要深入探討其背後的原因。

舉例來說，某些人在面對手淫問題時，雖然理性上不反對這個行為，但在實踐中卻感受到羞恥。這種羞恥感的根源可能多種多樣：是否因手淫被視為一種墮落的行為？是否因其所獲得的快感超過了性交，從而動搖了性滿足應源於愛情的觀念？這些問題的答案不僅涉及人對性的理解，更牽涉到深層的自尊受損。

同樣的情感複雜性也展現在許多未婚女性的經驗中。她們可能因為擁有戀人而感到羞愧，儘管她們的意識層面並不特別保守。這種羞愧感可能與戀人對她們自尊的傷害有關，或是對自身吸引力的懷疑，甚至可能僅僅是因為擁有戀人卻未能結婚，從而影響了她們的社會地位。

男性在面對拒絕時，羞愧與恥辱的反應同樣交錯。他可能因為被拒絕而感到恥辱，質疑對方的自視過高，又或因自身魅力未能打動對方而感到羞愧。這種情感的印象在交流中亦可見一斑，當他的言論未能達到預期效果時，可能因他人無法理解而感到羞恥，或因自身表現不佳而感到羞愧。

這些情感反應在生活的各個方面都可能出現，從親子關係到職場互動，無不如此。理解這些情感的來源，不僅有助於自我認知，也能在面對他人時，提供更深刻的共情與理解。每一次自尊心的受損，都在呼喚著我們去探索其背後的深層原因，這是通往自我理解與情感成熟的必經之路。

自尊心與羞愧之間的微妙平衡

在我們的生活中，自尊心與羞愧之間的關係常常是微妙而複雜的。這種情感的交錯不僅僅取決於外在現實情境，更深刻地受到內在精神狀態的影響。當一個人被揭穿說謊時，我們可能預期他會感到羞愧。然而，對某些人來說，這種揭露反而引發羞辱感，而非羞愧。這是因為他們的反應更多由其內心的價值觀和自我認知所驅動。

在那些具有高度攻擊性和自我膨脹傾向的人中，我們很少能看到羞愧的反應。他們可能深陷自我幻想，堅信自己無可挑剔，或以正當性為盾，掩蓋自身的缺陷。他們將任何對自尊的威脅視為外界的侮辱，懷疑質疑他們的人懷有惡意。相對來說，自謙型患者更容易感受到羞愧，因為他們的焦慮主要集中在未能達到理想的完美境界。他們的關注的焦點使精神分析師可以根據其反應來推斷其內在結構。

這種自尊心與羞愧的交織關係，對於精神分析師來說，是一個重要的觀察點。當分析師能夠辨識出患者的自負類型，便能預測那些易引發羞愧或羞辱的刺激因素。同時，這些反應的出現也能幫助精神分析師探索潛在的自負特徵。然而，這些情感反應有時會因某些因素的影響而變得模糊，增加了分析的複雜性。

例如，一個人的自尊可能極易受到傷害，但他不會表現出明顯的羞愧感。這是因為自以為是的心態能夠壓抑羞愧的顯現，而脆弱的自尊心也阻礙了他承認自己的受傷。這種情況下，所謂的侮辱對他造成雙重打擊：既因他人的侮辱而感到羞辱，也因自身的受傷而感到羞愧。他們常常處於兩難之中，這種內心矛盾使他們的情緒不穩定。

這種自尊心引發的情感反應，常常轉化為其他情感，使問題變得模糊不清。例如，當我們的伴侶對其他人產生興趣時，我們的自尊心可能受到傷害，但意識上我們感受到的可能是因愛未得回報而產生的悲傷。這種情感的轉化尤其重要，因為它使我們能迅速理解某些內疚感的來源。了解這種轉化，能幫助我們更深入地了解自負與羞愧之間的微妙平衡。

自尊心受損與情感反應：憤怒、敵意與恐懼的心理動因

意識到的情感反應，或許並不僅僅是直接或間接的刺激產物，我們可能只是感知到對這些反應的反應。在這些「二級」反應中，憤怒與恐懼尤其突出。對於自尊心的任何侵犯，往往會引發報復性的情緒，這些情緒的表現形式多種多樣，從厭惡到仇恨，從易怒到失去理智的狂怒。憤怒與自尊心之間的關聯，有時在旁觀者眼中顯而易見。例如，一個人可能因老闆的傲慢態度或計程車司機的欺騙行為而感到極度憤怒。這些事件在外人看來或許微不足道，但對當事人來說，卻可能深深傷及自尊心，從而引發強烈的情感反應。

精神分析師在面對患者時，應警惕這種由自尊心受損引發的過度反應。當患者對精神分析師或分析過程表現出敵意時，若其中包含貶損或羞辱的成分，精神分析師便可辨識出其與自尊心受損的連繫。患者未必總能理解這種連繫，並可能因此感到羞辱，進而以敵對方式回應。精神分析師的責任在於揭露這種敵意與自尊受損之間的關聯，幫助患者理解其情感根源。

在分析之外，這種現象同樣存在。若我們意識到無禮行為可能源於自尊心受損，便可減少許多不必要的情感痛苦。例如，當我們幫助一位朋友或親屬，卻遭遇對方的冷漠或不滿時，不應僅因其忘恩負義而感到失望，更應考慮其自負因接受幫助而受損。根據情境，我們可以選擇與其討論，或以不傷其自尊的方式提供幫助。同樣，對於經常以輕蔑態度待人的人，我們應意識到其自尊心的脆弱性，而非僅僅因其傲慢而不滿。

自尊心受損引發的敵意、仇恨或輕蔑，往往會反射至自身，形成強烈的自責或自我仇恨。這種自我憤怒的深刻意涵，將在後續章節中進一步探討。

此外，預期的羞辱與已經經歷的羞辱，皆可引發恐懼與焦慮。這種恐懼常與公開場合的表現相關，被稱為「怯場」。怯場是一種對未能達到自我標準的恐懼，這種恐懼往往來自對自尊受損的預期。我們將進一步探討怯場如何因自我破壞的傾向而加劇，使人陷入窘境，無法如願表現，從而加深對自尊心受損的恐懼。

自尊心與恐懼的交錯

在我們的人生旅途中，恐懼常常以不同的面貌出現。有時，它與我們的能力無關，而是與我們所處的情境息息相關。這些情境，如要求加薪、尋求幫助、提交申請或建立親密關係，潛藏著被拒絕的風險，讓人不免心生畏懼。特別是當某些行為被個人視為恥辱時，恐懼便在未發生前悄然滋長。對許多人來說，面對他人的不尊重或傲慢，會引發顫抖、戰慄、出汗等恐懼反應。這種反應往往是憤怒與恐懼的糾結，其根源之一是對自身暴力的恐懼。

羞愧感也能激發類似的恐懼反應，但通常不易被人察覺。當一個人長期表現得笨拙或膽怯，他可能會因不確定性而感到不知所措，甚至恐慌。舉例來說，有位女性駕車攀登山路，當她無法抵達山巔時，感受到一種深深的羞愧。她意識到這種情緒源自於無法達成目標，而非對山的畏懼。這份自省讓她找到問題的核心，恐懼因此消散。這樣的恐懼與憤怒相似，皆因自尊受損而生。自尊在某種程度上取代了自信，當它受創時，人就可能陷入自卑的深淵。

精神官能症患者常在自負與自卑間徘徊，這種矛盾使得他們極為脆弱。為了理解焦慮的反覆發作，我們需要意識到自負與情緒反應的關聯。即使憤怒與恐懼看似與自負無關，它們仍然可能是指向自負的線索。當這些次級反應被壓抑時，問題會變得更為複雜，可能引發精神病、憂鬱症等症狀。若持續依賴這些情緒，情感的表現將日漸單薄，其強度亦會減退。

精神官能症的自負，其有害性在於其矛盾性：一方面，它對人的重要性不言而喻；另一方面，卻使人變得脆弱不堪。這種情況常引發強烈的情感緊張，人無法承受，故而必須尋求治療。在自我受到威脅時，人會本能地尋求修復自我感；當面臨危機時，則會避開這種危險，以免自我遭受損害。理解這種情緒的交錯，我們才能更好地掌握自己的情感世界。

報復與自尊：精神官能症患者的自尊重建與內心衝突

在我們生活中，保護自我形象的需求往往迫切而強烈，而滿足這個需求的方法多種多樣。其中一種無處不在且極為有效的方法，便是與感到羞辱時產生的報復衝動密切相關。我們曾討論過，報復是對受傷自尊的一種危險反應。然而，報復的意義不僅止於此，它還可以成為自我辯護的手段。報復的背後是一種信念：透過對冒犯者的報復，我們可以恢復自尊。這種信念的根源在於，冒犯者因其對我們自尊的傷害能力而壓倒了我們，唯有透過報復，才能使局勢逆轉。

對於精神官能症患者來說，報復行動並非簡單的「平起平坐」，而是以更猛烈的反擊力求勝利。唯有獲得勝利，才能重建那種充滿自負的想像中的偉大。正是這種恢復自尊的能力，使得精神官能症報復的頑固性難以置信，並解釋了其強迫性特徵。

由於報復對於重建自尊極為關鍵，它本身或許也蘊含著自負的特質。對於某些精神官能症患者來說，報復即是力量，且往往是他們所認識的唯一力量。相對來說，無法報復的狀態常被視為無能。因此，當這類人感受到羞辱，而又無法報復時，他們便會遭受雙重的創傷：最初的侮辱和報復失敗帶來的挫敗感。

在追求榮譽的過程中，對報復性勝利的渴望常常浮現。如果這種渴望成為生活的主導力量，便會形成難以破解的惡性循環。如此一來，超越他人的決心變得極其堅定，進一步強化對榮譽的需求，並增強精神官能症的自負。這種膨脹的自負又反過來加強了報復的動機，使得對勝利的渴求越發強烈。

在各種修復自尊的方法中，次要的策略則是對那些以某種形式損害其自尊的事物或人物漸漸失去興趣。許多人對體育、政治或智識的追求漸漸冷淡，因為他們渴望超越他人或做出完美成就，但未能實現。這種渴望未被滿足，情勢變得難以忍受，於是他們選擇放棄，轉向低於其潛能的活動。

這種態度的轉變也與學習過程息息相關。某位才能出眾的人可能會懷著熱忱開始學習某項技藝，但隨著時間的推移，他意識到自己並非唯一的才俊，因而感到尷尬，並最後對該項活動失去興趣，甚至徹底放棄。這種模式一再重複，最後導致他在任何活動中總是顯得精神萎靡，無法充分發揮其潛力。

面對自我：掩飾與真誠

在日常生活中，我們常在與他人的互動中感受到情感的變化。或許一開始我們對某人的印象過於理想化，或者在成長的過程中，我們的生活軌跡逐漸分道揚鑣。這些變化使得最初的喜愛變成冷漠，值得我們深思。這種轉變並非僅僅因為時間的流逝或最初的選擇錯誤，而是可能源自於某些事件無意中傷害了我們的自尊心。例如，在比較中，我們覺得對方更優越，或是對方對我們的尊重減少。我們可能因此感到羞愧，並對自己產生懷疑。

這些因素在親密關係中可能造成深遠的影響，導致我們簡化為「我不再愛他了」。這樣的退縮行為消耗了我們大量的精力，並且使我們陷入痛苦。最具破壞性的是，我們對自身真實自我的興趣逐漸消失，因為我們不再為那個真實的自我感到驕傲。

恢復自尊的方法多種多樣，然而在這種情境下卻難以實踐。我們可能曾在言語上失態，事後意識到自己的言辭不當，便試圖否認或辯解。我們可能會歪曲事實，將責任推給他人，藉此維護自我形象。這種拒絕承擔責任的行為，無論是對過去的遺忘，還是美化錯誤，都是為了保護自尊。

有些人甚至會以虛假的客觀性來掩飾自己。他們可能對自己的缺點有精準的觀察，但這種觀察僅僅是為了避免承擔責任。事實上，這種行為不僅是面子問題，更是心理平衡的維持。自尊心極為脆弱，若承認自身的困擾，就如同將自己撕裂。

最後，我們必須提到幽默的作用。能夠以幽默的方式面對自己的困境，是一種內心解脫的象徵。然而，一些人在分析初期，可能會以自嘲為樂，將困境戲劇化，顯得滑稽，卻對批評極為敏感。這種幽默，其實是為了緩和羞恥感的痛苦，否則他們將難以承受。

面對自我，誠實和勇氣是關鍵。我們需要正視自己的缺陷，承認錯誤，並以真誠的態度去修復。而這樣的過程，最後將帶來更強大的自尊和更深刻的自我認識。

自尊受損與逃避：迴避行為對個人成長的影響

自尊心受損後，我們常會不自覺地建構一套精緻的迴避系統，這是一種自我保護的無意識行為。許多人在面對可能威脅自尊的情境時，會自動迴避，甚至不自知地遠離那些活動或人際互動。這種迴避行為表面上是為了避免自尊再度受創，但長此以往，卻可能阻礙人在現實生活中的奮鬥與成就。

一個人可能會因為害怕失敗而不敢追求自己的夢想，例如寫作或繪畫。他可能因恐懼被拒絕而不敢接近心儀的對象，甚至害怕在旅行中因表現不佳而感到自卑。這種迴避不僅限於個人愛好或職業選擇，還延伸到社交生活。他可能選擇避開社交場合，以免感到不適，選擇平凡的工作，過著與收入不相稱的生活，並限制自己的開支。

這種行為模式帶來的結果是，人可能與他人漸行漸遠，因為他無法直視自己在同齡人中的落後，並因此避免任何與工作或成就相關的比較與討論。為了維持生活的表面平衡，他可能會更加依賴自己的幻想世界，這對自尊來說並非治療，而是掩飾。長此以往，這種逃避行為可能引發精神官能症，成為缺乏成就的藉口。

然而，這種迴避行為並不一定在所有領域中展現。有些人可能在職業上表現積極，卻在社交生活中迴避，或反之亦然。他們可能選擇在某些方面展現自信與能力，而在其他方面卻因害怕失敗而選擇退縮。這種選擇性迴避，往往與自尊心受損的恐懼密切相關。

特別是男性，可能對與異性互動的成功感到恐懼，因為他們潛意識中擔心，若與女性過於親近，會對自尊造成打擊。這種恐懼足以壓抑對女性的吸引力，導致他們選擇迴避異性。這種行為並非他們傾向於同性戀的唯一原因，但卻是其中重要因素之一。

逃避行為可能與多種具體事務相關，如避免在公共場合發言、參與運動或撥打電話等。即使在這些具體行為中，人們可能察覺到自己的逃避，但在更多情境下，此問題常被一種「我無能為力」或「我毫不在意」的心態所掩蓋。這種心態讓人們在不自覺中陷入自我欺騙的陷阱，忽視了自尊的真正需求。

理想自我的枷鎖

在對迴避現象的深入剖析中，我們揭露了兩項關鍵原則，這些原則決定了迴避行為的本質。首先，人往往選擇限制自己的生活，以此維護安全。與其冒險面對潛在的傷害，許多人更願意放棄、退縮或屈從，將生活壓縮至受限的境地。這個選擇不僅讓人印象深刻，更深刻地反映了自尊心在人們心中的重大意義。其次，未嘗試所帶來的安全感，遠勝於嘗試後的失敗。這個原則深刻影響了迴避行為，剝奪了人逐步克服困難的機會。

對於精神官能症患者來說，這個原則甚至顯得不切實際。長期的退縮不僅導致生活的過度限制，還會對自尊心造成更深的傷害。然而，患者往往只關注當前的風險，而不考慮長遠的影響。他們認為不嘗試便能保護自尊心，並找到理由自我安慰。於是，他們沉浸在幻想中，認為如果嘗試過，或許早已成功。這些幻想有時甚至荒誕不經，如認為自己若專注於某項藝術，便可超越偉大人物。

迴避行為還延伸至我們對渴望之物的情感。一些人認為未能獲得所渴望之物是一種羞恥的失敗，因此連懷抱希望都隱含著風險。這種壓抑欲望的行為暗示著我們的生命力被桎梏。有時，人甚至會避開任何可能傷害自尊的念頭，尤其是與死亡相關的事物，因為承認自己的終將逝去是難以接受的。

奧斯卡．王爾德在《格雷的畫像》中探討了這種心理。《格雷的畫像》以藝術形式表達了對永恆青春的虛榮心。自尊的生成是理性自我發展的必然結果，類似於追求榮譽的巔峰。個人初始或許僅懷有一些無害的幻想，隨後在內心深處建構一幅理想化的自我畫面，逐漸淡化真實自我。這些能量原本可用於自我實現，卻被轉向實現那理想化的自我。

最後，人必須建構一個價值體系，就如同《一九八四》中的「真理部」，以決定自己對自身的喜愛與接納，所引以為榮及自豪之處。然而，同時也須明確界定他所拒絕、厭惡、羞恥、輕蔑與憎恨的對象。自負與自我憎恨如影隨形，實則是同一過程的雙重展現。

自我理想與現實的永恆矛盾

在探討心理障礙的形成和演變時，我們不僅要考慮理想化自我對個人的驅動作用，還必須深入理解自我憎恨與自我輕視如何在其中發揮作用。當一個人將自我的重心過度傾向於理想化，試圖塑造一個完美的形象時，他不可避免地會從一種扭曲的視野來看待自己的真實自我。這種真實自我包含了他的身體狀況、心理健康和整體精神狀態。由於理想自我已成為衡量一切的標竿，現實自我的一切都顯得不堪入目，讓人尷尬甚至厭惡。

這種自我厭惡的根源在於，個人的自負與自我憎恨其實是同一現象的兩面：一方面，他們對理想自我的追求帶來的榮譽感；另一方面，現實自我的不完美讓他們感到恥辱。這種矛盾促使我們重新審視自我厭惡的意義，揭露出其不僅是個人內心的掙扎，更是人類普遍的心理現象。

即使一個人努力將自己打造成卓越的存在，他的內心深處仍然會感受到無法消除的矛盾和不安。無論他如何試圖改變外在環境，無論是換工作、搬家、旅行，甚至分開與親密伴侶的關係，他始終無法擺脫自我。這種逃避的徒勞無功，讓他在面對生活的基本需求時，如進食、安眠、如廁，依然必須面對現實的自我。

理想化自我與現實自我之間的矛盾可被形象地描繪為「他與他者」的關係。理想自我如同一個獨特的角色，追求卓越和完美，而現實自我則是普遍存在的他者，總是帶來困擾和尷尬。即使他對現實的干擾視而不見，試圖將其排斥，他也無法徹底逃離這個真實的自我。

即使在某些方面獲得了成功，達成了理想中的成就，內心深處的自卑與不安依然存在。人可能會認為自己是個虛偽的人，這種感受常常在夢境中以驚人的準確性顯現出來，使他不得不面對自我內在的真實狀況。這樣的自我認知過程，雖然痛苦，卻是每個人走向自我接納及和解的必要一步。

自我與理想之間的微妙戰爭

在日常生活中，自我現實的真相常常以讓人痛苦的方式無可避免地浮現。我們在幻想中無所不能，然而在現實的社交場合中，卻常顯得畏縮不前。每當試圖在某人心中留下深刻印象時，手不由自主地顫抖，言辭變得結結巴巴，面頰隨之潮紅。他們自視為獨一無二的愛侶，卻可能在最需要的時刻失去性能力。幻想中的自己與上司從容交談，而現實中卻只能尷尬地傻笑。次日才會想到那些能夠解決爭論的精采言辭。這種理想與現實的反差引發了一場內心的爭鬥。

這場爭鬥在於真實自我與理想化自我之間的衝突。真實的自我往往成為理想化自我的犧牲品，而這種自我厭惡常常導致人格的分裂。這種分裂顯示出內心深處正在展開一場激烈的戰爭。精神病患者的核心特徵就是這種內在的對抗：一方面是自負系統內在的衝突，另一方面是自負系統與真實自我之間的對抗。

自負系統內在的衝突是擴張型驅力與自謙驅力之間的矛盾，而更深層的衝突則是整個自負系統與真實自我之間的對抗。儘管真實自我被迫隱藏，受到自負的壓抑，但它依然蘊含巨大的潛力。在有利條件下，真實自我或許能夠實現充分的發展。

當自負的結構開始崩潰時，人便愈加接近其真實自我。他開始感知自己的情感、了解自己的渴望，並獲得選擇的自由。這時，自我仇恨不再是針對真實自我的局限，而是對新浮現的建設性力量的反應。這是一種比任何精神官能症衝突更為根本的對抗，我們稱之為主要的內心衝突。

這種衝突比其他衝突更具分裂性，原因在於部分捲入與全部捲入的差異，以及真實自我及其成長潛力為生存奮鬥的本質。這場內心的戰爭不僅是術語上的區別，而是對生命核心的深刻探索。這種對抗不僅是內在的分裂，更是自我實現與否的關鍵所在。

理想與現實的內心戰爭：自我厭惡與自我和解

在我們心靈的深處，隱藏著一場無形的戰爭 —— 理想自我與現實自我的無聲對抗。對於許多人來說，這場內心的爭鬥是持續不斷的，並且深刻影響著我們的心理狀態。真實自我的厭惡，雖然不如對現實自我界限的厭惡來得明顯，卻是這場戰爭的根基。這種潛伏的厭惡感，成為自我厭惡持續存在的底層動力。

舉例來說，當我們因自私的行為而自責時，這種譴責不僅源自於行為本身，更是因為未能達到某種理想化的自我標準。這種對理想的追求，常常像一匹奔馳的駿馬，牽引著我們的現實自我，甚至如同復仇女神般，緊緊抓住我們的心靈，讓我們難以喘息。這種內心的衝突，不僅僅是理想與現實的簡單對立，更是一場殘酷的心理戰爭。

德國詩人克里斯蒂安·莫根施特恩在其作品中，探討了成長中的不適與掙扎，揭露了自我厭惡的本質：理想自我與現實自我之間的衝突，猶如一場持久的戰爭。這場戰爭的破壞力極大，以至於即使是對其運作模式相當熟悉的分析師，也常常為之震驚。在這種衝突中，驕傲的自我因不斷感受到屈辱，並在每一步中受到現實的制約，導致了深刻的憤怒與無能為力。

然而，這種自我厭惡並不僅僅是自我理想化的結果，它同時也成為維持理想的重要動力。它驅使我們排除內心的矛盾，努力在更高的層次上實現自我整合。儘管我們可能意識到自我厭惡的沉重負擔，並渴望擺脫它，但這種反應往往是複雜而矛盾的。一方面，我們想要解脫，另一方面，卻又因為害怕失去心中的高標準而裹足不前。

這場理想與現實的戰爭，讓我們在追求完美的過程中，不斷面對自我厭惡的挑戰。即使自我憎恨的力量強大，我們仍需學會在這無聲的戰場上找到平衡，接受自身的不完美，並從中獲取成長的力量。真正的解脫，或許並非在於消滅這場戰爭，而是在於學會與之共存，並從中尋求自我和解的契機。

自我憎恨的面具：外化與內在的交鋒

「自我憎恨」這個無形而強大的力量，往往根植於人類心靈的深處，成為我們內心衝突的泉源。精神官能症患者尤其容易感受到這種力量的侵襲，因為他們對自我的感知常常模糊不清。這種與自我的疏離，使得他們難以在遭遇失敗或痛苦時，對自己的經歷產生同情或理解。覺察到自我憎恨，並不僅僅是對於自身缺陷的短暫反應，而是深層的內心衝突的外在表現。

在這種情況下，自我憎恨的表現形式多種多樣，難以一概而論。某些精神官能症患者可能壓抑所有的自責，隱藏在自以為是的外殼之中，對任何事物都漠不關心。而自謙型患者則可能表面上坦誠地表達自我責備，甚至過於強調自己的錯誤，以至於這種行為本身成為一種防禦機制。然而，即使是那些意識到自我責備的患者，通常也未能察覺其深層的破壞性，並將其錯誤地視為高道德標準的證明。

這種自我憎恨的過程，往往是一種無意識的外化。人將內心的衝突投射到外在世界，試圖透過對抗外界事物來緩解內心的緊張。例如，希特勒對猶太人的仇恨便是一個極端的例子，他將內心的自我憎恨轉化為對他人的極端仇恨與迫害。在更為日常的情境中，這種仇恨可能以更文明或隱祕的方式展現，無論是在家庭成員之間還是競爭者之間。

在這種外化過程中，自我憎恨的內心衝突被轉化為人際間的衝突，從而暫時緩解了個人的心理壓力。然而，這並不代表問題的解決，反而可能加劇個人與他人之間的緊張關係。理解這個過程背後的機制，有助於我們更深入地了解自我憎恨的本質，以及它對人際關係的深遠影響。

因此，我們需要對自我憎恨的外化保持警惕，意識到其對個人與他人關係的破壞性影響。只有透過理解與反思，我們才能逐步拆解這個複雜的心理過程，促進自我認識與和解，從而在個人與社會層面上實現更深層的和諧。

自我憎恨的枷鎖：從內在折磨到自我解放的挑戰

在探討自我憎恨的表現及其對個人的影響時，許多偉大的文學家與心理學家都曾深入觀察這個現象。自佛洛伊德提出死亡本能以來，自我厭惡在精神病學的文獻中被描述為自責、自我貶損、自卑感，以及無法享受生活的狀態。這些現象不僅僅是心理上的折磨，更可能直接導致自我毀滅行為和受虐傾向。弗朗茲·亞歷山大和卡爾·梅寧格也深入地探討了這些現象，然而，至今仍缺乏一套綜合性的理論來全面解釋這些現象。

在接下來的章節中，我們將分析自我厭惡的六種主要形式。這些形式包括：對自我的無窮渴望、冷酷的自我譴責、自我輕視、自我挫敗、自我折磨及自我毀滅。這些形式之間有著複雜的交疊與互動，形成了一種強制性的內在指令系統，類似於專制政權。當人無法達成內心的「應當」時，他們會經歷強烈的震驚與恐懼。這些「應當」的本質，往往是自我毀滅的。

這種自我憎恨的枷鎖，使人陷入一種持續的內在折磨，類似於被強迫遵循一套無法達成的理想。在這種情境下，人的自發性、情感及信念的真實性被犧牲，猶如政治暴行意圖消滅人的個性。這些「應當」如同在喬治·歐威爾的《一九八四》中所描繪的學術環境一樣，要求全然的服從，而人們往往未能察覺這種服從的存在。

在病態依賴的情境下，三種「應當」尤其顯著：人應當對任何事情都毫不在意、應當能夠贏得他人的愛、應當為「愛」付出一切。這些「應當」的要求，使得由病態依賴引發的痛苦長久存在。此外，人還可能被要求承擔對親友、學生、員工等的全部責任，這使得他們無法逃避因未能滿足他人需求而產生的內疚感。

總結來說，自我憎恨的枷鎖不僅束縛了個人的自由，還剝奪了其內在的真實性。這種枷鎖如同一場無形的囚禁，將人困於自我毀滅的深淵之中。正因如此，理解並打破這些內在的強制性指令，成為治療自我厭惡的關鍵。

抉擇與自我厭惡：心靈的無聲對話

在《目擊者》這部扣人心弦的作品中，作者以細膩的筆觸描繪了一場生死抉擇。主角與弟弟在海上遭遇暴風，船翻人墜，弟弟因腿傷無法游泳，命懸一線。面對洶湧的海浪，主角意識到攜弟同游無法生還，只能選擇獨自逃生。這個決定讓他深感自責，彷若變成弟弟的殺手，這種自我譴責如影隨形，折磨著他的心靈。

這種情感反應揭露了在極端情境下，內心深處的自我厭惡如何驅動人們的行為。正如杜斯妥也夫斯基在《罪與罰》中描寫的拉斯科爾尼科夫，他因渴望證明自身如拿破崙般的特質而認為自己應能承擔殺戮之重。然而，拉斯科爾尼科夫對殺人的厭惡深至骨髓，這種矛盾在他的夢境中得到了具象化：夢中，一匹瘦弱的小馬被逼迫拉動過重的負擔，最後被殘忍打死。這個夢境讓他對自身的處境產生了深刻的同情，意識到自己正以不可能的「應當」逼迫自我，如同那匹小馬般無助。

這種「應當」的自我毀滅特質，往往源於深層的自我厭惡。當人們無法達成內心無意識層面所設下的期望時，便會產生自我對抗的情緒。這些情緒可能表現為情緒低落、焦慮或易怒，甚至在無意識中影響著個人的日常生活。就如某位未能登山成功的女性，她在無意識中感到失敗，隨即產生了對狗的恐懼，這恐懼與她過去的經歷毫無關聯，卻是自我厭惡的外在表現。

在更廣泛的層面上，這種自我厭惡的情緒會驅使人們採取特定的自我保護行為，以減輕焦慮或避免面對自我譴責。例如，有些人可能會透過過度進食、酗酒或瘋狂購物來緩解內心的不安，或是將內心的怒火轉向他人，表現為對他人的敵意。這些行為雖然在短期內提供了情感上的緩解，但長期來看，卻可能阻礙心靈的健康發展，甚至使治療過程停滯不前。

理解這些行為的運作方式，對於心靈的治癒極為關鍵。正如主角在《目擊者》中面對的抉擇，這種內心的對話持續不斷，只有直視自我厭惡，才能真正走出心靈的困境，找到通往自我和解的道路。

「應當」標準與情緒反應：精神官能症患者的內心掙扎與治療挑戰

當一個人無意間意識到自己無法達到某些被稱為「應當」的標準時，往往會引發一系列強烈的情緒反應。這種反應可能會讓一個理智且願意合作的個人陷入焦慮不安的狀態，彷彿他認為自己正在遭受周圍一切的不公平對待。隨著這種情緒的蔓延，他可能會開始認為親屬在利用他，上司對他不公平，甚至牙醫也未能妥善處理他的牙齒問題。更甚者，他會對精神分析師提出激烈指責，或對家人發洩怒火。

在這樣的情境下，我們可以觀察到一個共同的特徵：人持續渴望獲得特殊關照。這種需求可能表現在各個層面：在工作中，他要求更多的支持；在家庭中，他渴望獨處的空間；在分析過程中，他希望得到額外的時間；在學校裡，他期盼特別的待遇。當這些需求未被滿足時，他便覺得自己遭受了不公平的對待，進而引發更加激烈的情緒反應。

深入分析這些行為背後的原因，我們會發現這些要求常常源自於精神官能症的需求。這些需求的突然增加，反映了人們內心深處的迫切希望，即希望能夠達成那些「應當」的標準。這種無法達成的認知，常常是在潛意識中形成的，從而引發人們的恐慌。這時，他面臨兩種選擇：一是意識到自我要求的非現實性，二是瘋狂地要求改變生活狀況以逃避面對自身的「失敗」。

治療的核心目標在於引導患者意識到這些自我要求的非現實性，從而幫助他們走出幻想的泥沼。這個過程中，治療師需要理解患者的需求可能會引發的混亂局面，並幫助他們從中找到理性的出口。這個認知不僅在實踐中非常重要，從理論角度來看，它也有助於我們更清晰地理解患者內心的緊迫性。

最後，即便僅僅是模糊地察覺到自身無法達成那些「應當」的標準，亦可能導致人們產生極端的絕望，進而驅使他們選擇不去面對這個現實。我們觀察到，精神病患者常常透過想像來滿足這些需求，甚至在無意識中否認自身「應當」的存在，將生活化為一系列的外界反應。這種逃避現實的方式，實際上源於他們對於面對無法實現內心指令的恐懼。理解這一點，有助於我們在治療過程中，幫助患者從幻想回歸現實，重建自我。

自我憎恨與內心專制的爭鬥

在專制統治下，人們總會尋求擺脫操控的方式。在這種外在專制下，人們可能會無意識地展現內外不一致的特徵。而當內心的專制——即無意識的自我控制——占據上風時，這種內外不一致則可能演變為一種無意識的自我欺瞞。這些方法雖能阻止自我厭惡的出現，卻也削弱了真實感，導致人們與自我的疏離。

在精神官能症的結構中，自我期望占據極其關鍵的位置。這些期望是個人為達成理想化自我形象所做的努力，並透過兩種途徑加速自我疏離：首先，迫使個人扭曲自然的情感與信念；其次，產生普遍的無意識不誠實傾向。這些期望通常由自我憎恨驅動，當個人意識到無法達到期望時，自我憎恨便會浮現。這種憎恨實質上是未能實現那些「應當」的懲罰。

自我指責是自我厭惡的另一表現形式。大多數的自我責備伴隨著無情的內心邏輯。若個人未能達到無畏、寬厚、冷靜、意志堅定等狀態，其心理發展便需進一步探索與修正。這些自責情緒往往針對內心深處的難題，儘管表面上看似合理，個人卻堅信這些自責是正當的，因為它們符合其高標準。

這種自責不考慮背景，輕易接受困難並施以強烈的道德譴責。無論個人是否對這些困難負責，他們總會接受它們，即使在情感、思想或行為上感受到不同，這些困難的存在通常無關緊要。精神官能症問題因此演變為可怕的缺陷，常使患者感到無法自拔。

例如，個人可能無法捍衛自身利益或觀點，當應該表達不同意見或保護自己時卻選擇沉默。雖然他能公平地觀察這一點，這可能是他逐步意識到迫使他妥協的力量的第一步。然而，若在自責的控制下，他將因缺乏勇氣或成為懦夫而陷入谷底，或感到周圍的人因其軟弱而對他不屑一顧。

同樣，一位對蛇或駕車感到恐懼的人，或許明白這種恐懼源自潛意識的力量。他的理智告訴他，對懦弱的道德譴責毫無意義，但他仍然可能在內心辯論中無法得出結論，因為這是一場涉及不同存在層次的辯論。

再例如，一位文人因內心潛藏的原因，將寫作視為煎熬，無法創作出具創意的作品。他可能無所事事，虛度年華，或從事毫無關聯的活動，卻不對自身困境產生同情或反思，反而自稱為懶惰無用之徒或對工作缺乏真正熱情的騙子。

自我譴責的迷宮：精神官能症患者的內心掙扎與自我厭惡

自我譴責是一種在虛偽或欺騙者中極為普遍的心理現象，它並不一定是針對特定事件，而更常見的是，一種模糊的焦慮感籠罩著精神官能症患者。這種不安感常常潛伏在心中，並在某些時刻爆發，使他們深感痛苦。他們恐懼被揭露，擔心他人會透過更深入的了解發現其不足，並意識到他們僅僅是在偽裝，缺乏真才實學。這種自我譴責的根源在於無意識中潛藏的藉口，如愛、公平、興趣和謙遜等，這些藉口的出現頻率與精神官能症的普遍性相吻合。

這種自我譴責的破壞性在於，它引發內疚和恐懼，而未能促進對潛意識藉口的建設性探索。個人的自責往往集中於行為背後的動機，而未能觸及更深層的存在障礙，這使得自我反省成為一種錯覺。唯有對整體情境的深入探討，才能揭露人們是否真心渴望認識自我，抑或僅僅是在無意中挑剔。

這過程充滿迷惑，因為動機往往並不純粹，而是摻雜著不太珍貴的成分。然而，只要其主要成分是金，我們仍可稱之為金。如果在提供建議時，我們的核心動機是出於善意，那麼我們或許會感到滿意。然而，對於那些愛於挑剔的人來說，滿足感似乎永遠無法實現。他們常常懷疑自己的動機，認為自己只是為了體驗優越感，而非真心幫助他人。

這種思維模式容易陷入桎梏，而較為聰慧的人可能會打破這種桎梏，指出若能真心幫助他人，這本身就是值得讚美的行為。然而，自我憎恨的人常常無法從這個角度審視事物。他們專注於自己的錯誤，只見樹木而不見森林，甚至在他人指出正確的觀點時，可能出於禮貌而同意，心中卻暗自懷疑他人的動機。

這種反應顯示了將精神官能症患者從自我厭惡中解放出來的困難。他們的邏輯基礎與心理健康者截然不同，這使得他們難以接受他人的引導。他們可能過於強調某些因素，而忽略了其他重要面向，始終固執於自己的見解。

這些觀察結果挑戰了一些精神病學家的假設，即自責僅僅是為了獲得安慰或逃避責任的策略。事實上，自責可能將人的注意力集中於那些無法掌控的不幸與災難上。例如，一位母親因孩子在玩耍時受傷而長期自責，儘管她明知無法時時刻刻保護孩子。這種不切實際的自責顯示了精神官能症患者在面對生活事件時，常常陷入自我譴責的迷宮，難以自拔。

在自責與外界之間：掙扎中的年輕演員

在這個充滿挑戰的世界裡，一位年輕的演員正面臨著職業生涯中的困境。他因偶然的失利而對自己施加無情的譴責，彷彿是他自身的缺陷導致了這一切。然而，這位演員深知自己所面對的困境是無法掌控的。在與好友探討自身遭遇時，他雖提及不利因素，卻以防衛的姿態進行，似乎是在試圖減輕內心的罪惡感，以維護自身的清白。

當朋友詢問他是否有其他可行的選擇時，他卻無法提出具體方案。他缺乏反省、缺乏自信，也缺乏鼓勵，因而無法有效抵抗內心的自責。這種自我譴責的形式，或許能激發我們的探索欲，因為與之對立的現象卻更加普遍。通常，精神病患者會竭力將困境視為逃避責任的理由，強調他們已經付出了所有努力，但卻被外界因素摧毀了成就。

這兩種心態表面上對立，實則其共通性遠超過其差異。在這兩種情況下，注意力均偏向外在因素，忽略了自我主觀的影響。這些外在因素在幸福和成功中扮演著關鍵角色。兩者的共同作用在於逃避因未能實現理想自我而導致的猛烈自責。這些矛盾為理解自責的動機提供了關鍵線索，顯示人因自身缺陷而嚴苛譴責自己，迫使其依賴自我保護的手段。

通常，這位演員會採取兩種手段：一是謹慎對待自我，二是將責任歸咎於外在環境。然而，儘管採取了這些手段，他仍無法成功擺脫自責，原因在於他並不認為這些外在因素應該超出他的掌控範圍。因此，任何出錯的情況，他必然會自我反思，這揭露了他在體面上所面臨的局限。

若一個人無法將自責具體化於某件明確之事，他心中將永遠懷有內疚之感。他將不惜一切代價尋找原因，可能最後得出結論，這些與他所承擔的某種宿命或過往的罪行有關。偶爾會出現更為明確的自責，他可能認為已找到了自己憎恨的根源，並努力改變這種心態，希望透過此舉擺脫對自我的厭惡。

然而，這位演員面對的敵人並沒有那麼容易被擊敗，他在內心的掙扎中，無法擺脫自責，因為這已經成為他生活的一部分。這種自責，不僅僅是對外界的反應，更是對自身缺陷的無情審視。在這種情況下，他的自責和自我譴責最後成為一種自我保護的手段，一種對抗外界壓力的方法，儘管這種方法並不一定有效。

自責的枷鎖：從卡夫卡的《審判》到精神官能症患者的內心掙扎

在卡夫卡的《審判》中，K 先生無休止的自責揭露了精神官能症患者所面臨的內心掙扎。這種自責並非源自具體的罪行，而是來自一種無形的指控，彷彿生活本身就是一場無法擺脫的審判。埃里希．佛洛姆在對《審判》的剖析中指出，K 先生的失敗根源在於他生活的乏味與無目的，缺乏自主性和成長動力，將其稱之為「徒然的生活」。這種生活方式自然引發了內疚感，因為在 K 先生心底深處，他認為自己有罪。

然而，這種自責並沒有任何建設性意義。K 先生的自我厭惡使他無法正視自己的過失，無意識地將責備轉向自己。這種情況在精神分析的過程中尤其明顯，人們常因一些看似無害的行為而自責，例如將適當的自我照顧視為自我放縱，將享受美食視為過度飲食，或將堅持自己的觀點視為自以為是。這些自責與人們的真實自我相悖，阻礙了健康的成長。

在精神分析的脈絡中，這些自我保護的策略往往顯而易見。當患者面臨困難時，可能立即採取防禦姿態，表現出義憤填膺，感到被誤解，或與他人爭執。他們可能會將責任推卸給他人，或用威脅和冷靜的方式反擊精神分析師，試圖逃避自責。然而，這些行為阻礙了人們客觀了解自身困境的能力，使他們無法有效地自我反省。

與此相對，健康的良知則是人類自我的復甦。它警覺而堅定地捍衛著我們真實自我的最大利益，對整體人格的正常或異常功能作出反應。健康良知並非自責，而是對自身行為的真實反思，促使人們從過失中學習和成長。

因此，自責的枷鎖不僅是精神官能症患者的困擾，也是每個人可能面對的內心挑戰。只有透過健康的自我反思，才能打破這個枷鎖，推動真實自我的成長。這是一種不斷追求自我完善的過程，是從卡夫卡的《審判》中汲取的深刻教訓，也是我們在現實生活中應該努力實現的目標。

良知與自我輕視：追尋內心的和諧

在我們心靈深處，良知的不安與懊悔常常扮演著重要的角色。這種情感，儘管讓人不適，卻能引發深刻的反思，讓我們重新審視自己的行為、反應，甚至整體生活方式。良知的不安與精神官能症不同，它並不試圖懲罰我們，而是促使我們以公正而冷靜的態度面對錯誤，尋找問題的根源並加以改善。

良知是我們道德成長的驅動力，而自責則是其反面。自責常常伴隨著一種懲罰性的自我判決，宣稱我們整個人格的不健全。然而，這種自責的終止往往代表著其無效性，因為它阻礙了我們冷靜地審視自身困難的能力，妨礙了個人成長。弗洛姆曾深入研究良知，將健康的良知與「權威主義」良知加以比較，認為後者是對權威的內在恐懼，而非真正的道德意識。

在這個脈絡下，自我輕視成為一個值得注意的現象。自我輕視是一種逐漸侵蝕自信的心態，涵蓋自我貶抑、自我輕蔑、自我懷疑等多種表現形式。自我輕視與自責之間的界限微妙而模糊，彼此交織，但其對個人的影響卻是毀滅性的。這種心態常常針對個人在追求進步或成就中的努力，可能隱藏在自負的外表下，也可能表現在冷靜的表現之中。

自我輕視的例子不勝列舉：一位迷人的女子在公共場合化妝時，內心卻有聲音在譏笑她的努力；一位聰明的人想撰寫心理學文章，卻被內心的自負與懷疑所阻礙。這些內心的聲音往往在無意識中運作，削弱了我們的自信，甚至在夢境中以象徵形式出現，如骯髒的水坑、可笑的小丑等。

然而，這種自我貶低並不一定顯而易見。有時，人們會將其包裝成謙遜，甚至獲得讚譽。這種情感的複雜性在於，它既可能是為了擺脫自負以獲得自由，也可能是為了維護面子而採取的策略。無論如何，這種對自我才能與成就的否定或懷疑，無疑對自信的成長或恢復有害。

最後，自我輕視滲透到我們的行為中，導致我們低估自身的價值、努力以及未來的可能性。這樣的心態，不僅影響了個人對自我的看法，也可能擴展到對整個世界的態度。只有意識到這一點，我們才能開始走向內心的和諧，擺脫自我輕視的束縛，真正實現個人成長。

自我貶低的陷阱：
精神官能症患者的比較思維與社交困境

在深入探討自我貶低所帶來的複雜後果時，我們首先看到的是，精神官能症患者常會陷入一種強迫性的比較惡性循環。他們不斷將自己的不足與他人的優勢對比，總是覺得自己在各方面都不如他人。這種比較會使他們感到他人更加出色、更有見識、更具吸引力，甚至在年齡、地位和權力方面也占據優勢。這種思維模式不僅會打擊他們的自信，也會讓他們陷入無休止的自我懷疑中。

然而，這種比較本身就是不公平且毫無意義的。舉例來說，一位成就卓著的年長者，為何要與一位年輕舞者的舞技相較？或者，一位對音樂無甚興趣的人，何必因為不如音樂家而自責？精神官能症患者的自尊往往迫使他們在每件事上都要優於他人，因而任何超越他們的才能或能力都會引發內心的不安，甚至導致自我毀滅的苛責。

這種現象也會影響他們的社交關係。精神官能症患者常對外界的批評和拒絕表現出過度的敏感，甚至在他人並未冒犯的情況下，也會感到被輕視或疏遠。他們對自己缺乏信心，無法接受真實的自我，因而難以相信他人會以欣賞的態度對待他們。在潛意識深處，他們對他人的輕蔑充滿懷疑，這種信念可能在心中根深蒂固。

這種自我貶低的心態對人際互動產生了微妙的負面影響。他們常將他人的讚美解讀為諷刺，將同情視為憐憫，甚至對友善的舉動也充滿懷疑。若有人未能及時回應或在公開場合未予理會，他們便會認為這是對自己的輕視。即使是善意的玩笑或建議，也可能被解讀為故意的貶低。

這些後果顯示出，自我貶低不僅是內心的隱患，更是對外界互動的潛在障礙。精神官能症患者需要意識到這種思維的危害，並努力在自我價值和他人評價之間找到平衡，以改善其心理狀態和人際關係。

心理迷宮中的自我評價

在心理分析的過程中，我們常常揭露出某些人在與他人互動時所經歷的深層困惑。這些人可能無意識地誤解他人的看法，甚至將這些誤解視為現實。這種現象在精神分析中尤其常見，患者往往自然地認為自己受到他人的輕視。經過深入的分析後，他們才可能開始以較為友善的態度對待精神分析師。然而，他們仍然可能不自覺地認為精神分析師對他們不屑一顧，並因此認為不值得提及或思考。

這種人際互動中的扭曲認知可以理解，因為他人的情感確實有多種解釋，尤其當這些情感脫離具體情境時更是如此。當人透過外化的自我貶低來堅信其感受無誤時，對他人態度的扭曲就更加容易發生。此外，這種行為顯示出明顯的自我保護特性，因為他們將責任轉移到他人身上。

與時時刻刻都對自我感到強烈輕視的人共處，無疑會讓人感到困難重重。這些患者在潛意識中往往將他人視為侵犯者。儘管感受到被輕視與拒絕的痛苦，但面對自我輕視的痛苦卻更加難以忍受。理解他人既無法傷害自己，也無法建構自我價值，這是一個漫長而艱難的學習過程。

自我貶低所引發的人際關係脆弱性常與精神官能症引起的自尊脆弱性交織在一起。我們難以明確判斷一個人感受到的屈辱究竟是因為自尊受損，還是因為自我貶低被外在化。這兩者緊密相連，必須從雙重視野來分析這些反應。

在某些情況下，受自我輕視所支配的人常常會被他人過分虐待，甚至未能察覺這是一種明目張膽的虐待。這種現象特別出現在病態依賴的情境中，因為人們內心深處堅信自己不應該獲得更好的對待。

最後，我們需要尋求在自我輕視與外界的關注、尊重、讚賞之間的平衡。對於此類關注的渴求往往具有強迫性，因為這種內在驅動並不受自我貶低的約束。它依賴於一種渴望成功的動機，並可能演變為人們全心全意追求的生活目標。

人們對自我的評價常常取決於他人的看法，隨著他人態度的變化而波動不定。只有在他對自身的真實性產生興趣時，這個狀態才會有所改變。然而，自我貶低常常使他難以辨識真實的自我，只要他仍將貶損的自我形象視為真實，他的自我便顯得極為卑微。

外貌與內在的糾結：精神官能症患者的自我輕視與魅力追求

精神官能症患者常常在各種層面上貶低自己，這種自我輕視的情感涉及他們的外貌、能力以及更深層的心理特質。外貌上的自我輕視尤其常見，尤其是在那些廣受讚譽的女性中，這種現象顯得尤其突出。即使她們被周圍人視為美麗的化身，她們仍會因為理想化自我形象與現實之間的差異而感到不滿。這種不滿的源頭，並非來自他人的評價，而是來自她們對於美的絕對追求和對自身缺陷的過度關注。

這種對外貌的自我貶低，常常驅使人們投入大量時間和精力去改變自己。她們可能會過度修飾自己的髮型、皮膚、服裝等，甚至採取極端手段如整形手術或嚴格的減肥計畫，以對抗內心的自我批判。相反地，另一些人則會採取「毫不在乎」的態度，對外貌問題漠不關心，這種自負可能使她們忽略基本的儀容管理。

然而，這種對外貌的關注，經常掩蓋了更為重要的問題，即「我是否受人喜愛？」這個問題與「我是否具備吸引力？」密切相關，但又有本質的區別。前者關乎外貌，後者則涉及個人的內在特質和性格特徵。對年輕人來說，外貌的吸引力似乎尤其重要，但在更深層次上，受人喜愛的能力才是幸福的基礎。然而，精神官能症患者往往難以將注意力轉向這些更本質的問題，因為他們常常與自己的性格特徵保持距離，無法對其產生足夠的興趣。

在分析過程中，我們常發現患者對於外貌問題的焦慮遠超過對於受人喜愛能力的擔憂。這種焦點的偏移，從本質的關注轉向瑣碎的細節，反映了一種對魅力的錯誤追求。魅力並不僅僅依賴於外在的吸引力，而是需要內在特質的支持。儘管外貌的吸引力容易獲得，但真正持久的魅力卻來自於內心的豐富和性格的魅力。

因此，個人的自我輕視使他們將注意力過度集中於外貌問題，忽視了內在特質的培養。理解這一點，或許能幫助患者重新審視自身價值，將注意力轉向那些真正重要的事情，從而實現更為全面的自我接納和成長。

自我貶低與智力的悖論

在智力的領域，自我貶低與自負這兩種極端情緒常常在個人的心理結構中相互較量，決定著一個人對自己智力的感受。許多精神官能症患者面臨著多重障礙，這些障礙使他們對自己的心理功能感到不滿。對於那些害怕變得具攻擊性的人來說，這種恐懼可能會限制其批判性思維；而對不願承擔責任的人來說，則可能難以形成穩定的觀點。這種對「天才」般智力的渴望，常常使他們忽視現實的挑戰，導致學習能力受阻，並難以清晰思考。

這種自我貶低的力量有時很驚人，即使是那些已經獲得顯著智力成就的人，也可能選擇堅持認為自己很愚蠢，因為他們害怕面對他人的譏諷。在沉默的絕望中，他們接受了自認愚笨的結論，排斥所有與之相悖的證據或承諾。這種自我貶低的過程妨礙了對任何感興趣事物的積極追求，無論是在活動之前、之中或之後。

一位屈從於自我輕視的精神官能症患者可能會感到極度沮喪，無法想像自己能夠完成簡單任務，如更換輪胎或學習外語。即使他嘗試某項活動，遭遇困難時便會選擇放棄。在公開表演之前或期間，他可能會感受到強烈的恐懼。這些現象源於兩種需求之間的矛盾：一方面渴望他人的讚美，另一方面卻主動進行自我羞辱或自我挫敗。

儘管克服了種種挑戰並出色地完成了任務，甚是獲得高度讚譽，這種輕視自我的傾向卻往往不會消失。每當獲得成功，他們心中總有一個聲音告訴自己：「任何人只要付出相同的努力，必然能獲得相同的成果。」這種自我貶低的情緒，使得他們即使獲得外界的認可，依然無法擺脫自我懷疑的陰影。

在探討自我厭惡的過程中，我們必須將其與健康的自我約束區分開來。健康的自我約束是基於對時間、精力及金錢的限制之認知，並且能夠在更重要的目標面前放棄次要目標。然而，精神官能症患者常常難以做到這一點，因為他們的欲望多數是強迫性的需求，這使得他們難以在意識上加以取捨。在分析治療的過程中，健康的自我約束應被視為一個需逐步接近的理想，而非當前的現實。

無形的囚籠：精神官能症患者的自我挫敗與享樂禁忌

在我們探索精神官能症患者的內心世界時，常常會發現他們面對著一種無形的囚籠，這囚籠源自於內心深處的矛盾和自我挫敗的驅動。這些患者無法意識到自身的潛力，乃是因為他們被一系列的內心禁忌所束縛，這些禁忌阻礙了他們追求真正的自我和享樂的能力。

精神官能症患者往往感到挫敗，因為他們對於無限權力的渴望總是無法滿足。然而，這些困境並非源於一種有意的自我挫敗，而是因為他們對愛與認同的渴望使得自我表達受阻。他們在面對根本的焦慮時，還需應對其他更多的問題，這使得自我剝奪成為一個不幸的結果。

在這樣的情境中，自我厭惡的特性尤其明顯。患者常常會對自己施加無形的壓力，認為「應當」成為一種無法突破的障礙。他們的自責和自我貶低，實際上是自尊心受挫的表現。這種自我挫敗的行為在享樂的領域中尤其突出，常常侵蝕他們追求真正自我興趣的純真，並影響生活的豐富性。

例如，一位患者可能渴望旅行，但內心卻有一個聲音告訴他：「你不應該去旅行。」這種內在的聲音甚至可以擴展到生活的各個層面，告訴他：「美好的事物並不屬於你。」這種自我挫敗的心理常常使患者在面對享樂時，感到無能為力，甚至在夢中也顯現出來。

在夢中，患者可能見到自己置身於一片充滿美味水果的果園中，當他意圖摘取水果時，卻被他人奪走。此外，還有可能夢見自己竭力推開一扇沉重的大門，卻始終無法如願；或是夢見自己急忙趕赴火車站，卻恰好在火車啟程之際抵達。

這種享樂的禁忌往往被社會意識所隱藏，患者可能認為「只要他人仍然身處貧民窟，我就不應在華麗的公寓中居住。」然而，這種思維是否真正源自於社會責任感，抑或僅僅是掩飾其享樂禁忌的一種手法，值得我們深思。

最後，這些自我挫敗的行為使患者無法在獨處時體驗快樂，甚至在自我開支上極為吝嗇，無法提供合理的解釋。他們的生活被一種無形的法則所支配，禁止從事任何能增進自身舒適或幸福的行為，這使得他們始終無法達到真正的自我滿足。這種無形的囚籠，讓他們在追求自我成長的道路上舉步維艱。

禁忌與自我設限的枷鎖

在心理分析的領域中，禁忌的破壞往往伴隨著深刻的焦慮與恐懼。這些情緒如影隨形，無論是小至拒絕一杯咖啡，抑或是大至搬遷至更理想的居所，皆可能引發內心的恐懼。一名病人因拒絕飲用咖啡而得到我的讚許，卻對此驚訝不已，因為她預期的是指責。這種反應揭露出一種根深蒂固的心理模式：任何偏離常軌的行為都可能帶來懲罰。

在治療的過程中，患者常感覺到希望的破滅，並認為自己的恐懼和依賴永遠無法克服。他們渴望治癒，但對於分析的效果卻心存懷疑。即使症狀有所改善，內心的聲音依然低語著「你將永遠無法獲得解脫」。這種情緒如同但丁地獄入口處的銘文：「來者啊，快把一切希望揚棄。」患者在分析中常重複經歷這種希望的破滅，伴隨著不斷反彈的恐懼。

這樣的心理機制不僅限於個人的內心掙扎，還涉及到對理想的禁忌。許多人，在生活中並沒有過多渴望，甚至對自身的優點感到恐懼。這種對自我潛能的否定源自於根深蒂固的自我設限，他們害怕追求理想，害怕承認擁有的才能，甚至害怕成功。

曾有一位患者，在其專業領域獲得了顯著成就，但在心靈深處卻對自己的能力缺乏信心。儘管他在研究中有著重要的發現，卻無法意識到這些成就的重要性。他的自信心因此無法提升，甚至常常忘卻自己的發現，然後驚訝地重新發現它們。這種現象顯示出他對自我價值的否定，以及對成功的恐懼。

這種自我妨礙的形式尤其隱祕，且常與理想有關。許多人對未來的追求缺乏明確的目標，甚至不敢承認自己的潛力。他們對生活缺乏期待，設立的目標過於微薄，因而無法充分發揮潛能與心靈的財富。這種對自我設限的禁忌如同無形的枷鎖，限制了個人的成長與實現。

在分析的過程中，揭露這些禁忌與自我設限的根源，並幫助患者重新認清自身的價值，是治療的重要目標。只有打破這些無形的枷鎖，人們才能真正擁抱自己的潛能，勇敢追尋理想，實現自我。

自我折磨的陰影：精神官能症患者的內在衝突與苛刻追求

自我折磨是一種深植於內心的現象，常常伴隨著自我厭惡，以各種外在化的方式顯露出來。無論是將生活中的不如意歸咎於外在因素，還是沉溺於無休止的自我懷疑，這些行為都指向了一個更深層的問題：對自己的苛刻與不滿。許多人常常會如此抱怨：若非家庭、工作、財務、天氣或政治的影響，他們原本可以過上幸福的生活。這些因素確實可能對幸福產生影響，但在深入探討時，我們需要反思這些影響到底有多大，以及有多少是源自個人的內在衝突。

在這些外在因素不變的情況下，如果一個人能夠用更友善的態度看待自己，可能會體驗到更多的內心平靜與滿足。自我折磨從某種意義上來說，是自我厭惡的直接結果。無論是一個人如何努力追求不可能的完美，或者嚴厲地自我譴責，這些行為實際上都是一種自我施虐。在這些自我厭惡的表現中，自我折磨經常被視為一個獨立的類型，這通常涉及一種無意識的自我施虐的意圖。

自我懷疑是另一種常見的自我折磨形式。這種懷疑可能源於內心的矛盾，並以無休止的內心對話形式表現出來。這些對話通常試圖保護自己免受自我譴責，但實際上，它們可能是自我厭惡的一種顯現，削弱了個人的自信心。這些懷疑常常是極具摧毀性的，可能會像哈姆雷特的悲劇一樣，將人吞噬。

拖延也是一種自我折磨的表現形式。雖然拖延可能由多種因素引起，如懶惰或缺乏決斷力，但拖延者清楚地知道，這種行為只會累積更多壓力和痛苦。這種情況下，拖延者可能會自嘲：「這是我應得的。」然而，這並不意味著拖延的原因在於自我施虐，而是暗示了一種對自身痛苦的報復性滿足。

在一些極端的情況下，自我折磨可能以慮病症的形式出現。慮病症患者常常將輕微的症狀誇大為嚴重的疾病，這種恐懼引發的自我驚嚇是一種殘酷的心理折磨。這種現象表明，慮病症患者對健康、平靜的絕對追求，導致他們無情地自我攻擊。這些例子揭露了自我折磨的陰影如何深深影響著個人的生活，並指出了自我接納與理解的重要性。

自我毀滅的深淵：施虐與受虐的雙重心靈

在心理分析的領域中，施虐與受虐的心理現象常常交織在一起，形成一個複雜的心靈迷宮。在某些病患中，施虐的衝動與幻想可能源自於一種對自我痛苦的外化，這種外化往往被投射到他人身上，特別是那些被視為弱者或脆弱者。在一個案例中，一位患者對安妮的施虐幻想便是如此。安妮是一位駝背的女子，性格討喜，從未給患者帶來情感上的傷害。然而，患者在面對安妮時，經常感到不安，這種不安部分來自於他對安妮身體缺陷的厭惡，部分則源於他對她的同情，這兩種情感不斷交織，讓他感到困惑。

患者的施虐衝動與幻想，實際上源於他將自身的無助和自卑感投射到安妮身上。他雖然身體健壯，心理上卻時常感到如同跛者一般無助。當他察覺到安妮身上既有強烈的奉獻欲望，也有自我貶低的傾向時，他內心的施虐衝動便隨之爆發。這種衝動使他產生一種掌控弱者的興奮與力量感，然而，隨著他對自身自卑與厭惡的認知加深，這些施虐幻想也會逐漸消退。

然而，並非所有的施虐衝動都能簡單地歸因於自我厭惡。自我折磨的驅動力的外在表現，無疑是其中一個促進因素。在某些患者身上，當自我厭惡感加劇時，對痛苦的恐懼可能會浮現，並轉化為對自我折磨衝動的被動外化，從而引發恐懼反應。

在性行為中，施虐與受虐的雙重角色更加明顯。某些患者在手淫時，會伴隨著自我虐待的行為，如抓撓、打擊自身、甚至是展現痛苦的扭曲姿態。他們在性行為中需要承受責罵、鞭策或束縛，以達到性快感。這種行為可以分為兩種類型：一種是從自我虐待中獲得報復性的愉悅；另一種則是自認為墮落，唯有透過這種方式才能獲得快感。

分析治療的目的是揭露這些潛藏的自我折磨意圖，並防範其外顯的可能性。當自我厭惡增強時，它可能最後演變為自毀衝動和行為。這些衝動可能是急性或慢性的，可能在行動或幻想中展現，其最後目的在於造成身體、心理及精神上的自我毀滅。理解這些現象後，自殺便不再是一個難以解釋的謎題，而是自我毀滅的極端表現。

自我毀滅的驅力：精神官能症中的隱晦危機

在心理學的領域中，自我毀滅的驅力是一個常被忽視但卻深刻影響人類行為的力量。這種驅力在精神病患者身上可能表現為直接的肉體自殘，而在精神官能症患者中，則常以較為隱晦的方式展現，如不良習慣、突然的暴力幻想等。這些行為雖然表面上看似無害，但其背後卻隱藏著對自我與現實的輕視。

精神官能症患者在某些時刻會突然覺察到自身的缺陷，隨之而來的是一陣短暫但強烈的憤怒，這種情緒轉瞬即逝，卻可能引發強烈的暴力衝動，儘管這些衝動大多停留在想像的層面。然而，這些人偶爾也會面對自殺的衝動，比如在高處時想要跳下，這種強烈的念頭來得迅速而無法預測，讓人無法不保持高度警惕。這種自殺行為的特點是對死亡的非現實性認知，彷彿在他們的想像中，從高樓墜落後仍能毫髮無損地回家。

自我毀滅的傾向不僅僅展現在這些明顯的行為上，還可能潛藏於無意識之中，並透過各種冒險行為而表現出來，如魯莽駕駛、危險運動等。這些行為在自我毀滅者眼中可能並非愚蠢，因為他們往往懷有一種不可侵犯的信念，認為任何不幸都不會降臨到自己頭上。然而，這種信念常常導致他們忽視現實的危險，最後可能付出沉重的代價。

此外，自我毀滅的驅力還可能透過酗酒、藥物濫用等方式，對身體健康造成持續的損害。這種行為的背後，或許是對榮譽的渴求、對壓力的逃避，甚至是對生活方式的錯誤選擇的結果。史蒂芬·褚威格筆下的巴爾札克就是一個典型例子，他因過度勞動與咖啡因的濫用而最後摧毀了自己的健康。巴爾札克的悲劇也許部分源於他對榮譽的極度渴求，但我們不能忽視自我毀滅的驅力在其中所扮演的角色。

總而言之，自我毀滅的驅力是一種複雜而深刻的心理現象，它無時無刻不在影響著人的行為和選擇。即使這種驅力潛藏於無意識之中，它仍然能夠在特定條件下表現出來，對人們的生活產生巨大影響。理解這個驅力的運作方式，對於預防和治療潛在的自毀行為極為關鍵。

自我毀滅的陰影

在日常生活中，身體創傷往往被視為偶然事件。然而，當我們情緒低落時，自我傷害的可能性便會增加，這種心靈的陰影可能削弱到我們的安全感，甚至在過馬路或駕駛時因忽略交通規則而釀成致命後果。這使我們開始思考自我破壞驅動力在生理疾病中的角色。儘管我們對身心互動的理解日益加深，但要精確界定自我毀滅傾向的具體影響仍然充滿挑戰。每位優秀的醫生都明白，當患者面對重大疾病時，她們渴望康復或寧願死亡的願望極為關鍵。然而，心理能量的可用性受多種因素影響，這促使我們在患者的康復、發病及惡化的過程中，深入探討自我破壞潛力的可能性。

自我毀滅的行為可以在生活中呈現為偶然事件，例如在易卜生的《海妲．蓋柏樂》中，人物洛夫伯格因自我毀滅的傾向而失去珍貴手稿，最後導致悲劇結局。這些行為並不一定如此戲劇化，有時可以表現為在重要時刻失憶、遲到，甚至在會議上酩酊大醉。這些反覆出現的現象使我們開始探尋更深層的決定因素。自我破壞雖然隱藏得較深，但常在這些因素中尤其突出。因為對此毫無自覺，一個人可能屢次摧毀自己的機會，辭去工作或破壞人際關係，進而將他人逼至忍無可忍的地步。

在分析中，我們發現這種自我毀滅的驅動力常以無意識的形式出現，主動表現出想要傷害自己的決定。在喬治．歐威爾的《一九八四》中，這種主動且有計畫的自我傷害意圖的外在表現得到了生動的描繪。患者常在無意識中努力使他人成為其自我毀滅意圖的執行者，這種行為不僅影響了他們的生活，也影響了周圍的人。

從精神分析的角度來看，人們的自我輕視與絕望狀態可能導致其內在建設性力量的崩潰，從而無法抵擋自我毀滅的驅動。這種驅動力的存在意味著自我毀滅行為並非單純的偶然，而是深深根植於心理結構中的潛在力量。理解並面對這種陰影，是治療與康復過程中不可或缺的一環。

自我毀滅與救贖：夢境中的內心抗爭

精神病患者對於內心的反應各不相同，有些感到愉悅，有些沉溺於自憐，亦有些深陷恐懼。這些反應常與自我傷害的過程關聯不大。有一位患者夢見一位象徵美好與純真的女性被誣陷妨礙宗教活動，遭受公開羞辱，儘管她深信此女無辜，卻在不自覺間參與了羞辱。最後，這位被指控的女性被囚禁於農場，生活困苦，做夢者心如刀割，醒來後淚流滿面。她意識到自己內心同樣擁有美好的特質，卻因自責與自我摧毀而逐漸侵蝕人格。她渴望自救，卻感到無力抵抗這股破壞性的驅力。

這場夢境揭露了她深藏的自我毀滅危機。自憐的反應未能驅使她採取有益的行動，只有在絕望與自我輕視減弱時，自憐才可能轉化為有建設性的自我同情。對於長期受到自我憎恨控制的人來說，這無疑是一大進步，因為這促使人們開始認清真實自我，並渴望拯救內心的痛苦。

對於創傷的反應，驚恐往往格外強烈。自我毀滅的威脅使得人們感到無助，這種驚恐在夢境中透過各種象徵形式出現，如殺人狂、吸血鬼、妖怪等。這些恐懼延伸為對未知、海洋深度、幽靈等事物的畏懼，乃至於對身體內部破壞性過程的恐懼，如中毒、寄生蟲、癌症等。這些恐懼構成了許多無法用其他方式解釋的驚恐的核心。當恐懼持續存在，人們必須尋找緩解途徑，部分方法已在前文提及，另一些則將在後續章節探討。自我厭惡及其破壞性蘊含巨大的悲劇，或許是人性中最為深刻的悲劇。人在追尋無限與絕對中，往往也在無意間走向自我毀滅。當他與魔鬼達成契約時，終將墜入內心的地獄。

在這場夢境中，患者體驗到一種深層的自我覺醒。她開始理解，唯有將自我憐憫轉化為建設性同情，才能真正自救。這是一場對自我毀滅驅力的內心抗爭，只有當她意識到自身的價值，才能迎來內心的救贖。

探索自我：心理分析與文學的交織

在探索人類心理的深度時，我們常常會尋求多位學者和作家的智慧，以期能更深入了解自我與他人之間的複雜關係。繆里爾・艾維米博士的建議為我們提供了一個啟發性的起點，讓我們開始這段心靈旅程。她的洞察力，結合卡羅琳・牛頓翻譯的詩歌集《Auf vielen Wegen》，為我們提供了一個多元的視野來理解自我。

弗朗茲・亞歷山大的《全人格的精神分析》（*The Psychoanalysis of the Total Personality*）和卡爾・梅寧格的《人的自我對抗》（*Man Against Himself*）這兩部作品，從心理分析的角度為我們揭露了人類性格的全貌。這些著作不僅深入探討了自我內在衝突和人性的複雜性，也為我們理解個人如何在內心的戰鬥中求生存提供了理論支持。

1949 年發表於《美國精神分析期刊》（*American Journal of Psychoanalysis*）的文章進一步闡述了這個主題，與吉恩・布洛赫 - 米歇爾的《The Witness》相輔相成，這部作品透過見證者的視野，揭露了人類心靈深處的掙扎。這些文獻資料共同為我們提供了一個全景式的視野，幫助我們理解自我與他者的關係。

在這條探索之路上，法蘭茲・卡夫卡的《審判》以其獨特的敘事風格和象徵意義，讓我們反思個人在面對制度化的壓力時的無力感。卡夫卡的作品如同一面鏡子，讓我們看見自我在社會中所扮演的角色以及所承受的無形壓力。

埃里希·佛洛姆的《自我的追尋》(*Man for Himself*) 和我的《我們內心的衝突》(*Our Inner Conflicts*) 進一步探討了個人的內在衝突與人格的貧瘠化問題。人在面對內心矛盾時，常常會經歷一種人格上的貧乏，這種現象在現代社會中尤其普遍。

這些作品共同編織出一幅關於自我探索的豐富畫卷，讓我們在面對自我與他人之間的疏離時，有了更加全面的理解和反思。透過這些經典著作，我們不僅能夠深入了解人類心理的複雜性，也能找到在現代生活中追尋自我完整性的方法。

自我疏離與真實自我：追尋內心的整合

在這個充滿變遷與挑戰的時代，許多人都在尋找自己的真實自我。這是我們內心深處的核心，是唯一具備成長潛能的部分。然而，真實自我的成長常常被外界的壓力和內在的矛盾所阻礙，導致一種名為「自我疏離」的現象。

自我疏離是指一種人對自身身分感的喪失，這種現象在極端情況下可能表現為健忘症或人格分裂。在這些情況下，人可能無法辨認自己，對自己的行為和存在感到陌生。然而，這樣的疏離並不一定顯而易見。在較不明顯的情況下，人的身分感和方向感似乎仍然存在，但他們對周圍世界的感知能力卻被削弱。這些人往往生活在一種模糊的狀態中，對自己的思想和情感感到困惑，對他人的行為和情境的理解也常常出現偏差。

更微妙的自我疏離形式則展現在那些能夠敏銳觀察他人，卻無法將這些經驗轉化為內在情感的人身上。他們對外在世界的感知似乎無法進入內心，與此同時，他們的內在經驗也無法在意識中清晰浮現。這種疏離可能會導致一種表面上的正常，但實際上卻缺乏內在連續性的生活狀態。

心理學家指出，這種現象與「物質自我」的概念密切相關。許多精神病患者對自身身體的感知常有缺失，對於自身擁有的事物亦缺乏真實感。他們可能感覺自己的家像一間旅館房間，而辛苦賺取的財富也無法帶來真正的擁有感。

這些疏離現象不僅影響個體的自我認識，也影響他們的生活連續性和整體感。當一個人失去與真實自我的連繫，便可能產生生活碎片化的感受，難以在過去與現在之間建立連結。在精神分析的過程中，這種疏離感會逐漸浮現，使患者意識到自己與自身情感、欲望、信念及精力的距離與割裂。

真實自我是我們內心深處最具生命力的核心，它能激發情感、興趣與意志力，幫助我們做出決策並承擔責任。當我們與真實自我建立連繫，內心便能實現真正的整合，達成身心和諧一致，擺脫內在矛盾與衝突。這種狀態是一種自然而無壓力的協調，使我們在生活中找到真正的平衡與滿足。

自我探索的旅程：在真實與理想之間

哲學的演變總是帶給我們多種富有啟發性的視野，讓我們可以以不同的方式審視自我。對於每一位探討這個主題的學者來說，似乎都難以逃脫一個模式，即以獨特的經歷和偏好來表達自我。從實用的臨床角度來看，我將現實自我或經驗自我視為一種具體存在，這種存在與理想化自我和真實自我有著明顯的區別。

現實自我是某人在某個特定時刻所具備的全部綜合體，涵蓋心理和身體層面，包括健康狀態和精神官能症狀態。當我們說希望認識自己時，實際上是想了解這個現實自我，渴望揭露自己的真實面貌。與此同時，理想化自我則存在於不切實際的幻想中，是根據精神官能症的自負所應當成為的模樣。

真實自我則是一種促進個人成長與實現的「動力」，它幫助我們脫離精神官能症的束縛，使我們能夠重新獲得完整的自我認同。因此，當我們說尋找自我時，其實是在尋求這種真實自我。對於精神官能症患者來說，真實自我是一種可能的自我，與理想自我不同，後者是不可達成的。

有些精神病患者能夠清楚地辨識自己的真實自我，儘管它在某種程度上可被視為抽象，但其存在仍然可以被感知。每當我們瞥見它時，便會感受到其比其他一切更加真實、確定且清晰。經過敏銳的洞察，我們能夠擺脫強迫性需求的約束，觀察到這個特徵。

如同基爾克果所言，自我的喪失可被視為一種「致死的病症」，這是一種無法逃避的絕望，因為未能意識到自身存在而陷入的絕望。這種絕望既不張揚也不抗拒，陷於此種境地的人們繼續生活，彷彿與生命的核心仍保持連繫。

臨床觀察顯示，自我的缺失往往不會直觀地映現在人們眼前。患者往往訴說頭痛、性功能障礙等問題，而非直接訴說與精神生活的脫節。自我疏離是精神官能症進展的產物，尤其是強迫性特徵的結果。強迫性的需求削弱了情感的真實性，侵蝕了人的完整性、判斷能力與掌控力。

精神官能症患者的假性解決方案，儘管象徵著統一的願望，卻剝奪了自由意志，變成了一種強制性的生存模式。這些現象揭露了自我探索的複雜性，提示我們在現實與理想之間不斷尋求平衡，追尋真正的自我。

榮耀追逐中的自我疏離：精神官能症患者的內心矛盾

在我們深入探討個體與自我之間的疏離時，必須承認這是一個複雜且多層次的過程。這種疏離現象常由一系列強迫性的機制所驅動，使人逐漸遠離自己的真實自我。追求榮耀的動機正是這種自我疏離的典型表現，特別是當精神病患者試圖將自己改造成非本我時，這種疏離感尤其明顯。

精神官能症患者通常只能感知到他們所想成為的那個自我，而非他們真正的自我。他們的渴望與行動都被「應當」的壓力所驅動，瘋狂地追逐那些並非他們本來或可能成為的自我。在這種錯覺的影響下，他們的真實自我變得愈加平淡無奇，迫使他們放棄自發的能量儲備。

在人際關係中，這種疏離導致精神官能症患者固執地要求他人迎合自己，而非努力去迎合他人。他們常常覺得自己有權要求他人為自己勞動，但卻不願全心投入自己的事業。他們將責任推給他人，自己卻不做出任何選擇，這種態度最後使得他們的創造力和主導生活的能力被閒置。

這種自負進一步加劇了人們與自我疏離，使他們對自己的真實情感、資源和行為感到羞愧，進而不再積極關注自身。這個過程與基爾克果所謂的「不願成為自己的絕望」有著驚人的相似性，甚至在某些情況下，人們可能會感到「成為自己」是一種讓人恐懼的概念。

當這種恐懼感顯現時，例如當一名患者意識到「這就是我」時，恐慌隨之而來。為了避免這種恐慌，精神官能症患者常常選擇讓自己「消失」，對真實自我保持模糊不清的認知。這種模糊性雖然在意識層面上讓人痛苦，但卻能降低他們對自身及外在世界的敏感度。

這種自我疏離最後會導致個人與自我之間的隔閡，形成一種表面上合理但實際上與自身生活毫無關聯的觀點。他們可能對這些自我發現感到有趣，卻無法將其融入日常生活中。這種現象揭露了精神官能症患者在疏離自我過程中的主觀感受，為我們理解自我與他者之間的複雜關係提供了深刻的洞見。

自我疏離的深層影響

在心理分析的過程中，我們常會發現，病人所提及的內容往往不涉及日常瑣事，而是深藏於心的個人經歷。然而，這些經歷卻逐漸失去了其個人意義，病人彷彿在敘述他人的故事，與自身保持著某種距離。這種現象可稱作自我疏離，它是一種去人格化的過程，持續消耗著人們的精力，使人與自己的生活產生隔閡。

自我疏離的本質在於人們對自我的否定，這種否定常常由於自負遭受重創，隨之而來的是自卑感的急遽成長，超出個人的承受能力。即使在治療的過程中，這種疏離感或許會有所緩解，但其根本性質並未改變，只是被暫時遏制在某個範圍內，使人得以在表面上正常運作。專業的觀察者能夠察覺到這些疏離的徵兆，如目光恍惚、行為機械化等。諸如卡繆、馬昆德、沙特等作家生動地描繪了這些症狀，揭露了自我疏離對人性的深層影響。

當我們探討自我疏離對個人的影響時，必須深入分析其對情感生活的作用。情感的覺察、強度及種類往往取決於自我系統的運作。精神官能症患者常常因自負而壓抑或削弱某些情感，強調那些能夠增強自尊心的情感。驕傲自大者可能無法容忍嫉妒的情感，而在禁慾方面的自負，或許會掩蓋快樂的情感。若一個人以報復心為榮，他可能會敏銳地感知到自己的憤怒，然而，若這份報復心被合理化為正義，他卻可能無法真切體驗到那種渴望報復的憤怒，儘管這份憤怒經常無意識地表現出來。

此外，若痛苦在自負的體系中成為表達憤怒的媒介，患者不僅會在他人面前強調這種痛苦，也會更深刻地體驗到這種苦楚。若同情被視為軟弱，可能會受到壓抑；然而，若它被看作崇高的美德，人們便會全然感受這種情感。自負若集中於自我滿足，那麼承認任何情感或需求便成為一種難以忍受的行為，彷彿要彎腰穿過狹窄的門，這是一種極為不舒服的體驗，因為對某人或某物的好感意味著潛在的依賴與控制。

總之，自我疏離對個人的人格及生活有深遠的影響，它不僅改變了情感的表達方式，還影響了個體對自身命運的掌控能力及承擔自我責任的能力。這種疏離感讓人無法真正體驗生活的豐富多彩，最後影響到整體生活品質。

自尊心的囚籠：情感疏離與真實自我的重建

在心理分析的探索中，我們反覆見證自尊心如何成為阻礙真摯情感流露的絆腳石。當一個人因自尊心受損而對他人懷有不滿時，表面上仍然可能保持友善的互動。然而，隨著時間的推移，內心的聲音開始低語，將善意視為愚弄，最後將人際間的友善棄之不顧。這種情感上的矛盾往往源於自負對於內心感受的篩選與操控。

自負強勢的人，往往將真實的自我囚禁於一個隔音的空間，只能聆聽自負的迴響。他們的情感反應，如滿意、不滿、沮喪或得意，更多地是自負的回聲，而非真實自我的表達。痛苦也多半因自尊心的受挫而生，源於未能達成理想的成功或魅力，未能獲得他人的認同與讚美。這種痛苦表面上似乎無關緊要，但實際上，它阻礙了情感的深層發展。

然而，當自尊心的結構遭受重大損害時，人才可能開始覺察到真正的苦楚。這一刻，他或許會對那個受苦的自我產生同情，而這種同情將驅使他採取建設性的行動，超越自負的限制。王爾德曾言，唯有當他真正遭遇痛苦，非因虛榮之傷而痛苦時，方才感受到一種解脫。這樣的解脫，來自於重新發現與接納了自我的真實感受。

在某些情況下，精神官能症患者可能只能透過他人來感知其自我驕傲的反應。對於他人自負或漠視的反應，他未必會感到羞恥，但一旦意識到他人可能視此為恥辱，這種感受便會浮現，讓他感受到自負所帶來的羞愧。

即使是情感受損的精神官能症患者，仍然可能對自然或音樂懷有某種真摯的情感，這顯示其真實自我在某種程度上仍保持自由。然而，這樣的情感生活往往顯得貧乏，因為自負限制了情感的真誠性、自發性及深度。

唯有當人能夠突破自負的囚籠，才能真正擴展和深化情感領域，並展開心靈去感受他人的苦楚，從而實現人的真正成長與解放。

隱藏於面具下的情感荒原

在現代社會中，情感障礙的複雜性往往被掩蓋於表面之下，無論是對患者自身還是觀察者來說，這種情感的貧乏可能往往不易察覺。某些人並不認為情感的匱乏是一種缺憾，反而將其視為一種理性上的優越，甚至對自己的冷漠感到自豪。然而，也有人對於日益加深的情感枯竭極為敏感，並開始意識到自身情感反應的遲鈍。

這樣的人可能起初仍能對友善或敵意的刺激產生反應，但隨著時間推移，這些這些感受逐漸減弱，甚至完全消失。他們的心靈不再主動感受周遭事物的美好，對周遭事物變得漠然無感，曾經關心的生活細節也逐漸變得無足輕重。即便在朋友的困境面前，他們也只是表面上關心，卻難以真正投入思考或感同身受。最後，甚至連這種表面的反應也趨於麻木，而只有在夢境中，他們才會意識到自己彷彿成了傀儡，逐漸失去真實的自我。

在此類情感障礙中，自我欺瞞的現象極為普遍。有些人可能在日常生活中展現異常的活力與刻意塑造的自發性。他們或許能迅速表現出狂喜或絕望，然而，這些情感並非源於內心深處，而是表面的應對。他們生活在自我建構的幻想之中，對於任何能引起興趣或損害自尊的事物僅能做出表面的反應。這種對塑造他人印象的渴望，使他們如同變色龍般，隨著環境變化而調整自身的表現，甚至改變人格。

這種靈活的角色變換也對精神分析師構成挑戰，因為這類人在分析過程中能得體地扮演患者的角色，表現出急切了解自我、改變現狀的樣子。然而，這些情感的範疇受到約束，常顯得沉鬱，彷彿被一層無形的面紗覆蓋。他們的情感反應往往是機械式的，僅僅回應他人所期望的情感表現，這使得他們的情感狀態看似正常。

要全面理解這種情感狀態，我們必須檢視其潛在動力，因為真正發自內心的情感應當具備自發性、深刻性及真誠性。精神官能症患者的精力展現形式各不相同，從零星的努力到持續的過度努力，這個過程涉及能量的轉移，即將能量從真實自我的固有潛能轉至理想化自我的虛構潛能。理解這個轉換過程，有助於我們不被表象所迷惑，深入探究情感障礙的本質。

追求外在成功的代價：內心的匱乏與自我疏離

在當代社會中，人們為追求外在成功而付出的代價，往往是內心的匱乏與迷失。當一個人將大量精力投注於追求地位、權力或魅力時，他的內心世界可能逐漸荒蕪。這並不僅僅是因為他缺乏時間和精力投入於個人成長，而是他在潛意識中選擇壓抑真實自我。這種壓抑往往源於一種深層的自我厭惡，使得他即使擁有多餘的能量，也不願將其投資於自我發展。

精神官能症患者常常感到缺少自身的能量，這並不是因為他們真的無能為力，而是因為他們無法真正感知到自己生活中的驅動力。他們的行動常常被外在期望所驅動，彷彿是被他人遙控的機器，而非自主的個體。這種狀況使得他們無法認同自己的努力和成就，因為他們感受到的只是一種「被發生的事情」。

在這種情況下，個人的方向感顯得尤其重要。理想的生活應該是由個人的欲望和理想驅動的，而非被自我中心的需求所操控。然而，許多精神官能症患者缺乏這種內在的方向感。他們的生活缺乏明確的目標和計畫，常常隨波逐流，任由機會主義和無意義的幻想操縱。這種缺乏方向的狀態使得他們難以展開有意義的活動，陷入優柔寡斷和猶豫不決的泥沼。

更讓人擔憂的是，這種內在的障礙往往隱藏在表面的效率和條理之下。精神官能症患者可能表現出高度的組織性和效率，但這是因為他們被完美主義或勝利等強迫性標準所驅動。一旦他們意識到自己被矛盾的「應當」所困，焦慮就會隨之而來，因為他們無法找到其他可遵循的指引。

這種狀態反映了個人與自我之間的深刻疏離。他們的真實自我被禁錮，無法與外界溝通。這種疏離感使得他們在面對衝突時感到無助和恐懼，因為他們與自我的距離使得衝突顯得更加嚴重。即便內在的方向感缺失未必總是顯而易見，個人在生活的既定軌道中可能掩蓋這個事實。然而，當必須獨立做出決策時，這種優柔寡斷就會暴露無遺，讓人無法忽視。

方向感的迷失與自我責任

在現代社會中，許多人因過度順從而迷失了方向。他們習慣迎合他人的期望，甚至在不知不覺中將自己的生活重心轉移到別人身上，這種行為不僅削弱了自主性，也削弱了對自我負責的能力。這樣的人在分析自己的行為時，往往過度關注人際關係，例如取悅他人或避免衝突的需求，而忽略了自身的真正感受與選擇。他們在無意識中將主導權讓渡給他人，甚至在心理分析的環境中也是如此。他們試圖揣摩精神分析師的期待，卻忽略了分析的真正目標 —— 依循自身意願探索內心。

這種過度順從的背後，實則反映了內在指引力的缺乏，而這正是他們迷失方向的核心原因。當他們不得不親自掌控自己的人生時，便會感到無所適從，彷彿在夢境中坐在一艘無舵的小船上，失去方向感，漂流於陌生且危險的境地。這種困境在他們開始追求內心自主性時尤其明顯，焦慮隨之而來，因為他們難以相信自己能夠放棄習以為常的依賴，並獨立前行。

此外，對自我負責的能力也是一個重要的因素。這不僅僅是履行職責或信守承諾的可靠性，也非僅是對他人的責任。在精神病症患者中，責任感的缺乏常以不同方式顯現。有些患者可能在某些情況下表現得非常可靠，而另一些則對他人的責任承擔過多或過少。這種強迫性成分普遍存在，以至於自由選擇的概念幾乎被忽視。

患者往往以自豪的態度輕視一切象徵規則與必要性的事物，這種心態甚至延伸至自身。他們拒絕承認自身的限制，認為自己應該憑藉無窮的力量、勇氣與冷靜應對困境。然而，當他們未能達成這種理想狀態時，便將所有過失歸咎於他人，甚至全盤否認自身的錯誤。這種過度的自負阻礙了他們承擔真正重要的責任，即誠實地了解自己與自己的生活。

最後，真正的自我責任感體現在三個方面：公正地看待自己，不貶低也不誇大自己；願意承擔自身行為與決策的後果，而非逃避責任或推卸給他人；理解某些困難需由自己解決，而非依賴他人、命運或時間。這並不意味著拒絕他人的援助，而是應積極尋求支持。然而，若不朝向有建設性的改變努力，即便外界提供再多幫助也無濟於事。

責任的逃避：精神官能症患者的自我轉嫁與固守

在心理分析的過程中，我們常會遇到一類患者，他們似乎擁有一種神奇的能力，將自身的責任巧妙地轉嫁給他人或外在環境。這種行為的背後，往往藏著對自我責任的逃避和對理想化自我的固守。

舉一個常見的例子：某位年輕的已婚男性，總是處於經濟困境中，儘管他的父親經常給予財務支持，但他的開支卻始終超過收入。當被問及此問題時，他總能提供各式各樣的理由：他的父母未曾教導他如何管理財務，他的父親給予的補助太少，他的妻子揮霍無度，或是子女需要玩具，甚至是稅款和醫療費用的壓力。對於分析師來說，這些理由揭露了患者的需求和其感受到的被虐待傾向。對於患者來說，這些理由不僅充分且令人信服地詮釋了他的困境，還成為他逃避自我責任的魔杖。

然而，這位年輕人始終無法正視一個簡單的事實：他的財務問題主要源於自身的揮霍無度。當銀行帳戶透支時，他會對銀行人員的提醒感到憤怒；當朋友拒絕借錢時，他也會心懷不滿。最後，當困境無法再被忽視時，他會訴諸於父親或朋友的援助，卻依然不願承認自身的責任。在這種情況下，他時常制定一些未來計畫，但這些計畫往往無法實現，因為他急於為自己的失敗辯護，將責任推卸給他人。

另一個例子進一步揭露了精神病患者如何固執地忽視自身問題及其行為帶來的後果。這些患者似乎相信自己對因果法則具有某種免疫性，對自己的自負和復仇心有所察覺，卻無法理解他人因此而產生的憤怒。當他們遭遇他人的敵意時，會將之視為突如其來的打擊，並認為這是他人試圖為自身的罪行尋找藉口。

這些例子雖具典型性，但並未涵蓋所有逃避自我責任的形式。精神官能症患者將責任轉嫁於他者或外在事物，並把自身化為一名與自我分離的觀察者，結果是自我愈加微弱、愈加遙遠。若他否認無意識力量為其人格的一部分，這些力量便化作神祕的存在，使他感到恐懼。只有當患者開始正視自我責任，並與真實自我重新建立連繫時，他才能真正面對並克服內心的困擾。

自我回歸的力量

在現代社會中，人們面臨著愈加複雜的自我認同挑戰。當真實的自我被排斥或遭受流放時，人們的整合力量便處於低迷狀態，這種現象在精神官能症患者中尤其顯著。健康的整合源於自我實現，這是一個人全然接受自我並作出自主選擇的結果。當我們能夠自然而然地表達情感，並承擔選擇的責任時，便能獲得一種穩固的整體感。詩人們常用文字描繪這種自我覺醒的喜悅，這是內心各個部分的和諧共振，如同幼苗茁壯成長。

然而，當一個人失去自我時，內心的衝突無法得到有效解決，反而成為衝突的俘虜，淪為分裂力量的犧牲品。這種狀態下，我們往往會運用各種手段來試圖解決這些衝突，精神官能症便是這些嘗試的產物。這種努力不僅未能解決問題，反而加劇了自我的分裂。因此，我們需要某種人為的方法來幫助自我整合。

「應當」這個工具成為自負與自我憎恨的表現，它們以強硬的方式維持表面的秩序。對意志力和推理能力的嚴格控制則是另一種艱難的整合手段，試圖重新統合支離破碎的人格。然而，這些方法對患者的生活影響顯而易見。即使他試圖以強迫性的行為掩蓋現實，在生活中仍無法成為正面的決定性因素，這讓他不安且無法感知自身情感，最後失去真正的內在獨立性。

真實自我的沉默對精神官能症的形成有著深遠影響，這是一個自我疏離所引發的惡性循環。自我疏離不僅是精神官能症的結果，也是其進一步演變的推動力。患者成為自負系統的無力受害者，抵抗自我疏離的能量逐漸減少。然而，這股心理能量是否會完全枯竭，仍值得探討。若分析師具備足夠耐心與技巧，真實的自我常能從被放逐的狀態中回歸。

即使患者無法將精力投入於個人生活，若他能將精力投入於為他人服務，這是一種令人期待的跡象。人們通常會做出這樣的努力，但我們關注的是那些表面看似矛盾的人：在為他人服務時精力充沛，卻對自身生活缺乏興趣。他們在接受分析過程中，常使親友受益更甚於自身。然而，治療者堅信，他們對於成長的興趣是存在的，只是外化於僵硬的形式。

要使他們重新對自身產生興趣並不容易，因為存在著強大的阻力。然而，他們的外在努力創造的平衡和價值感，仍為自我回歸提供了一種可能。治療的目標便是引導他們重拾對自我的興趣，從而實現真正的自我整合。

真實自我與虛假自我：心理分析中的內在爭鬥

在心理分析的世界中，我們常常面臨一個根本性的問題：「我們的真實自我與所謂的「自我」之間的關係究竟是什麼？」這個問題不僅涉及到佛洛伊德的理論，也關乎每一個正在尋求自我認識的人。佛洛伊德認為「自我」如同一名無法自主的僱員，缺乏主動性與執行力，而我則主張真實自我是一個充滿活力的泉源，擁有情感力量、建設性活力以及指導與裁決的能力。

在面對精神官能症時，我們看到自我彷彿被削弱、癱瘓甚至驅逐，這與佛洛伊德對自我的脆弱性判斷不謀而合。然而，我的觀點與佛洛伊德的差異在於，我相信即使在精神官能症的影響下，真實自我仍然蘊藏著潛能。初步分析階段中，真實自我似乎難以顯現，患者的情感和信念可能看似模糊且不可靠，但隨著分析的深入，情況會發生根本性的轉變。

當患者的自負系統逐漸被削弱，他們不再依賴機械式的防衛機制，而是開始對自身的真實狀況產生興趣，這代表著真實自我的覺醒。這種轉變使得患者開始承擔起對自身的責任，形成自己的信念，感受自己的情緒。此時，自負系統所掌控的各種功能逐步恢復自發性，回歸於真實自我的力量之中，顯示出其建設性力量的優勢。

這個過程不僅僅是症狀的緩解，更促進個人發展。當真實自我重新展現活力，個人便能夠勇於承擔風險，與虛假自我展開一場公開的戰役。這種爭鬥是兩種對立力量的較量，當真實自我變得足夠強大，人們便不再需要依賴虛假的解決方案來保護自己。這個現實的潛力使得治療工作成為促進人們心靈重塑的重要途徑。

在接下來的章節中，我們將進一步探討這些策略，深入理解真實自我與虛假自我之間的互動，以及這場心靈爭鬥如何塑造我們的生活。唯有意識到真實自我潛在力量的現實，才能真正實現個人的成長與解放，這是我們從事心理分析工作的最後目標。

內心的和解與自我重塑

在前面的文章中，我們深入探討了緩解內心緊張的方法，這些方法在面對分裂性衝突和潛在恐懼時尤其重要。當個人陷入內心的掙扎時，他們**會本能地**尋求解決方案，以化解這些衝突，減少緊張感，並防範恐懼的侵襲。這些努力與自我理想化過程中所發揮的整合力量相似，後者是一種極端的精神官能症式嘗試，試圖超越所有內心衝突及其伴隨的困難。然而，這兩者之間存在著某種微妙的差異。自我理想化的努力更具強烈的自我中心性，而緩解內心緊張的方式則更為有創造力，儘管其結果可能具破壞性，但它源於人類希望超越自身局限的美好願望。

在緩解內心緊張的過程中，自我疏離是眾多方法之一，且可能是最為關鍵的。精神官能症患者往往被迫遠離真實自我，這個現象不僅是被強迫力量驅動的結果，還源於他們主動選擇與真實自我對立。這種疏離並非全然消極，因為它能在相當程度上減少內心衝突和緊張。然而，這種解決衝突的方法往往需要犧牲自負系統的獨立性，並可能在長期分析中顯露出其受自我保護性利益驅動的本質。

在內心的爭鬥中，當真實自我的力量增強，內心的緊張也會隨之加劇。這種現象讓我們理解到，真實自我之所以選擇撤退，是出於生存需求以及對不被撕裂的渴望。當我們壓抑某個需求或情感時，衝突可能會暫時消失。然而，這種緩解只是一種表面的平靜，因為真正的和解需要我們重新審視內心的對立，並在不犧牲自我完整性的前提下，找到一種平衡。

因此，理解和應對內心的爭鬥，要求我們不僅僅是壓抑或忽視某些情感，而是要在充分認識自我需求和感受的基礎上重新塑造自我。這個過程可能充滿挑戰，但它是通往真正內心和解與自由的必經之路。透過這種方式，我們不僅能夠緩解內心的緊張，還能在不斷的自我探索中，找到屬於自己的平衡與和諧。

精神官能症患者的內心迷宮：自我混亂與外化機制

精神官能症患者常常陷入一種自我保護的機制中，這種機制經常表現在其對問題的混淆上。表面上，他們可能看似合作，但在內心深處卻隱藏著深深的迷惘。他們具備驚人的能力來混淆問題，且難以被說服放棄這種行為。這種對於問題混亂的興趣，其實與任何在意識層面上作偽的詐騙者無異：間諜隱匿其真實身分，偽君子裝作誠懇，罪犯編造虛假的理由。然而，精神官能症患者往往未能意識到這一點，因而陷入雙重生活。他們無意識地困惑於自身的真實身分、渴望、情感與信念，所有的自我欺騙行為皆源於此。

患者在智力上模糊了自由、獨立、愛情、善良與力量的意義，對維持這種混沌狀態抱有強烈的主觀興趣，甚至利用其極為敏銳的智力與自負來掩蓋這份混亂。另一種常見的方法是內在體驗的外化。這表示人無法直接感受到內心的過程，反而將其視為在自己與外在世界之間進行的過程。這是一種激進的防禦機制，用以緩解內在系統的緊張，然而，代價是內心的空虛及人際關係障礙的加劇。

外化可分為主動外化和被動外化。主動外化是指患者認為自己所做之事皆非為己，而是為他人；被動外化則是患者認為他人對自己的行為負責。這種外化方式影響著患者的內心過程。例如，患者對自身缺陷可能毫無同情心，但對他人卻能表現出同情。他可能極力否認內心渴望自我救贖的情感，卻在觀察他人時顯現出敏銳的洞察力，甚至能以驚人的能力協助他們。

精神官能症患者常以支離破碎的方式感知自身，彷彿自身由彼此無關的片段構成。這種區隔化或精神分裂，使得他們無法感知自身為一個完整的有機體。患者對於「脫離關係」抱持一種正面的興趣，對於因果關係的缺乏認知頗具興趣。例如，他可能無法察覺自身的需求與不滿之間的關聯，或者對他人過於強烈的依賴。在自我反思時，他所獲得的只是靜止的畫面，無法感知這些部分之間的連繫和動力。因此，他們常常對自身的內心迷宮感到迷失，未能找到真正的自我。

情感的自動控制：內心平衡的隱形守護者

精神分裂的本質常被視為一種破碎的過程，但其實際功能卻在於維持現狀，保持精神官能症患者的內在平衡，防止情感崩潰。精神官能症的患者透過不讓自己捲入內心的矛盾，避免正視潛在的衝突，從而維持一種虛幻的統一感。他們對那些內心的矛盾毫無興趣，甚至無法察覺它們的存在。這種對因果關係的斷裂，使得人無法感知內在力量的強度及其相互關聯。例如，一個人可能因報復心理而受到全面影響，但卻難以理解這種心理與自負傷害之間的關聯，即使知道也毫無意義。

這種維持內在平靜的表現方式有一共同特點：排斥真實的自我，剔除內心的體驗，消滅擾亂和諧的連繫。另一種方式是自動控制，這種控制不僅壓抑衝動行為或情感的表達，還能掌控衝動及其情感本身。其運作如同自動防盜系統，當不必要的情感出現時，便會發出警報。

自動控制的主要功能在於調節情感，尤其是在一個即將崩潰的結構中。情感如憤怒、愉悅、喜愛與熱情等，與一套廣泛的控制系統相互關聯，表現為肌肉緊張、步態變化、面部僵硬等現象。一個人對控制的意識態度因人而異，有些人在受到控制時仍能感知自己的情緒，並渴望釋放；另一些人則以自負加強控制，表現出不感情用事的特徵。

在某些精神官能症患者中，控制機制更加具有選擇性。某些情感表現不僅不會受到懲罰，反而被讚賞。一些自我貶低傾向的人誇大對愛或痛苦的感受，控制主要針對敵意情感。然而，若控制系統運作超越這些因素，人可能因控制減弱而驚慌，對入睡、麻醉、醉酒、自由聯想等產生恐懼。

這些恐懼源自對情感的抵制，因為情感威脅到神經結構中某些特有的東西。若進一步分析這種情形，恐慌將逐漸消退，特定情感及患者對情感的態度才能正常展現。這種自動控制機制，猶如隱形的守護者，維持著內心的平衡，雖然有時會引發恐慌，但也提供了一種穩定的情感調節方式。

心智至上：精神官能症患者的二元對立與情感壓抑

在精神官能症患者的世界裡，心智被視為至高無上的存在，情感則被視為潛在的威脅，需要被監控和壓抑。這種心智至上的信仰，形成了心理與情感、心智與身體、心靈與自我之間的二元對立。然而，這樣的分裂並非真正解決內心的衝突，而僅僅是為了掩蓋緊張，創造一種虛假的整合。

心智在此過程中扮演著自我觀察者的角色。正如鈴木所言，心智成為一種冷漠的旁觀者，機械化地觀察自我。精神官能症患者能夠描述事件和症狀的變化，但卻無法觸及其深層意義或對自身的影響。這種觀察更像是昆蟲學家對一隻昆蟲的研究，僅僅是一種對機制的著迷，而非對自我的真正關注。

這種分離的興趣可能表現為挑剔、幸災樂禍或施虐的傾向。患者可能對自身漠不關心，卻對他人及其困境表現出異常的敏感。這種態度在妄想症患者中尤其明顯，他們常常感到自己被他人充滿惡意地注視著。無論「自我觀察者」的本質如何，患者已不再是內心衝突的參與者，而是將自己從內心的困擾中隔離開來，從而獲得一種虛假的整體感。

此外，心智還充當著協調者的角色。它透過理想化形象的形成和自我合理化的過程，試圖掩飾自我懷疑，維持內心的穩定。這種「狂熱的邏輯」常伴隨著一種堅定不移的信念，即自身絕對正確，任何不同意見都是無知或錯誤的。這種過度自信不僅封閉了建設性探索的大門，也創造了一種虛假的確定感，暫時緩解了內心的緊張。

然而，對立的另一端 —— 普遍的自我懷疑 —— 也能達到類似的效果。如果一切都可能並非表面所見，那麼何必自尋煩惱？許多患者表面上接受一切，內心卻有所保留，這使得他們的認知與分析學者的建議難以落實，最後消失在變幻莫測的不確定性之中。這種矛盾的存在，使得精神官能症患者困於心智的假象之中，無法真正觸及內心的和諧與整合。

心靈的解放：從理解到行動

心智是一位擁有魔力的統治者，宛如神明般的全能。當我們探討內心的問題時，理解不再只是變化過程中的一環，而是變化本身。許多患者的行為根植於這樣的理解，但他們卻常未察覺其重要性。即便他們對障礙的成因有了深入的理解，卻依然無法消除這些障礙，這讓他們感到困惑。分析師或許會指出尚未被察覺的根本因素，但即使患者意識到了，情況也未必會改變。

患者可能會陷入困惑與沮喪之中，試圖尋求更深的理解。然而，若他們堅持認為「認識之光」應該驅逐生活中的每一絲陰影，卻不採取實質行動，那麼這樣的認知注定是徒勞的。越是試圖以理智掌控生活，越難以面對內心深處的無意識因素。這些因素若干擾了意識，便會引發恐懼。有些人可能會否認這些因素，或者試圖合理化這些恐懼。

對於首次清晰察覺到精神官能症衝突的患者來說，這尤其重要。他們或許會感到如同陷入深淵，伴隨著強烈的恐懼，竭力避免面對這些衝突。然而，如何避開這個深淵？如何從陷阱中解脫？這似乎是一場內心的拉鋸戰，單純與狡猾之間的平衡似乎難以達成。

這種渴望逃脫的需求本質上是一種真實的激情。因此，削弱內心衝突的努力往往徒勞無功，但內心的「平靜」卻仍得以重建。這些方法各自緩解了內心的緊張，透過將衝突的漩渦區隔開來，使痛苦不再那麼強烈。若一個人將自己視為旁觀者，他便能建立某種整體性的感覺。

然而，僅僅成為旁觀者是不夠的。觀察的內容與情緒狀態對於理解精神官能症結構極為關鍵。所有這些方法僅是部分解決之道，唯有當它們展現出特定特徵時，才能真正解決精神官能症問題。這些方法為患者的人格發展提供了形狀與方向，決定了何種滿足可以被獲得，何種因素需被迴避，並影響患者的價值體系及人際互動方式。

總而言之，這些方法不僅是一種因應策略，更是一種存在的方式，是通往心靈解放的途徑。它們不僅僅是權宜之計，而是引導患者邁向整合與成長的步伐。當我們不只停留在理解的層面，而是進一步付諸行動，心靈的真正解放才能得以實現。

內心衝突：自負與自我認同的迷失之旅

在精神官能症的世界裡，內在的自我衝突常常是不可避免的核心議題。這種衝突源於自我與自我之間的疏離，並且在每一個精神官能症的演變過程中，都顯示出對榮譽的渴求、應該履行的義務、外在的要求、自我厭惡以及各種緩解焦慮的方式。然而，這些因素在特定的精神官能症結構中究竟如何運作，仍然不甚明瞭。要理解這一點，必須依賴個人所採取的方式來解決其內心的衝突。

自負系統常常是內心衝突的主要來源之一。這種系統與真實自我之間的矛盾，往往是顯而易見的。然而，值得注意的是，自負系統內部也可能出現主要的矛盾。自我美化與自我貶低這兩種截然不同的自我形象，表面上看似矛盾，但實際上卻相輔相成，並沒有形成實質的衝突。這種矛盾的共存，常常使人忽略了驅動衝突的真正動力。

內心的集體常常引發對於自我同一性的一種根本的不安。人們可能會在潛意識中質疑自己的身分：「我究竟是那驕傲的超人，還是卑微、有罪且極其卑劣的存在？」除非人們具備詩人或哲學家的素養，這種身分的迷失通常不會在清醒時被有意識地提出。然而，這種困惑與迷惘仍會在夢境中浮現，並以多種直接且明確的方式展現。

在夢中，這種身分的迷失可能會以多種象徵性方式出現。夢者可能會夢見自己遺失了護照，或者在被要求證明身分時，卻無法清楚地顯示自己是誰。又或者，他可能夢見一位老朋友，但那個朋友的形象卻與他記憶中的樣子截然不同。這種夢境中的形象變化，常常反映出做夢者內心深處對自我身分的迷茫與不確定感。

透過這些夢境的解析，我們可以更深刻地理解個人面對內心衝突時的掙扎，以及他們在尋找自我認同過程中的困惑。這種對自我身分的探尋，無疑是每個人心靈旅程中不可或缺的一部分。只有當我們能夠面對這種內心的衝突，並在不斷探索中找到和解之道，我們才能夠真正理解自己的存在意義，並在現實生活中找到內心的平衡與安寧。

夢中的多重自我：內心力量的交織

在夢境的神祕世界裡，我們常見到一種奇特的現象：夢者並不一定對自身的身分感到疑惑，卻能夠化身為各種象徵性的形象，從不同的人物到動物，甚至是無生命的物體。在同一夢境中，夢者可能同時扮演著多重角色：既是勇敢的騎士，也是可怕的野獸；既是受害者，也是施暴者；既是罪犯，也是看守。這種自我戲劇化揭露了內心多種力量的運作，並使我們了解到解釋這些力量的重要性。

舉例來說，若一個人有順從的傾向，他可能在夢中以順從者的角色出現；若他有自我貶低的傾向，則可能以微不足道的生物形象呈現。然而，自我戲劇化不僅僅是這些特質的展現。它還表明我們能夠以不同的面向體驗自我。在清醒時，我們可能視自己為智者或救世主，但在夢中，卻可能成為一個可笑的角色或被遺棄的人。

在精神官能症患者中，這種自我體驗的多樣性尤其明顯。他們可能瞬間感受全能的驕傲，隨後又深陷於自我懷疑的泥淖。這種情況在酗酒者中尤其常見：他們一時感覺自己高高在上，接著又覺得自己無能為力，處於人生的谷底。

這些多樣的自我體驗通常與內在的結構相符。精神官能症患者常常不願或無法探究更深層的自我。他們在自我美化與自我貶抑之間搖擺，偶爾能感受到真正的自我，但大多時候對此一無所知。因此，他們對自身身分的認識常常是模糊的，「我究竟是誰」這個問題似乎永遠無解。

這些不同的自我體驗必然引發內心的衝突。當一個人完全認同於某個自我時，他的自我評價和對他人的態度會截然不同。若他認同於優越的自我，他可能自負自滿，輕視他人；若他認同於順從的自我，他可能感到無助，渴望被喜愛。當這兩種自我同時運作，內心的拉扯便成為一場激烈的對抗，焦慮隨之而來。若無法緩解這種緊張，人可能會求助於酒精或其他方式來逃避困境。這種內心的交織與衝突正是夢中多重自我體驗的核心。

內心衝突的三種解決策略：隔離、壓制與撤退

在面對任何激烈衝突的情境時，尋求解決方案的努力往往會自然而然地出現。我們可以從三種策略來探討這些問題的解決方案。首先，《化身博士》的故事提供了一個獨特的視野。哲基爾博士意識到自己內心存在著兩種對立的面貌：罪惡與聖潔。他希望透過某種藥物將這兩個自我分離，試圖用隔離的方式解決內心的衝突。這種做法在現實中被許多病人採用，他們試圖將自我狀態分離，以避免矛盾帶來的困擾。然而，正如史蒂文森所描述的，這種嘗試往往無法奏效，因為它只是微不足道的解決之道。

第二種策略則是一種更具革命性的思維，源自於精神病患者的流線模式。這種方法旨在透過堅定不移地壓制某個自我，僅顯現另一自我，來解決內心的矛盾。這種策略試圖將內心的爭鬥簡化為單一的自我表現，從而達到內在的和諧。然而，這樣的做法往往忽視了真實自我的潛在力量，並非可持久的解決之道。

第三種方法則是對內心爭鬥不再抱有興趣，選擇撤退於正面的心理活動之外。這種策略可能導致一種消極的心理狀態，放棄對自我的積極探索

和理解。這三種策略在不同的人身上可能會以不同的形式展現，然而，它們都未能真正解決自負結構引發的兩種主要內心衝突：主要的內心矛盾，以及驕傲的自我與被輕視的自我之間的對立。

在心理分析中，這些衝突並非獨立顯現，而是以一種融合的形式出現，轉化為擴張傾向與自我謙卑之間的對立。唯有透過深入的分析，這些內心衝突才能被辨識為獨立的對立。解決內心矛盾的方法在於確定最適合的精神官能症類型。儘管這種分類能夠幫助我們理解和分析內心衝突，其效用仍然有限，因為每個人都有其獨特的品格、才能和成就。

因此，僅僅闡述發展的趨勢，而不拘泥於類別，或許更能有效地理解和處理內心的矛盾。正如威廉．詹姆士所言：「大多數病例是混合的。」我們不應該對自身的分類過於拘泥。探索內心衝突的解決之道，需要的是對人類複雜性的深刻理解和包容。

自我膨脹與其背後的恐懼

在探索人類心理應對策略的複雜性時，我們發現「擴張型策略」是一種普遍且深刻的現象。這種策略的核心在於一個人試圖將自己等同於一個理想化的自我形象。這種現象不僅是自我美化的表現，更是人在面對內外在挑戰時的一種生存機制。許多人在生活中以這種方式掩飾自身的不安與恐懼，試圖透過創造一個優越的自我形象來獲取控制感。

「擴張型策略」的根本驅動力來自於對無助的恐懼。這些人往往害怕暴露自己的弱點，因為這會威脅到他們的自我形象。他們努力透過智力和意志的運用來掌控自己的生活，以避免面對現實中的不足和失敗。這種需求導致他們在追求成功的過程中，不斷否認和壓抑自身的自我懷疑和自我貶低。

深入分析這些個體，我們會發現他們內心深處其實充滿了自謙的傾向，只是這些傾向被刻意隱藏和壓制。他們強烈地拒絕承認自己的缺陷，並透過各種手段維持一種使自己感到驕傲的自我形象。這種自我膨脹的必要性使他們在生活中扮演著無所不知、無所不能的角色，並在與他人的互動中，努力讓自己顯得更為優越。

然而，這種策略的險惡之處在於它帶來的內在衝突和矛盾，尤其是當他們無法達成自己設定的「應當」時，就會產生深刻的罪惡感和無價值感。無人能夠完全達成這些理想化的標準，因此這類人經常處於否認自我失敗的狀態中，並對批評和失敗極為敏感。

在這些人群中，存在著不同類型的擴張型策略表現，例如自戀型、完美主義型和自大 —— 報復型。自戀型的人往往沉浸在自我讚美中，完美主義型則不斷追求無可挑剔的表現，而自大 —— 報復型則傾向於透過貶低他人來提升自己的地位。這些類型的共同點在於，它們都試圖避免面對自我缺陷，並透過不同的方式來維護自身的優越感。

總之，「擴張型策略」揭露了人類心理中對自身形象的極端重視及其背後隱藏的恐懼。這種策略雖然在短期內提供了一種心理上的保護，但從長遠看，卻可能導致更深層的心理矛盾和困擾。因此，理解和反思這些行為模式，對於促進自我的心理健康和人際關係的和諧極為關鍵。

自戀者的特徵與挑戰：自我迷戀的雙面刃

在討論自戀時，我們面對的是一個複雜的概念。這不僅涉及到自我膨脹和以自我為中心的心態，還包括對個人利益的過度關注。自戀者的核心特徵在於他們對自身理想化形象的迷戀。他們將自己視為理想化的自我，並對這一形象懷有強烈的崇拜。這種心態賦予他們一種獨特的韌性，使他們在遭遇挫折後能迅速恢復，而這種能力在他人身上卻較為罕見。這種自信常讓那些飽受自我懷疑的人羨慕不已。

在意識層面，自戀者毫不懷疑自己的價值，將自己視為救世主、英雄或偉大的施予者。他們常常展現出超凡的才能，從小便脫穎而出，成為羨慕的對象。這種對自身偉大與獨特的堅信，是理解他們本質的關鍵。這種信念不僅賦予他們恢復常態的能力，也賦予他們青春常駐的魅力。然而，儘管他們具備天賦，其根基卻顯得脆弱。

自戀者對成就與優良特質的滔滔不絕的談論，顯示出他們對崇拜與愛慕的需求。他們需要不斷確認自我評價，堅信自己無所不能、所向披靡。當新人進入他們的生活，他們常展現出迷人的魅力，無論對方是否重要，他們都希望給予深刻的印象。他們自認愛人們，展現慷慨、真誠，並提供支持與幫助，以期望獲得他人的崇拜。

然而，自戀者的寬容是有限度的。他們可以容忍戲謔，只要這些戲謔突顯出他們的可愛特質，但絕不容忍嚴肅的質疑。他們的「應當」是堅不可摧的，並利用「魔杖」來對抗困擾。他們似乎擁有將缺陷轉化為美德的能力，這使得旁觀者可能將其視為無恥或不可靠的存在。

在社交和職場中，自戀者面臨的困境往往顯露無遺。他們對他人本質的漠視，尤其在親密關係中顯而易見。當他人以批判的視野審視他們的缺陷，或對他們抱持期待時，他們感到被羞辱，可能會勃然大怒，隨即尋求更「理解」他們的人。

在職業生涯中，自戀者常面臨多元的挑戰。他們的計畫往往過於宏大，忽視限制因素，並高估自身能力。這些特徵使他們的目標繁多，容易導致失敗。雖然其韌性賦予反彈的可能性，但屢屢遭遇的挫折也可能將其擊垮，導致自我厭惡的浮現，甚至引發憂鬱或自我毀滅。

矛盾的完美主義者

在生活的表象之下，完美主義者展現出一種樂觀的姿態，對外在世界充滿興趣，渴望獲得幸福。然而，他內心深處卻潛藏著失望與悲觀。他以理想與虛幻的幸福作為衡量標準，因此在生活的矛盾中無法逃避痛苦。矛盾並非來自他自身，而是生活本身的性質使然。他可能察覺到生活的悲劇性，但這種悲劇性並不存在於客觀現實中，而是他賦予生活的詮釋。

在這樣的背景下，完美主義者的特徵尤其明顯。這類人將自我與自身標準緊密相連，因而感到優越，並在道德與智力上設下高標準，對他人表現出輕視。然而，這種對他人的傲慢態度是隱晦的，潛藏於表面的友善之中，甚至連當事人也不自知。這是因為他的各種標準無法容忍那些「不正常」的情感存在。他試圖壓抑那些與自身標準不符的情感，但同時又無法完全擺脫它們，這種內在的矛盾使他陷入掙扎。

相較於自戀者，他透過履行責任與義務、表現出禮貌的舉止，並藉由微妙的虛假行為來努力實現自己的「應當」。人們通常會聯想到這類完美主義者嚴格遵守規範、一絲不苟、準時守信，總是試圖找到適當的言辭，或必須精心選擇合適的領帶或帽子。然而，這些僅僅是他們追求至高無上完美的表面現象。真正關鍵的不是那些瑣碎的細節，而是他們試圖讓自己的一切行為都無懈可擊、臻於卓越。

由於他所能達到的僅是行為上的完美，他需要採取另一種策略：在內心深處將標準與現實相互等同，將「知道道德標準」等同於「做一位品德高尚的人」。在這樣的情境中，所隱含的自我欺瞞往往顯得模糊，因為對他人，他可能會固執地要求他們達到他那完美的標準，若未能如願，他便會對其表示輕蔑。

他渴求他人的敬重，而非過於熱情的讚美，對於這類讚美，他通常抱持輕蔑的態度。因此，他的需求多源於他與生活之間所達成的「契約」，而非他對自身卓越之處的「幼稚」信念。因為他秉持公平、公正、負責的原則，故他有權要求他人及生活整體對他施以公平的對待。他堅信生活中存在一種絕對的公平，這種信念賦予他控制感。完美成為他掌控生活的途徑，任何不幸都可能使他陷入崩潰的邊緣。

報復性勝利的渴望：自我中心與人際衝突

在追求名譽的旅程中，報復性勝利的渴望常常成為不可忽視的驅動力。這種強烈的需求以壓倒性的強度支配著個人，驅使他們終其一生追尋勝利。這背後的原因是多方面的，但僅僅了解這些因素並不足以揭露其可怕的能量。我們需要從不同的角度來審視這個現象。

在許多人身上，報復與勝利的渴望受到愛、恐懼和自我保護三種因素的約束。然而，當這些壓抑因素失去效力時，報復的心理便會全面影響人格，成為一種整合的力量，推動一個人向報復與勝利的方向發展。這種心理動力的交織，在一些文學作品中得到生動的表現，例如《白鯨記》中的亞哈船長、《咆哮山莊》中的希斯克利夫以及《紅與黑》中的朱利安。

在社會互動中，這種報復心理表現為極端的競爭心態。一個人無法容忍他人的成就超越自己，對任何挑戰其優越地位的行為都難以接受。他們會強迫性地試圖擊敗對手，甚至不惜犧牲事業的短期利益，只為獲得最後勝利。由於缺乏忠誠感的約束，他們易於背信棄義，常常不知疲倦地投入工作，但他們的成功往往仰賴天賦，因自我毀滅的傾向過於強烈，最後往往落得一無所獲。

報復心理最顯著的表現便是強烈的憤怒。這種憤怒在爆發時極具破壞力，甚至當事人也會對失控的後果感到恐懼。報復衝動的強度足以壓倒日常的理性與謹慎，導致危及生命、安全、職業及社會地位。在文學作品《紅與黑》中，朱利安在讀完批評他的信後，便憤然一槍擊斃了德．雷納爾夫人，這種衝動行為的背後，正是報復情感徹底爆發的結果。

儘管如此，長期的報復心理才是更為根本的特徵，它深深滲透到這類人格的世界觀。這些人認為世人本質險惡，友善不過是虛偽的偽裝，因此選擇不輕易信任任何人，除非對方一再證明自己的誠實可靠。他們的自負與粗暴常常顯露無遺，對他人的利用與羞辱成為常態，尤其在對待女性時，更是將其視為工具，忽視其情感。他們的交往往往帶有強烈的功利性，將他人視為達成自身目標的手段，這種「天真的」自我中心心理驅使他們不斷追求報復性勝利。

失落的權力與永恆的報復

自我中心的人擅長摧毀他人的期待，無論他們渴望的是關注、安慰或享樂，他都能無情地剝奪。當他人對他的行為表達不滿時，他往往將這視為過度敏感的神經質反應。只有在分析的過程中，當這種傾向顯著有所減弱時，他或許會開始認為對方的反應是合乎理性的。然而，他對待他人的方式卻冷酷且不可動搖，他堅信自己有權要求他人滿足他的需求，而完全無視他人的願望。

這種自我中心的態度催生了一種報復心理，當他人未能滿足他的需求時，他的反應可能從煩躁、憤怒，一路升級為公開暴怒。這些情感反應不僅是因挫折而產生的憤怒，更是一種威脅他人的手段，用來迫使他人順從。他總是期待別人立刻滿足他的要求，否則便會對自己心生不滿，認為自己過於軟弱，沒有掌控局勢。

在分析過程中，他經常抱怨自己承受壓力或被迫順從，但這實際上反映了他對自身掌控力不足的不滿。他希望透過分析增強這種掌控力，而非真正克服自己的敵意。他的目標是讓自己變得令人畏懼，以至於所有人都不得不滿足他的要求。

這樣的心態使他成為一個長期心懷不滿的人，他認為自己完全有理由這樣做，並樂於像他人展示自己的不滿。他善於利用自己的學識和智慧來為自身的要求辯護，認為這些要求是他所遭受創傷的補償。他珍視這些創傷，並使其持續存在，因為這是他對世界提出要求的基礎。

他認為自己完全有理由如此，並樂於向他人展示自己的不滿。他善於利用自己的學識與智慧來為自身的要求辯護，認為這些要求是對他過往創傷的補償。他珍視自己的創傷，甚至刻意讓其持續存在，因為這是他向世界索取回報的依據。

這種報復心理導致一個惡性循環，源源不斷地為他的行為提供動力。在分析過程中，這種心態會以不同形式顯現出來，形成所謂的負性治療反應。這種反應指的是在建設性進展後，個體突然陷入一種急遽惡化的狀態，使其內在需求與報復心理受到威脅。如果一個人主觀上認為這些情緒與行為模式不可或缺，他將在分析過程中極力為其辯護。

儘管有時他可能坦承自己不願放棄報復的決心，但更多時候，他的辯護是以微妙、間接的方式隱藏在表面之下。對於分析師來說，識別這些隱藏的辯護手法非常重要，因為它們不僅可能大幅延長分析過程，甚至徹底破壞整個治療進程。

報復心理的形成與持久影響：童年創傷與冷酷的驅動力

在心理分析的領域中，報復心理的形成及其長期影響往往被低估。這種心理現象主要透過兩種手段發展，儘管無法完全操控分析的關係，但它對個人的影響深遠，甚至超越了所有「取得進展」的努力。對於某些人來說，報復的情緒逐漸成為生活的核心驅動力，並在他們的思維中形成無懈可擊的邏輯。

這種報復心理的根源通常可追溯到不幸的童年經歷。如果孩童在成長過程中遭受虐待、羞辱、忽視或虛偽對待，尤其是對性格敏感的孩童來說，這將造成巨大的心理創傷。這些經歷使他們在求生的過程中被迫壓抑內心的溫暖情感，逐漸形成一種對愛的絕望，甚至帶著輕蔑。這種心理防禦機制幫助他們在困境中生存，但也導致了情感的僵化，阻礙了他們自然的情感成長與發展。

報復心理的形成並非源於有意識的理性推理，而是由一種直覺的選擇過程引導。在這個過程中，人可能會極力維持外在的冷酷形象，避免檢視自己的人際關係。這種心理狀態不僅是對過去創傷的反應，也是對未來期望的投射。他們渴望在未來成為強大而卓越的存在，讓曾經貶低他們的人感到羞愧。

這種對勝利與報復的渴望，與對積極情感的排斥密切相關，最後形成一種惡性循環。情感的僵化最初源於生存的本能，隨後卻演變為驅動成功的動力。然而，這種驅動力往往伴隨著難以滿足的自負，最後化為吞噬所有情感的怪獸。在追求榮耀的道路上，愛、同情及理解被視為障礙，人因而選擇冷漠與超然來維持自身的堅不可摧。

在藝術家的刻劃中，這種有意識地壓抑人類欲望的行為被視為一種精心策劃的犧牲。為了成為「公正」的獨裁領袖，他們不得不摒棄愛與友情，甚至放棄生活中所有美好的事物。他們犧牲了自己的真實自我，以追求帶有報復色彩的勝利。這些自戀——報復型的人在潛意識中逐漸發生變化，並將人性的需求視為一種可恥且脆弱的象徵。

在經過大量分析後，情感最後浮現，但這些壓抑已久的情感卻讓他們感到厭惡與恐懼。他們察覺到自己「內心變得柔軟」，這種轉變可能進一步強化他們的冷酷傾向，或引發強烈的自我對抗。這個過程揭露了報復心理的深層影響，並強調理解與關懷在心理治療中的關鍵作用。

驕傲與懦弱的交織：孤獨心靈的自我防禦

在深入探討自我中心者的內心世界後，我們發現了一個複雜的情感網路，這不僅影響了他的人際關係，也塑造了他的整個人生觀。這個孤獨且充滿敵意的人，因為不願承認自己的脆弱，逐漸演變成一個自負且冷漠的人。他的自尊心如同一道堅實的屏障，抵擋著外界的傷害，但同時也使他無法體驗到真實的情感與人際溫暖。

他對自我辯護的強烈需求，源於對社會拋棄的深刻恐懼。這種恐懼驅使他不斷地證明自己的價值，並虛構出擁有非凡特質的自我形象，以此來滿足內心的需求。這個自視甚高的人，並不渴望他人的認同，反而在孤獨中尋求一種如神般的自足感。他的自尊使他不願接受任何東西，因為他認為接受是一種恥辱。他壓抑了所有的感激之情，依賴智力來主宰生活，並對自己的智力深感驕傲。

他的生活宛如一場無休止的戰鬥，擁有無懈可擊的力量並變得不可侵犯，成為他的終極目標。當他的自尊達到極致時，他的脆弱也隨之增加。然而，他不允許自己感受痛苦，因為他的自尊無法容許這樣的感受存在。這種防禦機制原本是為了保護內在真實的情感，但如今卻成為維護自尊的工具。他的自尊凌駕於他曾遭受的所有傷害和痛苦之上，無論是小事還是重大事件，都無法對他造成傷害。

然而，這種策略如同雙面刃。由於無法有意識地感受到痛苦，他無法頻繁地體驗劇烈的情感波動。這也使得他的報復衝動減弱，轉化為一種對錯誤者的合理憤怒和懲罰權。然而，當某種傷害穿透他自尊的防護層時，這種傷害便會變得無法忍受。他不僅因自尊受損而感到痛苦，還感到被羞辱，因為他竟然「容許」某事或某人傷害自己。

在他心中，存在著一種根深蒂固的信念：「自己應當享有豁免於懲罰的特權。」他相信沒有人能傷害他而不付出代價，而他可以隨意傷害他人而不受懲罰。這種信念源於他對他人的潛在恐懼，因為他深知他人具備傷害他自尊的能力。為了掩蓋這種恐懼，他必須表達自己的報復性敵意，並在此過程中不意識到自身的恐懼。這形成了一種虛幻的信念，使他得以在情感的困境中勉強維持內心的平衡。

自負的假象：對誠實與公正的自我陶醉下的自我憎恨與懲罰行為

在這段分析中，我們探索了一種深層的自負，其核心是對誠實、公平、公正的自我陶醉。然而，這種自負並非如表面一般光鮮。它源於一種潛意識的選擇，即選擇無視真相，並以虛偽的自誇度過一生。這位自負的人認為，在這個充滿詐欺和敵意的世界裡，反擊或先發制人是必需的武器，也是一種明智且合法的自利行為。他堅信自己的需求和憤怒是合理的，並將周圍人的仁愛和同情視為偽善。這種態度使他更加自信地認為自己比他人誠實，因為他不屑於偽裝成和藹可親的人。

然而，這種自負背後隱藏著一種深刻的不安和自我憎惡。他常常否認內心對他人施以援手的渴望，認為所有友善的舉動都是虛偽的表現，這不僅反映了他對他人的輕蔑，也揭露了他對自身自我貶低傾向的憎恨與輕視。在這樣的心理機制下，他的自我厭惡達到了讓人震驚的地步，並將自我摧殘美化為一種自我約束的美德。

這種自我厭惡需要嚴密的心理防禦機制來掩飾其破壞性。他的外顯行為完全是出於自我防衛，並且是一種積極的攻擊性反應。他對某些人格特質充滿憎恨與輕蔑，這些特質正是他努力壓抑和仇恨的。他將自己的標準強加於他人，當他人無法達到這些標準時，他便施以懲罰。這種懲罰行為不僅是出於報復心理，更是一種自我挫敗衝動的外在投射。

在分析過程中，我們必須理解這些懲罰行為的三個層面：首先，它是報復心理的表現；其次，它顯示了他對自身譴責性懲罰傾向的外在投射；最後，它是為了維持其要求而威懾他人的手段。這種複雜的心理機制揭露了自負的人如何在自我陶醉的深淵中掙扎，並提醒我們，唯有深入分析，才能理解這種自負背後的真實動機。

自負與自我厭惡的內心戰爭

在這個地區，一如其他地方，人們在自我防衛上展現出一種普遍的傾向，即不願承認自身無法成為理想自我的事實。這種防衛策略的核心在於一層厚重的自以為是的盔甲，使得他們在情感上變得疏離而難以接近。面對可能引發爭論的情境，他們對真相似乎毫不在意，往往將他人的言辭視為敵意攻擊，並本能地反擊，如同受到驚擾的豪豬一般。這些人不願反思任何可能使他們懷疑自身正當性的事物，反而選擇對他人提出苛求，這是他們的第三種防衛機制。

這些防衛機制的背後，是一種潛藏的報復心理，這種心理源於對自我憎恨的強烈防衛。若非如此，他們的報復心可能會顯得更為理性。從這個角度來看，他們的要求是：他人的行為不應該讓他們感到內疚或自我懷疑。如果他們認為自己有權利或挫敗他人，那麼他人也不應對他們有任何期待。對於他們來說，若他人因為他們的冷漠或不理解而感到失望，那麼這失望只能歸因於運氣不佳，而不是他們的問題。

這種心理狀態使他們在社交互動中常被描繪為傲慢無情、自私自利的施虐者。這些描述並非**全然錯誤**，但如果我們理解他們被自負的心理體系所束縛，並明白他們必須不斷奮力掙扎以免被自我厭惡所壓垮，那麼他們或許也可以被視為為生存而痛苦掙扎的疲憊靈魂。這兩種截然不同的視野之間，是否存在更為根本且重要的層面呢？這是一個難以回答的問題。

在治療中，我們首先著眼於**內在的心理因素**，因為這些因素促成了他們明顯的自負報復傾向。若不考量其自負及內在脆弱，我們便無法理解其自大的程度；若不見其自我仇恨**所驅動的防禦機制**，亦無法洞悉其報復心理的強烈程度。進一步分析可知，這些內心因素不僅增強了其影響，還使得其敵意與攻擊性具有一種強迫性。只要這些核心因素依然存在，他們便無法對自身的敵意與攻擊傾向產生興趣，更遑論深入探討**其根源**。

這種內心的矛盾，使得他們在面對人際交往的困境時，選擇拒絕直視自己的問題，這些問題往往未被認清。然而，正是因為這種拒絕，才讓我們得以深入分析他們的內心，理解他們在自負與自我厭惡間的掙扎。

報復性勝利與冷酷無情：自我憎恨、嫉妒與自負交織的心理探索

在自負的人心中，報復性勝利的渴望宛如一股無法抑制的洪流，這種敵意的衝動不僅是對他人施加壓力的工具，更是他證明自身存在意義的途徑。這種欲望並非起源於精神病症，而是源自他在人性價值階梯上卑微的起點。為了證明自我價值，他必須不斷為自己的存在辯護，這使得他對重建自尊和自我防衛的需求變得異常迫切。

他對「正確」的渴求，以及隨之而來的自負需求，雖然極具攻擊性和激進，但源於他對自我懷疑與自責的恐懼，這使得這種渴望顯得強迫且難以抑制。最後，他對他人的各種挑剔、懲罰及譴責的態度，皆源於他極端渴望將自我憎恨外化的需求。

若是那些通常用以抵禦報復情緒的力量未能發揮效用，這種情緒便會顯著增強。壓抑柔情的力量往往始於童年，因他人的舉止與態度而變得必要，以保護自我免受外界的侵害。他的自尊極為脆弱，這進一步強化了他不願感受到痛苦的渴望，而這種渴望又因他對自身不會遭受傷害的自負而達到極致。

他對人間溫暖和愛的渴求，初時遭受環境的阻礙，隨後因追求勝利的需求而被拋棄，最後因自我厭惡和為自己貼上「不可愛」的標籤而被凍結。在對抗他人的過程中，他已無可珍惜之物可失去。他無意中接受了一位古羅馬帝王的智慧：讓他們又怕又恨吧。他們無法對他產生愛意，無論如何都會心懷仇恨，因此，他們至少應當心存畏懼。

健康的自我中心心理，本可用來壓制復仇的衝動，卻因他對自身幸福的漠視而處於最低水準。即使是對他人某種程度的恐懼，也因他那種「不會受傷」與「免疫」的自負而受到遏制。在這種缺乏內在約束的情境中，他變得對他人缺乏同情心，這種缺乏源於他對他人的敵意，以及對自身的無情。

嫉妒如毒蛇般纏繞在他的心中，這並非出於對某些具體事物的渴望，而是一種普遍的情感。他感受到自己被排斥在生活的核心之外，身陷困境，無法享受喜悅、幸福、愛、創造力及成長。儘管他可能對克己自持感到自豪，抵抗各種正向情緒，但他對他人仍心生嫉妒，尤其是那些在他面前炫耀幸福的人。這種嫉妒激發了他想要扼殺快樂的報復衝動，並抑制了他對他人痛苦的同情心，最後化為一種冷酷無情的態度。

心靈深處的渴望與抗衡

在深層分析中，我們逐漸揭露一個重要的真相：儘管他口口聲聲說「生活的果實」是酸澀的，但內心深處仍渴望擁有這份果實。他對生活的背叛並非出自故意，而是出於一種無奈的選擇。他用來交換生活的，只是一種劣質的替代品。這意味著，他對生活的熱情並未完全熄滅，只是被壓抑在心底。這種微弱的熱情，儘管被壓抑，卻在某些情況下能夠被喚醒，成為治療成功的關鍵。

對於這類患者的認知，與分析師的態度息息相關。大多數人對此類患者的反應，不是驚恐地屈服，就是全然拒絕。然而，這兩種立場對分析師來說均不恰當。若分析師接納其為患者，自然希望能提供援助。然而，若分析師感到驚懼，他便無法有效地面對患者之困境。若分析師從內心排斥患者，則其分析工作亦難以順利進行。然而，當分析師意識到該患者儘管百般否認，實則是一位在痛苦中掙扎的人，則分析師便能生發出必要的同情、尊重與理解。

在回顧三種擴張型之解決策略後，我們發現這些策略的目的在於掌控人生，克服恐懼與焦慮。患者試圖以各種方式掌控生活：以自我欣賞與魅力為武器；以其高標準強迫命運之演進；使自身變得不可戰勝，並以復仇之勝利精神征服生活。這種策略的應用，反映出他們情感氛圍的顯著變化 —— 從偶爾流露出的生活熱情與快樂，轉至冷漠，最後演變為冰冷的心境。

不同人格類型對友善的表現也各不相同。自戀者在情感豐盈時，或許會顯得慷慨友善，但這種友善常帶有欺瞞之意。完美主義者也可能展現出友善的行為，因為他們認為這是應該的。自負且報復心重的人則常常抑制友善的情緒，並對其表示輕蔑。這三種人格類型皆懷抱著深刻的敵意，但表現方式各不相同。自戀者可藉由慷慨之舉來壓制內心的敵意；完美主義者則能夠壓抑其敵意，因為他認為自己不應該充滿這類情緒；而在自負與報復的人中，敵意則顯得更為明顯，且由於前述原因，這種敵意潛藏著更大的破壞力。

療法的成效取決於這些傾向的根源有多深，以及患者克服這些傾向的動機或潛在動機有多強烈。理解這些因素，將有助於我們更好地掌握治療的方向和方法。

自戀與報復：理想化自我與深層驅力的交織

在心理分析的領域中，自戀一直是一個引人深思的主題。過去，我曾在《精神分析的新方向》中探討過自我膨脹的現象，將其歸因於與他人的隔離、內心的空虛以及自信心的削弱。這些觀點今天仍然具備一定的解釋力，但我現在了解到，自戀的形成過程遠比這些因素所揭露的要複雜。

自戀不僅僅是對自我的過度愛戀，它更是一種將自身與理想化自我等同的過程。這種等同的過程在所有精神官能症中都會顯現，作為對早期內心衝突的一種解決企圖。自戀的本質在於人試圖透過理想化自我來調和「擴張型驅力」與「自謙型驅力」之間的衝突。

不僅如此，與自戀相關的還有一個重要的心理動機 —— 報復。報復心理的多種表現形式在施虐傾向中尤其明顯。「施虐」這個詞通常用來描述透過使他人遭受痛苦或羞辱來獲得滿足的行為。這種滿足可以在性或非性情境中產生，帶來興奮、刺激與愉悅。然而，我主張用「報復」來更普遍地詮釋這種行為，因為報復的需求往往是所有施虐傾向的核心動機。

報復的驅力並不僅僅是簡單的反應，而是一種深層的心理需求。這種需求可能源於自戀者無法忍受他人對其理想化自我的威脅，從而催生出一種報復的衝動。這個衝動不僅僅是對他人的懲罰，更是試圖維護自己的心理平衡。

在這個過程中，我們可以看到，自戀與報復之間存在著一種複雜的交織關係。自戀者試圖透過報復來維護自我的完整性，這種行為模式在心理分析的研究中值得深入探討。透過這樣的視野，我們可以更全面地理解人類心理的複雜性，以及這些內在驅力如何影響個人的行為和人際關係。

自我解放：從內心的牢籠中走出

在我們的心靈旅程中，處理內心矛盾的方式多種多樣，其中自謙是一種與擴張相對的策略。這種方法要求我們轉換心態，從過度自我膨脹轉向謙遜與自省。為了更容易理解自謙型解決方案，我們先回顧一下擴張型個體的特徵。

擴張型個體通常會美化自己的某些方面，譬如他們的能力、成就或魅力。他們往往鄙視那些他們認為軟弱或無能的特質，並壓抑任何可能顯露出這些特質的行為。在人際關係中，他們渴望掌控，並以此來維持自我優越感。他們期望他人對他們崇拜、尊重，甚至是俯首稱臣。任何可能威脅到他們優越地位的情況，都會引發他們的強烈不適。

這些人對於應對突發狀況的能力感到自豪，並堅信自己能掌控一切。他們害怕失去控制，因為這意味著他們的理想自我將崩潰。他們將痛苦視為恥辱，並努力隱藏任何脆弱的跡象。他們不願承認自己內心深處的無意識力量，因為這會威脅到他們的自我形象。

與此相對，自謙型解決方案鼓勵我們接受自己的局限性，並從中獲得力量。這種方式不再追求對他人的控制或對自我的過度美化，而是尋求與自我和解。自謙並不意味著自我貶低，而是以更真實的眼光看待自己。它讓我們承認自己的脆弱，並理解這並不會削弱我們的價值。

在這個過程中，我們學會欣賞自己的不完美，並從中發掘出潛藏的力量。我們不再害怕無助感，而是將其視為成長的機會。這種轉變讓我們能夠更自在地面對內心的衝突，並在不斷的自我探索中找到內心的平衡。

自謙型解決方案的核心在於，承認並接納自己的不完美，才是真正的自由。這種自由讓我們不再被內心的恐懼所束縛，而是能夠勇敢地走向更廣闊的心靈世界。透過這種方式，我們不僅解放了自我，也為他人創造了一個更和諧的相處環境。

自我貶抑與隱忍的困境：內疚、自我厭惡與對成功的恐懼

在那些選擇自我貶抑作為解決人生困境的人中，我們觀察到一種獨特的模式。他們無法感知到自己比他人優越，行為中也不會展現出這種感覺。相反，他們往往屈從於他人，依賴他人，並努力取悅他人。他們對無助與痛苦的接受態度與擴張型個體形成鮮明對比，這是他們最顯著的特徵。他們不僅不逃避這些情況，反而會有意無意地促進並誇大這些狀況。

這類人對於他人給予的崇拜或認同，並不會感到滿足或優越，反而會感到不安。他們所渴望的是援助、保護以及無條件的愛。這些特質反映在他們對自我的看法中，生活中充滿了未能達到自我標準的失敗感，經常陷

入內疚、自卑或羞恥之中，與擴張型個體形成鮮明對照。

因為這種失敗感所引發的自我厭惡和自我貶低，他們將這些負面情緒投射到外界：認為他人對他們指責或輕視。與擴張型個體相反，他們否認並壓抑那些關於自我的擴張感受，如自我美化、自負與自大等。自負被他們視為必須嚴格禁止的禁忌，因此，他們無法有意識地體驗到自負，這種情感被壓抑或拋棄。

這樣的人變成了自己被壓抑的自我，缺乏權力的非法移民。他們常常壓抑內心中任何暗示野心、報復、勝利及私利的衝動。透過壓制一切擴張的態度與驅力，並將自我放棄的傾向置於主導地位，他們化解了內心的衝突。這些衝突的驅力唯有在分析過程中才會浮現。

一個典型的例子是「在競賽中害怕勝利」。例如，一位患者在網球或棋藝上偶爾表現出色，但一旦她察覺自己優於對手，便會突然無法接住球，或忽視那些能夠確保勝利的關鍵步驟。在接受分析之前，她已經清楚自己並非對勝利無所謂，而是因為不敢贏得勝利。雖然她對自我挫敗感到憤怒，但這個過程卻是自然而然地發生，她無法加以阻止。

在其他情境中，我們也能觀察到同樣的心態。這類人對自身所處的優越地位缺乏意識，且未能充分發揮這個優勢。在他心中，特權化為一種責任。他常常無法意識到自己的學識，並在關鍵時刻無法展現出來。即使是提出合理要求時，他也會感到似乎在侵占他人的利益。因此，他要不就是不向他人提出要求，要不就是在提出要求時滿懷歉意與「內疚」。

在這樣的心態下，他甚至可能對那些實際上依賴於他的人感到無能為力，當他們貶低他時，他亦無法自我保護。因此，無怪乎那些試圖占他便宜的人會視他為易於上鉤的獵物。他如同一張白紙，常常在事後才察覺自己成為他人操縱的工具，隨之而來的，是對自身與操縱者的無限憤怒。

成就的重負：成功恐懼的隱藏面

在某些人的生命中，成功並非一種慶祝的理由，而是一個沉重的負擔。他們對於成功、讚美及他人的注意懷有深深的恐懼。這種恐懼並不僅僅出自對在大眾面前展現自我的畏懼，而是對於成就本身的否定。即使在某些追求中獲得了成就，他們也不會因此而自我肯定，而是感到恐懼，貶低自己的成就，或是將其歸因於運氣，認為「事情發生了」，而非「是我促成了此事」。

成功與內心的安全感之間往往形成反比。即使在專業領域中屢次獲得成功，這些人也未能因此增強安全感，反而愈加焦慮不安。這種感受可能達到驚慌失措的程度，甚至導致音樂家或演員拒絕一些極具潛力的工作機會。這些人必須避開任何讓他們感到驕傲的念頭、感受或姿態。他們在一種無意識但有系統的自我貶低過程中，拚命迴避任何可能讓他們感到驕傲的事物。

這種心態影響深遠，甚至讓他們遺忘自己掌握的知識、取得的成就以及曾經做過的善行。任何認為自己能妥善處理事務的想法，或是期待他人因自己的邀請而前來的念頭，都被視為驕傲的表現。即使獲得某種成就，他們也會認為那完全是運氣使然，或是僅僅是表象，毫無真正價值。他們可能覺得擁有某種見解或信念是自以為是的表現，因此一旦有人強烈提出建議，他們便容易妥協，甚至不假思索地放棄自身立場。

在他們眼中，許多合理的自我主張也會顯得自以為是，例如為自己辯護以對抗不公平的指責、爭取升遷或加薪，甚至是追求理想的伴侶。即使他們偶爾間接承認自己的優勢或成就，內心卻無法真正感受到這些價值。他們常常否認他人給予的正面評價，認為那是誤解，或只是運氣帶來的結果。

在財務問題上，這種心態亦常常顯現。他們不會將所擁有的財富視為自身勞動的成果，無論物質上多麼富裕，心中仍深感匱乏，始終覺得自己貧窮。這種過度謙遜的背後潛藏著深深的恐懼 —— 一旦稍微抬頭展望更高的目標，這些恐懼便會浮現。無論這種自我貶低的機制如何啟動，它都受到內心強烈禁忌的維繫，而這些禁忌正是為了阻止自己突破狹隘界限而設立的。他們認為應該輕易感到滿足，不應追求太多，任何渴求或追求更多的行為，都是對命運的危險挑戰。

自我禁忌：超越利己之路上的內在矛盾

在這類型的人的世界觀中，「自私」與「自以為是」如同相互映照的兩面鏡子，反映著他對個人利益的高度警覺與戒備。對他來說，「自私」並不僅僅是以自我為中心的行為，而是任何純粹為自身利益而做的舉動。他的生活中充滿了值得欣賞的事物，但一旦這些事物僅為他自己享有，它們便會被貼上「自私」的標籤，彷彿因此失去了價值。他的行為受到這些禁忌的限制，儘管他自己未必完全意識到這一點，卻堅信與他人分享快樂是一件「理所當然」的事情。

分享對他來說，成了一種絕對的必需品。無論是食物、音樂還是自然景觀，若不與他人共享，便彷彿失去了靈魂。他對於為自己花費金錢感到不安，這種不安往往達到荒誕的程度。他更傾向將資源用於他人，這樣的對比更突顯了他對自我需求的吝嗇。即便是在時間與精力的分配上，他也難以擺脫這種禁忌。在閒暇時，他幾乎無法專心地閱讀一本書，除非這本書對他的工作有所助益。他甚至不會給自己撰寫私人信函的時間，而是偷偷地在兩項任務之間抽空完成。

他的生活似乎是為了獲得他人認可而設計的。他或許對自身外表並不在意，但若是約會、職場場合或社交聚會這樣的場合，便會格外講究 —— 因為這些場合關乎他人對他的評價。當他為他人謀求某些事物時，總是顯得充滿活力且技藝嫻熟；然而，當他試圖為自己爭取同樣的事物時，卻又顯得無能為力。

他內心深處潛藏著強烈的敵意，但這份情緒僅有在心情低落時才會顯露。其他時候，他對衝突與摩擦心存畏懼。這種恐懼源於他對他人敵意的恐懼，選擇放棄、理解與寬恕。這種恐懼與其他禁忌相互呼應，暗示著一種針對「攻擊性」的禁忌。他無法忍受對某些人、觀點或事業的不喜，必要時甚至會與之對抗。然而，他既無法持續地懷有敵意，也無法刻意心存怨恨。因此，報復的驅動力始終處於無意識的層面，僅能透過某種偽裝的方式間接表現出來。

總結來說，與自負、自私及攻擊性相關之事皆屬於禁忌之列。這些禁忌大幅壓抑了他的擴展能力、爭鬥意志、自我防衛機制及利己行為 —— 任何可能促進其成長或自我價值的因素。這些禁忌與自我貶抑形成了一種退縮過程，使其感受到如同患者之夢境：因某種無情的懲罰，一個人的身形縮小至一半，並退化至一貧如洗、愚昧無知的境地。

自謙與擴張：內心的矛盾與解放

自謙者在面對內心禁忌時，往往陷入一種難以言喻的掙扎。他們的行為受到內心的自我譴責與恐懼所束縛，任何超出自身心理設下的狹隘界限的舉動，都可能引發對嘲笑的恐懼。這種恐懼常潛藏在無意識中，成為壓抑自身的力量。自謙者的心態在某種程度上是充滿矛盾的，他們厭惡他人表現出的攻擊性與自負，卻又對這些特質充滿羨慕。

在自謙者的自我認知中，他們經常將愛與犧牲視為緊密相連的概念，認為愛就是奉獻。他們對於自身的利益施加嚴格的限制，樂於助人，並努力成為慷慨大方的典範。然而，這種自我貶低的行為模式常讓他們產生愧疚與無能感，尤其是在面對攻擊性與擴張型驅動時。他們壓抑內心的侵略性，害怕面對自身的衝動，這使得他們的發展受到限制。

相較之下，擴張型個體則常常充滿自信，甚至帶有自負，不顧他人可能的嘲笑。他們的行為驅動力源自一種強烈的內心擴張欲望，使他們勇於追求自身利益，無畏冒犯他人。然而，自謙者對這種擴張型驅力充滿矛盾的情感，他們一方面羨慕這種力量，另一方面又深深壓抑自身的擴張渴望。

自謙者的早期環境通常與擴張型人格截然不同。他們可能在一個強調順從的家庭環境中成長，受到某位備受寵愛的手足或受敬仰父母的影響。在這樣的情境中，他們被迫壓抑內心的敵意，放棄對抗的意志，最後學會了對每個人表現出喜愛，依賴那些令自己感到恐懼的人。

隨著時間的推移，自謙者的內心矛盾愈加加劇。他們努力壓制內心的侵略性，**試圖以對愛與保護的渴望來取代擴張的驅動力**。然而，這種內心的衝突並非不可解。當他們逐漸意識到這些內心矛盾的根源，並開始正視自己的衝動時，便能逐步解放自身，走向更完整的自我。理解這些內心衝突的來源並勇敢面對，將是他們擺脫自我貶低，實現自我成長的關鍵。

矛盾的自謙：在自負與退縮之間的掙扎與和解

在心理學的領域中，自謙型個體是一個特殊的存在。他們透過自我理想化的方式，試圖滿足早期發展所產生的需求。這些理想化的自我形象主要由各種「可愛」特質構成，如無私、善良、慷慨和謙遜。然而，這些特質的背後隱藏著一個深刻的矛盾：對自我的驕傲與自卑之間的拉扯。

自謙型個體重視情感的體驗，無論是快樂還是痛苦，這些情感不僅限於個人的感受，還延伸至對人類、藝術、自然及各種價值的感受。這種「深刻的情感體驗」成為其理想自我形象的重要組成部分。唯有透過加強自我對放棄的認同，他們才能在內心實現某種平衡。然而，這種過程中，他們對於自我的驕傲抱持著矛盾的心態。由於他們的虛假自我展現出聖潔與可愛的特質，這使他們無法避免地感到自豪。

一位患者在康復期間曾自我評價道：「我謙遜地認為我在道德上是優越的。」這種自負心態以間接的方式顯現出來，精神官能症的自負常常以脆弱、保全面子的策略及迴避等形式呈現。與此同時，正是這種聖潔與可愛的形象使他們無法察覺自身的自負感。因此，他們必須走向另一極端，抹去一切自負的痕跡，進而開始退縮的過程，變得渺小與無助。

在這個過程中，他們無法將自己等同於那美化的驕傲自我，只能認為自己是被壓制與迫害的自我。他們不僅感到渺小與無助，還會感到內疚，認為自己多餘、不可愛、愚蠢且無能，視自己為一個隨時可能被他人所蹂躪的失敗者。為了解決內心的衝突，他們採取「讓自己無法察覺自負心態」的策略。

然而，這個策略並非完美無缺。退縮的過程中隱含著一種「原罪」，即隱藏自我才能的對抗自我。自謙型個體在分析初期，往往對任何自責產生強烈的恐懼反應，而未能意識到自責與恐懼之間的連繫。他們將自責視為誠實正直的象徵，甚至過於輕易地接受外界的指責，直到後來才明白，這些指責其實毫無依據。

隨著分析的深入，他們逐漸察覺到內心的敵意，並開始理解這些情感如何影響自己的行為。這種自我探索的旅程可能是痛苦的，但也是走向康復的重要一步。透過認識和面對內心的矛盾，自謙型個體才能逐漸解開自我與他者之間的糾結，找到平衡與和解的方法。

自我厭惡的掙扎與依賴的愛

在心理分析的過程中，我們時常會遇到自我厭惡強烈的人，他們與其他精神病患者不同，並非因為厭惡感本身的強度，而是因為他們對這種情感的無能為力。這類人，尤其是自謙型個體，常常缺乏有效的策略來抵抗自我厭惡，這使得他們在面對內心的譴責時顯得尤其脆弱。

這些人無法透過自我正義來消解內心的譴責，因為這會違反他們對自負心態的禁忌。同樣，他們也不能有效地將對他人的憎恨外化，因為他們被教導要理解和寬恕。這種對他人譴責的恐懼源於他們對攻擊性的禁忌，並且他們極需他人的接納，不敢冒險挑起任何衝突。

這樣的心理機制使得他們難以成為卓越的鬥士，無論是面對外界的挑戰還是內心的折磨，他們常常選擇接受，而非抵抗。他們不得不發展出一套自我保護的防衛機制，儘管這些機制在面對自我憎恨的攻擊時，並不一定能夠有效運作。

在面對他人的指責時，自謙型個體傾向於過於急切地認錯，試圖透過自我貶低來緩和外界的壓力。「這都是我的錯」，他們常常這樣告訴自己和他人，希望藉此獲得同情與安慰。他們誇大自己的無助與內疚，成為一種自我防衛的方式，以此來緩解來自內心的痛苦。

然而，這種被動的外顯行為，雖能暫時減輕焦慮，卻削弱了他們與他人之間的關係，使他們更加孤立。儘管如此，他們仍然渴求一種更為堅實的安全感，這種渴望使得他們對愛的需求極為強烈。

對於自謙型個體來說，愛不僅僅是浪漫的情感，更是一切正向情感的集合，包括同情、溫柔、愛慕和感激。他們依賴他人來確認自身的價值，並將他人視為逃避自我厭惡的出口。這種對他人的需求，使得他們常常過分依賴他人的認可與愛慕，以此來填補內心的空虛。

在這種心理動力的驅動下，他們對人性的期望常常是正面的，儘管這種期望源於他們對衝突的恐懼和對人性的美好信念。然而，這種過於樂觀的期望，往往使得他們無法分辨虛假的善意，並容易忽視他人不正義或背叛的行為，甚至為此辯護，這進一步加深了他們內心的矛盾與掙扎。

愛的依賴：在渴望接納與情感需求中的自我掙扎

在生活中，我們常常面臨這樣的情境：儘管有明確的證據顯示某些行為模式的存在，我們卻仍然難以接受其背後的真相。這樣的矛盾深深困擾著某些人，他們往往因為證據而感到震驚，卻又固執地拒絕承認自己可能帶有利用或欺騙他人的意圖。他們的生活中充滿對他人的期望，即便這些期望往往以失望告終。

這種對人性的盲目信任，對他們來說，就像是一種無法擺脫的宿命。他們堅信無論經歷多少痛苦，最後都能從中獲得某種必然的善意。即使偶爾意識到這種期待不切實際，他們仍然無法放棄。尤其是當一個在其他方面極其精明的人展現出這種盲目性時，周圍的人往往感到震驚。然而，這只是反映了他內心深層的情感需求 —— 強烈到足以讓他選擇忽視現實。

他對他人的期望，主要源自對接納感的渴求。他渴望被喜愛、被需要，甚至被愛，而這些需求深刻影響著他的自我價值。他的價值感與他被他人接納的程度緊密相連，這使得他無法忍受孤獨。對他來說，獨處不僅是一種孤獨的感覺，更是一種羞恥。這種羞恥感來自於他對自我價值的認知 —— 他需要他人的存在來證明自己的價值。

在這樣的心態下，愛對於他來說，不僅是一種情感上的需求，更是一種生存必需品。愛能緩解他的焦慮，賦予他的生活意義。對他來說，愛就像氧氣，是生命中不可或缺的元素。沒有愛的存在，他的生活將失去所有的價值與意義。

這種對愛的依賴，讓他在生活中表現出一種過度自謙的姿態。他的自信往往建立在他人對他的關懷與支持之上。無論是在工作還是日常生活中，他都需要他人的幫助來填補內心的不安全感。他合理化自己對他人的需求，讓所有求助行為顯得理所當然。

然而，深入理解他的需求後會發現，這些需求實際上等同於他期待他人為他承擔一切責任。他渴望他人為他賦予動力、替他行動，甚至賦予他的生命意義。這種對他人的依賴，使他在追求愛的過程中，常常感到無法自拔。

因此，愛對於他來說，愛不僅僅是一種情感上的依賴，更是對自我價值的確認。在他的世界裡，愛是維繫自我價值的唯一途徑，也是他無法割捨的生命之源。

被虐待的渴望與無形的枷鎖

在心理分析的領域中，我們經常遇到這樣的人，他們的需求與期待交織成一個複雜的網路。他們不羞於尋求他人的協助，甚至有時會誇大自己的需求來獲得關注。這些人渴望的是一種來自外界的救贖，尤其是來自精神分析學家的接納與愛。他們希望這種愛能消解內心深處的罪疚感，有時甚至將其轉化為對性慾的暗示。這種需求並不僅僅局限於浪漫的愛，而是更普遍的友善和關懷。然而，這些渴望往往會轉變成為一種權利的要求，這樣的要求隱含著他們認為自己「理應」獲得愛、喜悅和理解。

這種需求並非完全意識層面的，更多的是潛意識的驅動力。對於那些自謙型的人來說，他們的要求有著深厚的基礎。他們努力讓自己變得可愛和有用，展現出魅力和體貼，希望以此換取他人的關注和回報。然而，他們往往忽視了他人未必喜歡這種過度的關注，甚至可能感到不適。他們所提供的幫助也常帶有條件，但在他們眼中，這一切都是出於純粹的善意，因此期待著合理的回報。

這些人的另一個需求基礎在於他們對孤獨或其他不適感的恐懼，這種恐懼常常迫使他人遵循他們的需求。這種內在的痛苦成為他們要求的工具，無形中壓抑了克服痛苦的動力，並誇大了痛苦的程度。這並不意味著他們的痛苦是為了得到他人同情而偽裝出來的。相反的，痛苦對他們的影響更為深遠，因為他們必須向自己證明，自己的需求是合理且應該被滿足的。

更深層的破壞性根源在於他們對自我受虐的感知。他們常常覺得自己被不公平地對待，這種受虐感成為他們要求補償的理由。在夢境中，他們可能會體驗到自我毀滅的傾向，這進一步促使他們追求需求的滿足。為了理解這些報復性動機，我們需要探究其感覺受虐的根源。在典型的自我貶低者身上，受虐感幾乎滲透到他們的生活態度中。他們渴望情感連結，卻常常感到被虐待，這種矛盾的心態成為他們內心深處難以擺脫的枷鎖。

自我譴責與受虐感：探析內在折磨與防衛機制的交織

在個人的自我譴責與受虐感之間，存在著一個複雜而微妙的心理過程。當一個人竭力取悅他人卻未獲感激時，這種未能滿足的潛意識需求會轉化為被虐待的感受。這種感受不僅源於外在環境的不公，更深層地來自自我貶抑的內心折磨。這些自我虐待的傾向常常會外化，無論外在環境多麼友善，亦無法抵消其影響。

一旦自我譴責的頻率增加，受虐的感覺便會隨之加劇。在分析中，我們可以看到，當一個人因自己的困境而自責時，他會迅速回憶起過去的受虐經歷，並將這些經歷誇大，永遠記掛於心。他對遭遇不公的恐懼使他視自己為受害者，儘管實際上他可能只是將自己的期待強加於他人。這種受害感成為一種自我保護機制，防止自我厭惡的侵襲。因此，他會不斷地證明並誇大自己所遭受的不公，使得「不公」的感受愈加深刻。

這種需求極其強烈，以至於他無法接受他人的幫助，因為承認他人正在幫助自己，意味著他作為完全受害者的防衛地位將會崩潰。相對來說，突如其來的受虐感以尋求內疚感的增加卻是有益的。在分析過程中，我們經常觀察到：一旦人意識到自己對某個特定情境亦有責任，並以實事求是的態度看待該情境，他所遭遇的不公便會縮減至合理範疇，甚至不再被視為不公。

受虐感的存在還有另一個隱祕的功能：它為個人壓抑的擴張型驅力提

供了一個發洩的途徑，儘管這幾乎是他唯一能夠承受的方式。這使他在內心深處感到自己優於他人，因為他將自己視為犧牲者，披上了道德上的榮光；同時也合理化他的敵意與攻擊行為。最後，這種感受掩蓋了他的敵意，因為他的敵意大多受到壓抑，並轉化為痛苦的形式表現出來。

因此，受虐感成為患者察覺並體會內心衝突的最大障礙。雖然對這些心理因素的深入剖析，有助於減輕受虐感的頑固性，但只有當一個人勇於面對這種內在衝突時，它才能徹底消失。只要受虐感仍然存在，他對他人的報復性憤怒就會日益強烈。這種報復性的敵意大多是潛意識的，深刻壓抑的原因在於它威脅到個人生存所依賴的所有主觀價值。

仇恨的面具：痛苦與報復的雙面人生

在某些人的內心深處，仇恨如同一股暗流，雖然常被壓抑，但偶爾仍會以微妙的方式顯現出來。這種仇恨常常被偽裝成痛苦，並在無可奈何的時刻如洪水般洶湧而出。對某些人來說，表達自我感受是一件極為不安的事情，因此他們選擇壓抑自己的情緒。然而，當復仇的情緒無法再被壓抑時，他們會以強調自己受苦的方式來表達。

這種痛苦可能源於心理或生理上的不適，也可能因為感到無能為力與沮喪而加劇。在心理分析過程中，若精神分析師無意中觸動了患者的復仇心，患者不會直接表達憤怒，而是訴諸痛苦加劇的方式。他們會抱怨分析未見成效，甚至使情況惡化，試圖讓精神分析師對他們的痛苦感到愧疚。這種行為反映了他們內心深處的真實感受：痛苦成為掩蓋怒火的工具，同時也是對他人施加報復的唯一有效手段。

這樣的人在面對他人時，表面上展現出樂觀與信任，然而內心深處卻對所有人懷有懷疑與厭惡。這種對立的情感狀態往往導致強烈的內心緊張。他們竭力維持一種表面的平衡，但這種平衡能否持續，取決於內心緊張的程度以及外在環境的影響。由於他們感到無助，必須依賴他人，因此環境比其他類型的精神官能症患者更為重要。

若外在環境能提供他們需要的滿足方式，且不強迫他們越過禁忌的界限，則他們可能過上看似正常的生活。然而，這種生活的根基極不穩定，任何外在變化都可能威脅到他們的生活。當失去所依賴的環境或人時，他們會產生無法承受的焦慮和無用感。

此外，內心深處未曾公開承認的敵意也潛藏著巨大的危險。一旦內心緊張達到極限，痛苦便會如洪水般衝破壓抑的堤防，敵意和報復心轉化為公開的攻擊，自我憎恨也會浮現意識表層，導致難以控制的絕望和恐慌。在這種情況下，甚至可能出現自殺的危險。

總而言之，這些人生活在痛苦和報復的雙重面具之下，表面的理智掩蓋著深層的緊張與敵意。當外在環境與內心緊張達到某個臨界點時，壓抑的仇恨便會洶湧而出，帶來毀滅性的後果。

精神官能症的痛苦：
從內在掙扎到對外影響的矛盾情感

精神官能症的痛苦，不僅是一種內在的掙扎，也是一種對外在世界的無聲控訴。這種痛苦深刻地影響著人們的心理狀態，使其陷入一種自我矛盾的困境，甚至不自覺地將這種痛苦轉化為對他人的影響力。這是一種複雜而矛盾的情感狀態，人們在不斷的內心衝突中苦苦掙扎，試圖尋找一種自我解脫的方式。

在精神官能症的框架下，痛苦變成一種功能性的存在。它不僅僅是個人內心的煎熬，更是一種對周圍環境的潛在影響。一個人可能無意識地將痛苦視為一種工具，用來維繫與他人的關係，甚至在某種程度上，成為施加影響的手段。這種痛苦雖然並非故意為之，但在不知不覺中，卻變成一個人與他人互動的核心。

精神官能症痛苦的另一個重要面向在於它所引發的報復心理。這種心理並非出於惡意，而是一種對自身無力感的反應。人們可能在潛意識中感到被環境束縛，於是將痛苦化為一種無形的武器，對抗那些他認為對他施加壓力的人。這種報復並不直接，而是透過自身的痛苦來影響他人，使他們感到內疚或負有責任，從而達到某種心理上的平衡。

然而，痛苦並不僅僅是一種負面的存在。對於某些人來說，痛苦反而成為自我赦免的途徑。當他們陷入深重的痛苦之中，這種痛苦似乎變成一種合理化失敗的藉口。他們可能認為，若非這些痛苦的存在，自己原本可以達成更高的成就。這種思考方式雖然帶有自欺欺人的成分，但卻在某種程度上保護了他們的自我形象，讓他們能夠在失敗面前找到一絲慰藉。

最後，精神官能症的痛苦可能引導個人走向自我崩潰的邊緣。這種崩潰並非一蹴可幾，而是隨著時間的推移逐漸累積的結果。在深陷痛苦的時刻，人們可能被頹廢的誘惑所吸引，選擇放棄掙扎、接受失敗，藉此逃避內心的譴責與外界的壓力。這種選擇看似消極，但對於疲憊不堪的心靈來說，或許是一種暫時的解脫。痛苦儘管痛苦，卻也在某種程度上提供了一種面對現實的勇氣。

痛苦與脆弱：自謙型個體的隱祕勝利

在這個無情的世界裡，個人的崩潰被視為一種勝利。然而，這種勝利並非來自公開情感以羞辱冒犯者，而是一種深層的而內在的勝利。這種勝利的美化，反映出對脆弱與痛苦的推崇，彷彿痛苦成為高貴的象徵。在這樣的世界裡，敏感的個人除了崩潰別無選擇，因為反抗與堅持往往使他們被視為粗俗。唯有透過寬恕，他們才能在犧牲者的光環下逐漸凋零。

精神官能症的痛苦，揭露了其深邃與頑固的特質，這些特質源於整體結構的可怕需求。若整體性格架構未經改變，這些心理功能將無法根除。要理解自謙型的解決策略，我們必須考慮整體情境，包括歷史的演進和特定時刻的過程。許多理論過於狹隘地聚焦於某些特定方面，例如內心因素或人際互動，這使得我們無法真正理解其內在動力。

人際衝突引發的內心狀態，依賴於過往的人際模式並且加以修正，使這些模式變得更具強迫性與破壞性。然而，某些學說，如佛洛伊德及卡爾・梅寧格的理論，過於專注於顯而易見的病態現象，如變態的「受虐傾向」、內疚感或自我折磨，忽視了與健康狀態更接近的傾向。渴望贏得他人認同、接近他人、追求平靜生活的需求，雖然源於脆弱與恐懼，但也蘊含著健康處世態度的萌芽。

與那些充滿攻擊性和報復心的人相比，自謙型個體的謙遜態度及順從能力（即便根基不堅實）似乎更接近正常人。這些特質使得自謙型個體在某種程度上顯得比其他精神官能症患者更具「人性」。若不將這些特質視為整體解決方案的既定部分，必然會導致對整個過程的誤解。

最後，某些理論過度著重於精神官能症之苦，卻將其與整體背景割裂，導致過度重視策略性方法。阿爾弗雷德・阿德勒將痛苦視為獲取他人注意、逃避義務及獲得不當利益的策略，而西奧多則強調情感的痛苦是一種獲取愛與表達報復的方式。弗朗茲·亞歷山大則指出痛苦在消除內疚感方面的功能。這些理論雖有其有效觀察，但因未能深入整體結構，結論僅接近於大多數人的信念：「自我貶低者本質上渴望受苦，或僅在痛苦中找到快樂。」

解讀精神官能症：探索患者需求與治療心態的相互影響

理解精神官能症患者的全貌不僅是理論掌握的關鍵，還深刻影響著分析師的心態。這些患者常常隱藏著深層的需求，並攜帶著精神官能症的獨特印記，這種虛假性使他們容易引發他人的憤怒。然而，與其說他們是挑釁者，不如說他們更渴望得到一種充滿同情的理解。

我曾在《我們時代的精神官能症人格》中深入探討了這一點，特別是關於對愛的病態需求。另一部作品《我們內心的衝突》中，進一步分析了這些患者如何傾向於向他人靠攏，以期獲得認可和情感上的支持。這些理論強調了理解這些患者需求的重要性，因為他們的行為常常是內心深處不安全感的表現。

克萊爾的童年經驗是一個典型的案例，她的成長過程中不斷尋求外界的認同，這種需求使她的行為顯得異常。亞歷山大稱這種現象為「對懲罰的需求」，他透過大量案例展示了這一點。然而，我對此有不同的看法。我認為，透過受苦來擺脫精神官能症的內疚感，並非對所有患者都有效。這個方法可能僅適用於那些自謙型患者，因為他們的內心規範嚴苛，導致他們不斷陷入違背自我指令的循環中。

佛洛伊德在《超越快樂原則》中也提到，精神官能症患者的行為往往是潛意識中的驅力在作祟，他們試圖透過重複的痛苦經驗來達到某種未竟的心理平衡。這與卡爾·梅寧格在《人的自我對抗》中所說的，試圖在自我毀滅中找到解脫的觀點相呼應。

阿德勒則在《理解人性》中強調，這些患者內心深處的自卑感驅使他們尋求某種優越感，以掩蓋他們的脆弱。雷克在《現代人的受虐狂》中進一步指出，這種行為模式在現代社會中尤其明顯，因為人們常常被迫在競爭和壓力中尋找自我價值。

總之，對於精神官能症患者來說，理解他們的內心需求和行為動機是非常重要的。這不僅有助於治療過程中建立更好的治療關係，也能幫助患者在面對內心衝突時，找到更健康的解決途徑。

愛的囚籠：自謙型個體的情感迷宮

在探索自負系統內部矛盾的解決策略中，自謙型的解決方式常被認為是最難以忍受的。這種策略不僅承襲了其他精神官能症解決方式的缺陷，還給自謙型個體帶來了更強烈的主觀不幸感。儘管他們所承受的痛苦可能並不比其他精神官能症患者更劇烈，但對他們來說，痛苦具有多重功能，讓他們主觀上感覺比他人更可憐，痛苦也顯得更加深重。這種過度依賴他人需求與期望的傾向，讓他們的生活充滿了孤立感，儘管他們渴望的愛是唯一能為生活注入正向意義的元素。

愛，特別是性愛，在自謙型個體的生活中占有關鍵地位，成為他們無法抗拒的吸引力。對於這些人來說，愛情是通往極樂的通行證，似乎可以使所有痛苦煙消雲散。在愛中，他們不再感到孤立無援，也不再感到迷惘、內疚及喪失自我價值。愛給予他們庇護、支持、情感、鼓勵、同情與理解的希望，讓他們感受到自我價值，為生命賦予意義，甚至成為一種救贖。

這種對愛的渴求常常使他們根據他人是否擁有類似情感連繫（如婚姻）來劃分人群，而非經濟條件或社會地位。精神病理學者曾描述這種依賴者的愛為寄生式或海綿式，這個面向確實引人關注。然而，對於典型的自謙型個體，愛的吸引力不僅僅是被愛的需要，而是渴望與他者融合的深刻動機。

這種渴望屈服與統一的動力，在自謙型個體的生活中表現得尤其強烈。愛對他們來說，不僅是滿足與安穩的來源，更是實現理想自我的唯一途徑。在愛的狀態中，他們得以展現理想自我的迷人特質，而被愛的情境則讓他們的理想自我獲得最高認可。這個追求統一的動力，是人類最強大的動力之一，尤其對於內心分裂的精神官能症患者來說，這個動力更為關鍵。

愛的魅力不僅在於滿足和統合，還是他們實現理想自我的途徑。在愛中，他們展現出理想自我的迷人特質，而被愛則讓他們的理想自我獲得最高認可。這種對愛的渴求與迷戀，也讓他們常常沉浸於情感的迷宮中，無法自拔。

可愛性的代價：精神官能症患者在愛中的自我塑造與脆弱

愛，對於每個人來說，都是不可或缺的存在，它不僅是情感的寄託，更是自我認知的重要組成部分。在愛的世界裡，人為了滿足內心對關懷的渴求，逐漸培養出一種被稱為「可愛性」的特質。這種特質是他們為了獲得他人認同而不斷塑造的自我形象，然而，這種不斷增強的需求卻也讓他們變得越發敏感，尤其是對批評和質疑的過度反應。

當一個人極力地表現出無私和關注，而未能得到預期的感激回應時，便會感到深深的受傷。這是因為可愛性是他們自我價值的核心，一旦被排斥，便如同自我整體的否定。他們對被排斥的恐懼因而愈加強烈，這種恐懼不僅使他們感到失去希望，更使其感受到生命的無價值。

在這樣的情感動盪中，他們的內心常常被一套嚴格的「應當」體系所驅動。他們認為自己應該具備無限的同情心，應該毫無保留地理解他人，並且不應該感受到任何傷害。當感受到痛苦或受傷時，他們會自責，認為這是自己的卑劣或自私在作祟。尤其是那些極易恐懼被排斥的人，這樣的自我要求幾乎無法實現。

他們努力假裝成心胸寬廣的人，試圖避免衝突和摩擦，將所有問題歸咎於自己。他們的「應當」不僅限於自身，還延伸到伴侶身上，形成一種如何滿足對方期望的焦慮。他們相信自己應該能順利展開戀情，並使對方愛自己。即便面對不健康的關係，他們也因自負心態而拒絕承認失敗，努力修補關係。

這種可愛特質，儘管表面上充滿魅力，實則隱藏著深層的自負心態，使他們覺得自己有權獲得他人的忠誠和愛。他們相信自己的脆弱、無助、痛苦及自我犧牲理應換來他人的珍視。然而，這些「應當」與要求之間的矛盾，使得他們的情感如同鐘擺般擺動，無法穩定。

幸運的是，若他們的破壞性不過於強烈，且能找到一位心理健康或珍視其脆弱的伴侶，他們仍有可能感受到幸福。這樣的伴侶或許會感到有負擔，但也可能因此激發其保護欲，使他們感到安全和強大。儘管這樣的依賴關係並未解決其根本的心理困境，卻使其在相當程度上獲得了心靈的安寧。

病態依賴的隱晦真相

在我們的生活中，某些關係中的不幸，似乎是無法避免的宿命。分析師試圖理解這些關係中的病態依賴，這種依賴並不僅限於戀愛關係，還廣泛存在於父母與子女、教師與學生、醫生與患者、上級與下屬等互動中。在戀愛中，這種依賴尤其顯著，當我們能在這些關係中辨識其特徵，便能在其他類型的關係中輕易察覺，即便它們被忠誠或責任的表象所掩蓋。

病態依賴往往源於伴侶選擇的失敗，或更準確地說，是一種非選擇。自卑的人常被某種類型的人吸引，他們對那些似乎比自己更強大或優秀的同性或異性產生興趣。這種吸引力並非基於健康的欣賞，而是源自於他們對自身缺陷的認知與自卑感。這類人往往高估那些擁有他們所缺乏特質的人，無論是獨立自足、優越地位的自信，還是對於自我的炫耀。

舉例來說，一位女性患者幻想只有強壯的男性才能拯救她，這種幻想源於她內心深處對自身無力感的否認。她被強勢者吸引，試圖透過愛與之融合，以此來參與生活的掌控，卻不願承擔責任。然而，當她發現對方也有弱點時，這種吸引力可能會減弱，因為她再也無法將自己的自負心態轉移到對方身上。

這種病態依賴關係的核心在於對擴張驅力的外化與羨慕。他們無法在自身解決這個衝突，於是試圖透過愛來補償。愛上驕傲的人，讓對方替自己生活，似乎變成他們擺脫生活掌控壓力的方式。然而，當他們發現對方也有致命的弱點時，這種幻想便會破滅，從而導致失望與厭惡。

因此，自卑者在這些關係中，常常會因伴侶的脆弱而感到不安，因為這提醒了他們自身的脆弱。他們對完全依賴他人的伴侶產生恐懼，因為那意味著他們必須成為更強的一方，這對他們來說是難以承受的負擔。這些負面情緒使他們無法真正欣賞伴侶的優點，反而加深了他們對自身及關係的懷疑與不滿。

驕傲與依賴：愛欲中的自負與屈服

在那些自滿自負之人的世界裡，他們似乎對依賴他人者有著無可抗拒的吸引力。這種吸引力源於一種微妙的反差：驕傲者的自負與依賴者的脆弱形成鮮明對比。自負之人往往能夠在初次相遇時便透過粗暴的冒犯引發依賴者的注意，這反倒激發了後者的迷戀和追求。這種現象在文學作品中屢見不鮮，比如威廉·毛姆的《人性枷鎖》和史蒂芬·褚威格的《熱帶癲狂症患者》，均描繪了這種由冒犯引導的愛戀。

在這些故事中，初次的侮辱和拒絕成為了吸引力的泉源。驕傲者的冷漠與不可接近性激起了依賴者的強烈情感，使他們渴望贏得驕傲者的愛。然而，這種情感的驅動力並不僅僅是因為受辱，而是因為依賴者在這樣的互動中看到了自身自負被摧毀的可能性。對於那些認為驕傲的本質在於讓所有人愛上自己的人來說，拒絕便是一種深刻的侮辱，這種侮辱反而成為他們追求愛的動力。

這種現象揭露了一個複雜的心理過程：自負的人的驕傲與依賴者的愛欲之間的互動，並非僅僅是受辱與愛欲之間的簡單因果關係。驕傲者的傲慢和攻擊性對依賴者的吸引力，以及依賴者內心屈服的渴望，形成了一種微妙而深刻的連繫。依賴者渴望在精神上屈服，只有當自負心態被壓制或摧毀時，他才能實現這個目標。

這種愛的動力來自於一種深層的心理需求：放棄自負，屈從於愛。這在我們看來或許異常，但對於那些具有自謙傾向的個體來說，唯有在感受到侮辱或貶低時，他們才能真正去愛。這種愛與謙卑的聯結，對於心理健康的人來說並不那麼奇異，因為愛的本質在於彼此的聯結。

擴張型個體與自謙型個體在面對愛時的態度截然不同。前者將愛視為危險，避之不及，因為愛意味著要放棄其精神自負；而後者則將愛視為解決一切的關鍵，視愛為不可或缺的存在。驕傲者或許會在自負崩潰之際屈從於愛，成為愛的奴隸，正如司湯達在《紅與黑》中描繪的那樣。這表明，驕傲者對愛的恐懼並非毫無根據，因為愛對他們來說意味著一種深刻的自我挑戰和轉變。

在依附與反感之間：自謙者與自大報復型人格

在許多關係中，我們都可以觀察到病態依賴的特徵，然而在自謙型與自大——報復型性格的互動中，這些特徵尤其明顯。這種關係中的衝突往往最為激烈，因為雙方的動機使得關係的延續性較長。自戀的一方對於隱性要求愈加厭倦，因此更容易放手，而受到虐待的一方則更難擺脫這種關係，因為他們的脆弱性使得應對複雜情況變得困難。

自謙型的人，通常在生活中表現得正常，但一旦捲入這種關係，他們潛藏的精神官能症因素便會浮現。我們可以從依賴者的角度來理解這個過程。假設自謙者是女性，攻擊者是男性，儘管性別並不是這種性格的必然組合，但在我們的文化中卻相當普遍。

這名女性在關係中全然投入，對方成為她生活的中心。她的情緒完全依賴於對方的態度，她不敢制定任何計畫，生怕錯過與他的任何互動機會。她的所有行為都是為了滿足她所認為的對方對她的期望。她唯一的恐懼是失去他，因此對於其他事物的興趣逐漸消失。她的工作、家庭和友誼都逐漸失去意義，因為她的生活圍繞著他運轉。

在這種關係中，她開始透過他的視野來評價自己和他人，失去自我基礎，變得越發缺乏主見。她可能陷入債務，面臨名譽、健康和尊嚴的危機。即使她正在接受分析，她對自我的認識也會被對理解他動機的關注所取代。

這兩種神經結構的衝突最後會浮現，因為它們本質上是對立的。她渴望愛與情感，而他卻對情感流露抱有恐懼，認為這是一種脆弱的表現。她的需求源於渴望失去自我並與他合而為一，而非單純出於對他的愛。他無法不去壓抑她的情感，這使她感到被忽視，進而引發焦慮並加強依附行為。

儘管他希望她依賴自己，但她的依附卻讓他感到恐懼與厭惡。她的強迫性援助使他感到冒犯，而她的理解行為則侵害了他的自尊。她的理解中充斥著對原諒與寬恕的渴望，這使得他感受到她的道德優越感，進而激發他的反感。這種關係中的溝通往往充滿誤解與衝突，因雙方都認為自己是正確的，平和的對話幾乎不可能實現。結果，她將他視為殘忍之人，而他則認為她是道德的偽君子，這種相互矛盾的看法進一步加劇了依賴和衝突。

破碎的共生：依賴與屈從之間的情感困境

在這段錯綜複雜的關係中，兩個人深陷於彼此的心理需求與厭惡之中，形成了一個無法脫離的惡性循環。他們的互動就像一場永無止境的貓捉老鼠的遊戲：時而吸引，時而排斥；時而交纏，時而逃避。他們的性格與需求截然不同，卻又彼此依賴，這使得他們的關係充滿了矛盾與衝突。

這段關係中，男性一方似乎擁有絕對的主導權。他的需求被視為理所當然，無論是經濟支持、情感關注還是事業上的協助，他總是毫無歉意地要求她的付出。然而，當她的需求未能得到滿足時，他卻不認為自己有任何責任。他的行為常常讓她感到沮喪和無力，而她卻無法有效地捍衛自己的需求，因為「順從」對她來說似乎是更容易的選擇。

在這種不平等的關係中，她的需求被視為占有，對於性或美食的渴望則被認為是放縱。他對她的輕蔑和無視讓她倍感痛苦，她渴望被愛，但卻常常陷入被操弄與羞辱的境地。即便如此，她仍然試圖取悅他，甚至在某種程度上對他的行為產生了認同，因為這些指責中隱含著一絲真實性。

在性的問題上，他缺乏溫柔和對性的貶低，使她感到被物化。對她來說，性可能是愛的唯一憑證，而他卻將其視為羞辱她的工具。這種虐待的態度讓她的自尊心漸漸崩潰，最後，她開始在心底歡迎這種行為，並積極配合他。這種被動的屈從，出於對徹底屈從的渴望，讓她在性行為中找到一絲滿足。

這段關係中的操控與屈從，揭露了在愛中尋求滿足的複雜心理動態。她在這種錯綜複雜的情感網路中，無法擺脫內心的矛盾與痛苦。這種透過自我放縱達成完全屈從的衝動，或許能夠解釋她在這段關係中所展現的受虐狂傾向。最後，這種破碎的共生關係，不僅摧毀了她的自尊，也讓他們雙方都陷入了無法自拔的情感泥沼。

隱藏的自我放逐：與潛意識的較量

自我貶低的驅動力往往深植於人們的潛意識中，並且可能以各種形式顯現，從低俗的性狂歡到夢境中的自我放逐。這些行為和幻想，雖然在表面上看似與性慾有關，但實際上是更深層的心理機制的表現。這種驅動力可能會在人們的日常生活中以微妙的方式顯現出來，讓人難以察覺。對於一位敏銳的觀察者來說，這種衝動可以從許多行為中辨識出來。

例如，一個人可能會不自覺地將他人的過失攬到自己身上，或在關係中過度迎合對方，視這些行為為謙虛或愛的表現。然而，這種自我臣服的衝動往往超越了性問題，深埋於潛意識中，導致人無法清楚地意識到這些行為的真實動機。這種潛在的驅動力使得人在面對他人的無禮行為時，常常感知鈍化，甚至在朋友的提醒下依然無法清醒地面對現實。

這樣的情況可能引發她的內心衝突，因為這些提醒觸及了她長久以來未解決的內心矛盾。甚至在她意識到這些問題後，也可能會感到憤怒，因為這些觀察揭開了她不願面對的真相。她可能會努力掙脫這種處境，試圖回想起那些曾經受到的侮辱，以幫助自己採取對抗的立場。然而，這些努力往往徒勞無功，因為她可能並未真正理解這些行為背後的深層動機。

長期以來，她可能習慣性地忽視或淡化這些問題，直到某一刻，她才驚訝地意識到，這些行為和感受對她的影響有多深遠。此時，她才可能開始了解到，這不僅僅是個人的問題，而是源於更深層的心理結構。這種認知或許能幫助她在未來的生活中，逐步建立更健康的自我認知和人際關係。

理想與屈從：一場追逐自我救贖的情感困境

在一段關係中，她對於徹底屈服的渴望，使她的生活宛如一場漫長的追逐——追逐那個理想化的伴侶，追逐一個能讓她感受到內心統一的人。她選擇了一位自負而驕傲的伴侶，因為只有在這樣的人身上，她才能找到所渴望的那種自負和權威，而她則甘願以順從的姿態迎合。

最初，他的自大讓她著迷，這種明顯的迷戀隨著時間的推移可能會減弱，但她依然以更為微妙的方式美化他。即使她開始在許多細節上看清了他的本質，她仍難以擺脫這種理想化的幻影。她的自我完全消失在對他的崇拜中，以至於她只能透過他的視野來理解這個世界，這也是她難以脫離他的原因之一。

在她與他的關係中，她的自我貶低變成一種策略。她希望透過屈從於他並與他融為一體來尋求內心的統一。在她的心中，這一切都建立在他接受她的愛的基礎上。然而，當他未能滿足她的期待時，一個關鍵的轉捩點出現了。這並不是一瞬間的轉變，而是一個長期持續的過程。她的伴侶因自身的精神官能症而無法回應她的需求，這讓她陷入了極大的失望。

儘管她心底歡迎他的自負，但他的拒絕和在愛情中的挫折卻讓她極為痛苦。她一方面渴望獲得他的愛與救贖，另一方面，她的自尊心又讓她相信自己應能讓他愛上自己並維持這段關係。她無法輕易放棄一個投入過多的目標，這使得她在面對他的粗暴對待時，反應出焦慮、沮喪或絕望。然而，不久後，她又重新燃起希望，堅信他終將會愛上她——儘管事實並不支持這種信念。

她的生活被這種理想化和現實的矛盾所困擾，難以擺脫。這是一場內心的戰役，她在其中尋求自我價值的確認，同時也在掙扎著接受現實的殘酷。

迷失在愛與復仇之間

在那個決定性的時刻，衝突悄然浮現。起初，這衝突似乎只是短暫的波瀾，輕易便能平息。然而，隨著時間的流逝，這場內心的爭鬥愈加深沉，持續的時間也日益延長。她全心投入於改善彼此的關係，認為這是培養情感的良方。她的每一個舉動都小心翼翼，試圖取悅他，迎合他的期待，甚至在他粗暴對待自己時，她也選擇了忽略，甚至試圖理解並安慰他。

然而，他卻將她的努力視為依附的加劇，對她的行為感到不滿。他們都陷入了各自的信念中，忽視了最根本的問題：她所追求的，是她心中所認為的至善之物。這些行動在她眼中，是關係的「改善」，而她也堅信他在某種程度上也在「改善」。

然而，隨著時間的推移，她內心的憎惡逐漸滋生。最初，這份仇恨被她深深壓抑，因為承認它會摧毀她心中寄託的希望。但這種情感偶爾會在她的意識中閃現，她開始對他的無禮行為感到不滿，卻仍猶豫不決，不願向自己承認。隨著時間的推移，她的報復衝動越發明顯，真正的仇恨開始顯露，然而她仍然不確定這是否屬於真實的情感。

她的性格越發挑剔，對於被他利用的容忍度明顯降低。這種報復心理的特徵多以間接方式顯現：抱怨、痛苦、犧牲，及依附行為的增加。她的追求中悄然融入了報復的成分，這些潛伏的情緒如同癌細胞般擴散。雖然她仍渴望他的愛，但獲得他的愛如今更轉化為一種復仇的勝利。

在這樣的泥沼中，她迷失了自己。她的努力不再是單純為了愛，而是被復仇的陰影所籠罩。她一方面懷抱著渴望被愛的希望，另一方面卻在報復的驅使下，走向一條越來越無法回頭的道路。這場內心的爭鬥不僅是對他的，也是對她自己的挑戰。在愛與復仇之間，她已然無法區分哪一方才是她真正的歸宿。

愛的捆縛：報復、依賴與自我毀滅的心靈交織

在她的生命中，這段關係變成一場無法擺脫的不幸。即使報復的行為在她心中並非刻意為之，它卻在這段關係的核心問題上產生了深刻的分歧，造成了不容忽視的不快。這種無意識的報復心理，反而讓她更緊密地繫於他身上，因為它給了她追求「圓滿結局」的強烈動力。可是，即便她最後贏得了這場心理戰，若他真的愛上了她——假使他不再那麼固執，而她也不再那麼自我毀滅——她也無法真正地從中受益。當她的勝利渴望被滿足時，這股強烈的驅動力便會逐漸減弱，自負心態也會得到相當程度的補償，但她對於他的興趣或許已經消逝。他所賦予的愛，對她來說，可能只會化作一種遲來的感激之情。

她的自負一旦得到滿足，便再無法去愛。而若她竭盡全力卻仍然無法改變現狀，她可能會激烈地反對自我，陷入雙重的內心衝突。她開始意識到，自己忍受了過多的屈辱，這使她感到被剝削，進而厭惡自我。最後，她意識到，她所謂的「愛」實際上是一種病態的依賴。這個認知雖然對她的心理健康有益，但最初她的反應卻是自我輕蔑。她譴責自己內心的報復傾向，從而加深了自我憎恨。因為無法獲得他的愛，她最後無情地自我攻擊。她能意識到部分的自我憎恨，但更多的自我厭惡則以自謙型人格特有的消極被動方式外化，這意味著她此時產生了一種強烈而廣泛的被虐待感。

這種被虐待感經常導致她對他的態度出現新的分歧。因為感受到的虐待而引發的怨恨愈加強烈，讓她失去理智。同時，這種自我憎恨要不讓人恐懼，以至於她必須依賴他人的情感慰藉，要不就是在自我毀滅的背景下加強其忍受虐待的能力。因此，伴侶成為她自我毀滅行為的執行者。她被迫忍受折磨與羞辱，這一切皆源於她對自我的憎恨與鄙視。這段關係，變成她自我毀滅的舞臺，在其中她扮演著受害者與加害者的雙重角色。

在自我厭惡中掙扎

在心理治療的過程中，常見到一些患者在自我厭惡的漩渦中掙扎，不斷尋求解脫。這樣的狀態常常影響他們對自身情感的理解和處理。本文探討兩名患者的案例，揭露自我厭惡如何影響他們的情感和行為。

第一位患者是一名男性，他決定獨自旅行以釐清對伴侶的情感。然而，這段旅行並未如他所願地帶來清晰的答案，反而讓他陷入情感的極端波動中。他時而憤怒地認為伴侶無情，時而又極度渴望伴侶的關懷。這些情感的劇烈交替讓他無法自拔，直到他開始意識到這些極端感受的矛盾性，才得以稍微擺脫這種困境。這樣的覺察讓他開始將這些情感視為需要理解的問題，而非單純的情感反應。最後，他發現這些情感的波動與其內心的自我厭惡有更深的連繫。

第二位患者是一名女性，她在獨立與依賴之間徘徊不定。她常常被一種強烈的衝動驅使，想要連繫伴侶，儘管她深知這樣做只會讓情況惡化。在某次即將撥打電話的瞬間，她突然意識到自己被一種自我貶低的衝動所驅使。這個覺察促使她開始深入反思，發現自己內心深處的自我憎恨。隨著自我分析的深入，她逐漸解開了過去經歷對她的影響，並開始理解這些強烈情感的根源。

這兩個案例顯示，在自我厭惡的影響下，患者常常會誇大他人的過錯，或被強烈的情感驅動而做出自我貶低的行為。這種狀態使他們陷入一種情感的混亂之中，難以自拔。面對這樣的情感漩渦，患者需要面對內心的自我厭惡，並透過自我分析來理解這些情感的來源。這是一個艱難的過程，但只有透過這樣的內省，患者才能逐漸擺脫自我厭惡的束縛，走向心靈的平和。

自我厭惡不僅影響人對自身情感的理解，也可能導致一系列的自我毀滅行為。這些行為有時以自殺或疾病的形式表現出來，有時則以對生活失去興趣的方式展現。無論形式如何，這些行為都是個人內心衝突的外在表現。因此，透過理解和解決內心的自我厭惡，人才能真正獲得解脫，重新找到生活的意義。

重生之路：擺脫依賴並重建自我

在生活中，我們常常面臨著掙脫依賴的複雜挑戰，這個過程充滿了痛苦與掙扎。當一個人意識到自己正處於崩潰的邊緣時，往往會激發出內心深處的勇氣，試圖掙脫這種困境。然而這並非易事，因為在這個過程中，健康的自我和精神官能症的影響交織在一起，形成了一種矛盾的拉扯。

掙脫的過程中，人常常感到如同被撕裂一般。她可能因為斷絕了與周遭的連繫而感到孤立無援，對未來充滿恐懼。關係的破裂不僅意味著失去支持，更是承認自身的失敗，這對自尊心是一種挑戰。這種內在的爭鬥反映了兩種自尊心之間的較量：一方面是想要擺脫束縛，另一方面則是不願面對失敗的恐懼。

朋友和專業人士的支持在這個階段顯得尤其重要，他們的幫助可能成為人們成功掙脫的關鍵。然而，擺脫依賴後，真正的挑戰才剛剛開始。她需要面對的是，是否會再度陷入另一種依賴，或者是否會因為過於謹慎而壓抑自己的情感，讓自己看似正常卻內心傷痕累累。最理想的情況是，她能夠經歷徹底的轉變，成為一位真正的強者，擁有獨立的內心自由。

病態依賴是一種極為複雜的現象，不能簡單地視為性受虐狂或自我厭惡的表現。這是一個動態的過程，各種因素交錯影響，形成一個不斷變化的狀態。它不僅僅是內心痛苦的施加或接受，而是涉及到更深層次的心理需求，如渴望完全屈服和追求統一感。

這種情感糾葛的激烈程度，不僅來自於外在環境的壓力，更源於內心對某種成就的期待。這種期待可能基於精神官能症，但更重要的是，它驅動著個人追求更高層次的自我實現。在這個過程中，人們必須在自謙型人格的整體框架中，重新審視自我，尋求內心的平衡與和諧。

最後，掙脫依賴的過程是一場自我的重生。只有在經歷了真實的痛苦和掙扎後，人們才能夠喚醒內心的創造性力量，達到成熟，並以毫無保留的姿態面對自我，進一步實現心靈的自由與獨立。

內心平靜的假象：放棄的代價

在面對內心的衝突時，有些精神官能症患者選擇了一條看似輕鬆的道路 —— 放棄。這種策略的核心在於退出內心的爭鬥，並假裝對一切漠不關心。這種放棄的姿態，表面上似乎能帶來一種短暫的平靜，因為唯有放棄正面的生活，他們才能暫時擺脫內心的糾結。這種選擇，雖然在某種程度上是一種徹底的解決方案，卻也常常被誤認為是「正常」的，因為我們對健康的理解往往不夠敏銳。

然而，這種放棄的背後潛藏著一種更為複雜的意義。在一些文化和宗教體系中，「捨棄不必要之物」被視為一種智慧的象徵，是邁向更高精神境界的必經之路。這種捨棄，並非只是單純的放棄，而是一種有意識的選擇，旨在追求更深層的成就和內心的昇華。它強調的是拋棄對物質享樂的渴望，以便更接近神明或探尋生命的永恆意義。

然而，對於精神官能症患者來說，放棄卻並非如此崇高。他們的放棄是出於畏懼衝突，而非追求更高的理想。這種放棄並不意味著獲得真正的內心平靜，而是對奮鬥與努力的逃避。他們滿足於微薄的存在，將生命的潛力局限在一個狹小的範圍內，這實際上是一種對生命成長的削減。

因此，放棄雖然能暫時提供一種沒有衝突的安逸，但長遠來看，這種選擇卻可能導致生命的停滯和內心的空虛。真正的內心平靜並非來自於簡單的放棄，而是源於對自我深層的理解與成長。放棄可能是一時的解脫，但若要真正達到內心的和諧與充實，則需勇敢面對內心的衝突，並透過不斷的努力與奮鬥來實現。這樣的過程，雖然艱難，卻是通往成熟與智慧的唯一途徑。

旁觀者的生活：精神官能症中的放棄與超然

在探討精神官能症患者的放棄行為時，我們發現這種放棄並非純粹負面，而是深藏著某種正面的價值。這種價值常被忽視，因為我們通常只看到放棄帶來的消極特質。然而，若將其與其他應對方式相比，這一點便會更加清晰。在其他案例中，我們看到的是一種紊亂的景象：對某事物的急切渴望，對某種目標的追逐，以及對某種理想的熱情 —— 無論這些是否與控制或愛有關。在這些人中，我們能夠感受到希望、憤怒與絕望的交織。即使是那些自負的報復者，他們看似冷漠，實則內心充滿對成功、權力與勝利的渴望和驅動力。

然而，放棄的情況則截然相反。如果放棄的傾向持續存在，生活便會陷入一種低迷狀態 —— 既無痛苦，也無摩擦，但同時也缺乏激情。因此，精神病理學中的放棄特徵常被視為一種受到約束的表現，一種逃避、一種不願意或不渴望行動的感受。每位精神病患者都在某種程度上展現了這種放棄，這也成為他們主要的應對策略。

精神官能症患者在內心的爭鬥中退卻的明顯跡象是，他們轉變成自己以及自己生活的旁觀者。我將這種心態視為一種釋放內心焦慮的普遍策略。因為超然的態度是他們普遍而顯著的特徵，他們變成他人的旁觀者。他們的生活如同坐在交響樂團中，靜靜地觀望舞臺上的戲劇表演，而這樣的觀賞往往不會帶來激動的感受。雖然他們未必是優秀的觀眾，但卻可能極為敏銳。

即便在第一次諮商中，透過一些相關問題，他們或許能夠洞悉自我，當然這其中充滿了隱祕的觀察。然而，他們常會補充道：這些我都明白，但這並不會改變任何事。的確，什麼都不會改變，因為他們的發現中並沒有任何是基於自身的體驗。作為自己的旁觀者僅僅意味著不積極參與生活，並在無意識中拒絕這樣的行為。在分析過程中，他們往往會努力保持這種態度。他們或許極具興趣，但這種興趣在相當長的時間內可能僅停留在著迷的消遣層面 —— 一切依然沒有改變。

迴避與懶惰：心靈的無形枷鎖

在日常生活中，我們或許常常無法察覺自己內心深處的潛在衝突，而這種無意識的迴避策略，往往成為我們面對挑戰時的天然屏障。某些人對於衝突的感知極為敏感，當面臨可能的對立時，他們會不自覺地退縮，甚至在潛意識中試圖將其合理化為不構成問題的情境。這種迴避行為不僅影響了他們的情緒，也逐漸滲透到生活的各個方面。

對於成就的追求，許多人心中都藏有一股強烈的渴望。然而，當障礙出現時，他們往往選擇放棄，而不是迎難而上。這種放棄不僅展現在排斥成就上，更在於對厭倦努力。他們懷疑自己的能力，低估自己的優勢，甚至在心中完全否認自己的潛力。即使有證據顯示他們具備成功的條件，他們也難以從中獲得激勵，反而可能因為被迫面對這個事實而感到憤怒。

這種厭倦的情緒不僅局限於個人的成就追求，也蔓延至日常生活的各個層面。簡單的任務如書信往來、閱讀、購物，皆因內心的抗拒而變得拖延不前。他們習慣於將複雜的事務推至遙遠的未來，以避免面對眼前的壓力。這種懶散的態度，逐漸演變成一種生活方式，使得他們在瑣事上顯得力不從心。

與此同時，這些人往往缺乏明確的生活目標與計畫。他們對未來的追求模糊不清，甚至毫無所謂。這種對於生活方向的漠視，使得他們在面對人生選擇時，缺乏一個清晰的指南針。相比之下，那些自負且復仇心強烈的人，則會精心規劃他們的每一步，力求在未來的某一刻實現自己的雄心壯志。

懶惰與迴避，這兩者相互交織，成為許多人心靈深處的無形枷鎖。它們不僅阻礙了自我實現的道路，也使得個人在面對人生挑戰時，缺乏應有的勇氣與動力。在這樣的狀態中，如何突破自我設限，擺脫這種無形的束縛，成為每一個心靈探索者需要面對的課題。

對輕鬆生活的執著：精神官能症患者的放棄與消極期望

在這段分析過程中，精神官能症患者的意圖顯得狹隘且充滿負面情緒。他相信，分析的目的是要消除那些困擾他的症狀，比如與陌生人相處時的尷尬、不安，對臉紅的恐懼，甚至在街道上失去意識的恐懼。他還希望分析能解決他在某些方面的懶惰，比如閱讀的困難。他或許追求一種崇高的狀態，用典型的模糊語言來表達，便是「安詳」。對他來說，這意味著沒有任何困擾，也不會有讓人心煩的事物。他理所當然地認為，任何他渴望獲得的東西，無論是什麼，都應該輕而易舉地得到，無需承受任何痛苦或壓力。他期望精神分析師能達成這個目標，畢竟，他自認為是專家不是嗎？分析應像牙醫拔牙或醫生打針：他願意耐心等待精神分析師提供解決一切的線索。如果患者能少說幾句，那就更為理想。精神分析師應該擁有某種類似 X 光的能力，一掃便能洞悉患者的思想，或者，精神分析師可以運用催眠法，更快速地解決問題 —— 患者無需付出任何努力。

當新問題浮現，想到尚有如此多的事情待處理時，他的首要反應常常是憤怒。正如之前所提，他或許不在意觀察自身的狀態。他所介意的，正是變革所需的努力。若深入探討，我們將觸及放棄的根本本質，即是：對願望的限制。在其他類型的人身上，我們亦可觀察到對欲望的壓抑。然而，此種壓抑通常僅針對某些特定的欲望，例如渴望親密或追求勝利的願望。此外，我們也意識到欲望的模糊性，這主要源於個人的欲望常常取決於他「應當」渴望之物。所有這些傾向在此皆可見端倪。在此，某個領域往往較其他領域受到更深的影響。自發的欲望因內心的指令而模糊不清。然而，除了這些之外，放棄者可能有意或無意地認為，最好無需懷抱任何渴望或期待。

這種理念有時伴隨著一種有意識的悲觀主義，認為人生無論如何皆為徒勞，且沒有任何事物值得為之奮鬥。許多事物以模糊而懶散的姿態顯得似乎值得追求，卻難以激發出具體而生動的渴望。即使有某種渴望或興趣激發了足夠的熱情，突破了「無所謂」的態度，也會迅速消退，重回「一切皆無所謂」或「沒有任何事物應當重要」的安靜表象。這種「不抱希望」

的狀態可能影響職業生涯，波及個人生活 —— 如尋求新職位或升遷、婚姻、擁有房產、汽車或其他物件。這些願望的實現看似主要是一種負擔，實際上會妨礙他那一個真實存在的渴望 —— 不被干擾。「不抱希望」與之前提及的三個根本特徵息息相關。唯有在他缺乏任何強烈渴望的情況下，他才能成為自己生命的觀察者。若無追尋渴望的動力，他便難以擁有任何抱負或明確的目標。最後，沒有任何渴望會強烈到足以證明值得為之奮鬥。因此，這兩項顯而易見的精神需求為：生活應當輕鬆自在，免於痛苦，無需付出努力；他應當不被打擾。

超然的孤獨者：情感距離與社交策略

超然的孤獨者以一種極端的方式追求非依賴性，這種追求甚至達到了幾乎完全不需要任何事物的地步。在他的世界裡，沒有任何人或物能夠如此重要，以至於失去它會讓他無法生存。他可以欣賞或喜愛一位女性、一處鄉村或某些飲品，但絕不會讓自己對這些事物產生依賴。一旦他感到某個人、某個地方或某群人對他來說變得極為重要，以至於失去後會帶來痛苦，他便會迅速撤回自己的情感。這種冷靜的超然態度在他的社交關係中尤其明顯，任何人都不應認為自己在他心中不可或缺，或將彼此的關係視為理所當然。若他察覺到這種心態，他通常會選擇退卻。

這種不參與的原則也影響著他的社交生活，他似乎總是站在生活的邊緣，成為自己生命的旁觀者。他能夠享受短暫的、疏離的關係，但絕不會深陷其中。他不渴求他人的陪伴、支持或肉體關係，這使得他能輕鬆保持情感上的距離。即便在危急時刻，他也可能忘記向他人尋求幫助，但只要不涉及情感，他也可能樂於助人，並不期待他人的感激。

在某些情況下，性成為他與他人建立連繫的唯一途徑。他可能會經歷短暫的性關係，但最後選擇退出，這樣的關係中不應孕育愛的情感。他明白自己不願與他人建立深厚連繫的需求，當他的好奇心得到滿足時，便會以此作為結束一段關係的理由。對他來說，這些女性如同新風景或新認識的群體，當新鮮感消退時，他便轉向其他事物。

這種超然態度並非對其冷漠的辯解，而是他對旁觀者角色的堅持。偶爾，他可能會被誤認為對生活充滿熱情，但實際上，他更習慣於保持情感上的距離。即便在婚姻中，他也可能對伴侶懷有深切的關懷，卻從不將自身之事坦誠相告。他可能要求有屬於自己的時間，或選擇獨自出遊，將關係局限於偶爾的短暫相聚。

這種對情感投入的恐懼與缺乏正向情感是兩種不同的現象。他可能壓抑了自身的柔情，認為這些情感應當隱藏於內心深處，這是他的私事，與他人無涉。這使他與那些在冷漠中尋求衝突的人有所不同，他不願與他人產生衝突，而是選擇在孤獨中保持超然。

恐懼束縛：放棄者對改變的抵制與消極順從

在許多放棄者的心靈深處，對於任何形式的影響、壓力或束縛，都存在著極高的敏感度，這種敏感度使得他們對外界的威脅感到恐懼。這種恐懼往往與他們的超然姿態息息相關，尚未建立私人關係或參與群體活動之前，他們可能已經預見到未來可能的束縛，並因此焦慮不安。

在這樣的心理狀態下，放棄者對於威脅的感知變得多樣且複雜。他們可能會視租約、長期協定、甚至是衣領、腰帶等身體壓力為束縛的象徵，進而產生憎恨。他們厭惡他人對自己的期望，以及各類需要履行的義務，如送禮、寫信或支付款項等。這種憎恨也可能延伸至交通規範、傳統習俗及政府干預等外在規範。

放棄者並非鬥士，因此他們不會公開反抗，而是選擇在心中消極地抵制。他們可能對他人抱有懷疑，認為他人試圖施加影響，試圖將他們塑造成某種預設的形象。這種懷疑使得他們對任何形式的變化產生強烈的牴觸情緒。

對於放棄者來說，變化本身就是一種威脅。由於懶惰和無望感的驅使，他們對於變化所需的努力和潛藏的風險感到畏懼。即便身處不滿意的環境中，他們也寧願忍受現狀，而不願展開任何調整，因為他們不相信自己有能力改善這種境況。

這種對變化的牴觸，往往使得他們對新事物產生反感。他們對於任何境遇都不抱過高期望，改變的動力因此微乎其微。此外，他們認為事物乃不可更改，生活的本質便是如此，這種宿命論的態度使得他們對改善現狀的建議顯得冷淡而有禮。

儘管放棄者對於難以忍受的情境不抱怨，但他們的忍耐並非出於自謙，而是源於對改變的恐懼。這種恐懼深植於他們的內心，使得他們在面對生活的挑戰時，常常選擇退縮和逃避。對於放棄者來說，真正的挑戰在於如何克服這種內心的恐懼，勇敢地面對並接納生活中的變化。

內心的抗拒：變遷與放棄的微妙交織

在探討放棄的心理現象時，我們無法忽視其對變遷的深刻厭惡。這種厭惡並不僅僅限於外在事件，而是深植於內心的認知與情感結構中。放棄者在面對環境的改變時，往往表現出猶豫不決，這種猶豫並不是單純的懶惰或懈怠，而是一種對變化的本能抵抗。即使在他們心中，可能對改變有某種理智上的欣賞，但在情感層面，他們卻難以擺脫對穩定的渴求。

這種穩定的渴求，源自於他們對自我觀念的固守。放棄者常常將自己看作是靜止的，這種靜止的自我觀念成為他們生活的核心。他們避免正面的生活，逃避渴望和努力，遠離行動與奮鬥。這種生活方式的選擇，或許是出於一種自認為高明的智慧，然而在更多的情況下，這種選擇是潛意識的結果。放棄者未必清楚地意識到自己在逃避，但他們的行為和決策卻透露出這種內在的抗拒。

在心理分析的過程中，放棄者往往希望能夠快速找到解決方案，並渴望這種解決方案能一勞永逸地解決他們的問題。他們期望分析是一種僅有一次的揭露，而非一個持續的過程。然而，真正的變化需要時間和耐心，這是一個不斷更新和重新審視的過程。我們需要從全新的視野來解決問題，觀察不斷變化的連繫，並發現持續更新的意義。唯有如此，才能找到問題的根源，並從內在改變那些深植於心的模式。

這種內心的抗拒，無論是有意識的選擇，還是潛意識的反應，都需要我們深入探討。放棄者對變遷的厭惡，不僅影響他們的個人生活，也可能阻礙他們的成長與發展。我們將進一步探討這些面向，揭露放棄心態背後的深層動因，並尋找突破這種模式的方法。只有如此，我們才能真正理解並幫助那些在變遷面前感到無力的人。

從企圖心到超然：放棄者的內心掙扎與自我放逐

在分析放棄者的內心世界時，我們必須從多元的視野重新審視他們所面臨的議題。他們常常因超然的姿態和對威脅的敏銳感而被人注意，但這僅僅是表面現象。隨著長期面對精神病理需求，我們可以透過觀察他們在困境中的反應，尤其是在倦怠、疲憊、憤怒、恐懼和怨恨等情緒下的表現，來揭露放棄者內心深處的真實需求。

對於分析師來說，掌握這些情緒特徵是理解整體情況的關鍵。當某一個特徵引起我們的注意時，我們必須尋找其他相關特徵，因為這些特徵並非孤立存在，而是構成了一個緊密相連的結構。這種結構在其基本組成上，呈現出一幅和諧統一的畫面，彷彿被同一種色彩所覆蓋。在這樣的背景下，我們需要深入探討這幅畫面內在的動力，以及其所蘊含的意義和演變。

放棄者常常透過退出內心的衝突來解決問題，這似乎是一種主要的應對手段。表面上看，我們可能認為放棄者基本上放棄了雄心壯志，這也是他們自己常常強調的一點，並將其視為整個發展過程的線索。然而，從雄心壯志的角度來看，放棄者的成長歷程往往充滿矛盾。在青春期或其前後，他們經常展現出充沛的精力和卓越的才能。他們可能巧妙地克服經濟障礙，為自己爭取一席之地。在學校中，他們也許雄心勃勃，名列前茅，甚至在辯論賽或某次活動中脫穎而出。

至少在某一個時期，放棄者表現得相對活躍，對許多事物充滿興趣，並渴望未來有所成就。他們在這段時間裡，往往反抗生活中的傳統，試圖尋找一個更有意義的未來。然而，隨著時間的推移，這些雄心壯志似乎逐漸消退，取而代之的是一種內心的放逐。他們可能選擇退出競爭，放棄之前所追求的一切，這種轉變讓人不禁思索其背後深層的原因。

透過這些觀察，我們或許能夠更深入地理解放棄者的內心世界，並探索他們所經歷的內心掙扎與成長軌跡。這不僅有助於理解他們的過去，也為未來的改變提供了可能的方向。

退卻的選擇：內心矛盾的和解

在生命的旅途中，我們常常會遇到一個看似不可踰越的階段：焦慮與憂鬱，源於一場失敗或叛逆的本性，使人陷入絕望的深淵。然而，隨著時間的推移，生活的波動逐漸平息，外界開始認為這是「適應」的結果。年輕時懷有的雄心壯志似乎被現實的壓力所磨滅，這被認為是一個「正常」的過程。然而，對於那些更具洞察力的人來說，他們看到的卻是一個人逐漸喪失了對生活的熱情，對許多事物的興趣逐漸減退，並滿足於遠低於其才華和機會的生活。

這種轉變的背後，究竟發生了什麼事？環境並不一定那麼不利，以至於能將一切責任推給它。因此，決定性的因素很可能是某種內在的痛苦。然而，這個解釋仍然不夠充分，因為有些人面對相似的內心混亂，卻選擇了完全不同的解決方式。這種變化並非源於衝突的強度，而是他選擇的應對方式：退卻。這種退卻並不是因為他無法面對，而是他選擇了這條路來與自己達成和諧。

為了更容易理解這種退卻，我們需要探討擴張型驅動與自謙型驅動之間的內心矛盾。在某些人中，一種驅動力會更為顯著，而另一種則被壓抑。然而，當這兩者不再相互壓制時，我們看到的便是一種相對平衡的狀態。擴張的欲望可能會在個人的幻想中顯露：他渴望成就偉業，甚至幻想自己擁有卓越的特質。但這種驕傲的自我，卻是為了逃避而誕生。

這樣的人常常以超然的姿態、自我堅韌、自給自足為榮。他認為自己有權不被他人打擾，並有權不為生活奔波。然而，這些需求源於他保護自我空間的渴望。最後，這些擴張的衝動不再是一種正面的動力，因為他已經放棄了追逐宏大理想的熱情。

在這種情況下，即便他擁有從事卓越工作的能力，他對他人需求和評價的輕蔑仍然顯而易見。這是一種叛逆者的特徵，他已經放棄了對實際控制的追求。僅僅想到成為領導者、影響或操控他人，便會讓他感到極度不快，這與他超然的態度相呼應。這種選擇，究其根本，是一種內心矛盾的和解。

靜止中的追尋：放棄型個體的內心世界

在探討放棄型個體的心理特質時，我們觀察到了一種獨特的靜止狀態。這些人常常因自我貶抑的傾向而低估自己，表現出懦弱和羞怯，並認為自己微不足道。他們對他人需求的敏感度極高，寧願自責而不願責怪他人，這使得他們容易受到外界壓力或攻擊的影響。這種過度的自我批評往往掩蓋了他們內心深處的恐懼，這恐懼來自於他們對自謙傾向的潛在力量的畏懼。

放棄型個體的生活中，似乎缺乏正面的動力。他們不依賴他人，對他人亦無期待，選擇不與他人產生情感糾纏。他們已經放棄了對榮譽的積極渴求，雖然理想化的自我仍在運作，但他們已經不再追求實現這些理想的行動力。這種冷卻的傾向同樣影響了他們的真實自我，使得他們壓抑了自我實現的內在驅動力。

然而，這並不意味著他們全然缺乏情感上的共鳴。儘管他們不願與他人建立情感連繫，但對於宗教、藝術及自然等非個人事物，他們仍能產生強烈的情感共鳴。這使得他們在某種程度上保持了情感的自發性，與其他精神官能症患者相比，他們或許較少感到疏離。

放棄型個體的靜止狀態，讓人不禁懷疑這種靜止是否真的涵蓋了他們的全部生活。畢竟，沒有誰能僅依賴消極特徵而生存。他們是否追求某種正面的目標？在他們內心深處，是否存在著某種強烈的吸引力，驅使他們去追求內心的安寧？

儘管放棄型個體在表面上似乎缺乏動力，但他們對於「做自己」的渴望仍然存在。這種渴望，雖然不如對掌控或愛的追求般明顯，卻在他們的內心深處持續燃燒。放棄型個體的生活，並非全然靜止，而是在表面的靜止之下，進行著一場不為人知的自我追尋。這種追尋，或許正是他們生活中潛在的正面力量所在。

渴望自由：分析中的解放與自我認識

在心理分析的過程中，當患者提出某些問題時，細緻地傾聽他們的觀點，往往會帶來意想不到的啟示。我們經常遇到這樣的情境：患者向我們透露了某些重要的資訊，但我們可能在最初未能充分重視。這時，回到患者的陳述中，仔細檢視他們的自我認知，顯得尤其關鍵。

在分析中，我們觀察到，患者如同其他人一樣，常會美化和合理化自己的需求，以使其看起來更加崇高。有時，患者會將某種需求轉化為一種美德。例如，他可能將缺乏奮鬥的動力詮釋為對競爭的不屑一顧，或者將懶惰解讀為對繁重工作的輕視。隨著分析的深入，這些美化的表象通常會逐漸消退，患者不再過多強調。然而，某些深植的美化觀念卻難以捨棄，因為它們對患者來說具有真正的意義。

這些觀念往往涉及患者對自主與解放的看法。實際上，許多被視為放棄的特徵，從自由的角度來看也同樣成立。任何強烈的依附都會削弱一個人的自由，需求亦然。患者可能會依賴於這些需求，而這種依賴又使他們依賴他人。如果他將所有精力投入某一個追求，他便無法自由地探索其他可能引起興趣的事物。

特別是，患者能夠以新穎的視野審視自己對威脅的敏感度。他渴望自由，因此對壓力無法忍受。在分析過程中，當觸及這個議題時，患者常會展現出強烈的防衛姿態。人類對自由的渴求，豈非一種本能的需求？在壓力下，人們感到疲憊不堪，這不是常理嗎？患者的親友可能因總是迎合他人的期待而感到乏力或無趣。

精神分析師是否意圖馴化患者，迫使他遵循某種特定模式，使他如同一排統一的公寓般，難以與他人區別？患者之所以不願造訪動物園，正因他無法忍受目睹生物被禁錮於籠中。他只想在愉悅時，隨心所欲地從事他所喜愛的活動。這種對自由的渴望，是分析中不可忽視的重要部分，因為它揭露了患者內心深處對自我解放的追求。

追尋自由：壓抑與渴求之間的心靈解脫

在探討自由的概念時，我們接觸到一種深植於人性內心的矛盾。對於某些人來說，自由被視為隨心所欲的行動，這種觀點看似簡單直觀，卻隱藏著一個深刻的缺陷。當一個人竭力壓抑自己的渴望時，他往往對自己真正的需求一無所知。這樣的人常常選擇不採取任何行動，或者對一切事物漠不關心。然而，這並不影響他們對自由的追求，因為在他們眼中，自由的本質在於不受他人干擾，無論這個「他人」是個人還是社會機構。

這種自由的理解似乎帶有消極色彩，因為它更多地是從什麼當中獲得自由，而不是為了什麼而爭取自由。然而，這種消極的自由觀對某些人來說卻具有獨特的吸引力，這種吸引力是其他解決方案所無法提供的。自我貶低的個體往往對自由感到恐懼，因為他們渴望依賴他人；而擴張型的個體則因為對掌控地位的渴求而對自由的理念表現出輕蔑。

要理解自由的吸引力，我們必須回顧那些最後選擇放棄以解決困境的人們的早期經歷。這些人常常在童年時期遭遇無法公開反抗的限制性影響，這些影響或者是過於強大，或者是過於不確定。他們可能生活在極為緊張的家庭環境中，情感交流極度缺乏，無法展現自我，甚至面臨被壓垮的危險。

在這樣的環境中，他們可能獲得了愛，但這種愛卻讓他們感到厭惡，而非溫暖。父母的自我中心和情緒的不穩定，使得孩子在渴望獲得情感支持的同時，又被迫承受無法預測的情緒波動。這些孩子被迫在一個未能充分考慮其個性的環境中行事，面臨被吞噬的威脅，而非鼓勵其個人成長。

這種背景下，對自由的追求就成為一種逃避，成為一種從過去的陰影中掙脫的途徑。對這些人來說，自由不僅僅是一種狀態，而是一種心靈的解放，是從壓抑中獲得喘息的機會。這種自由的吸引力，源於對自主權的渴望，對能夠按照自己意願生活的渴求。

內心的堡壘：孤獨中的自我守護

在幼年時期，這個孩子經歷了一段充滿矛盾與痛苦的時光。他一方面渴望得到情感的滋養與關懷，卻總是事與願違；另一方面，對那些束縛他的限制感到厭惡。面對這樣的困境，他選擇了一種特殊的解決方式：將自己從人際關係中抽離。這種策略使他在情感上與他人保持距離，從而化解了內心的衝突。

隨著時間的推移，他不再追求他人的認同，也無意與他們對立。這種超然的姿態，讓他不再因為對他人複雜情感的糾纏所困擾，從而與他們的相處變得更加和諧。重要的是，這個策略使他得以回歸自我的內心世界，保全了自身的性格，避免了被外界完全吞噬的命運。

然而，這並不僅僅是壓抑情感或抗拒他人這麼簡單。他必須收回那些曾經依賴他人來實現的渴望與需求：例如對理解、經歷分享、情感共鳴、同情及保護的需求。他開始獨自承擔自己的快樂、痛苦、悲傷與恐懼，這是一種深刻而重大的轉變。

這個孩子常常感到孤獨，卻努力不讓別人看到他的恐懼——無論是對黑暗還是犬類的恐懼。他訓練自己不僅不表現出痛苦，甚至不去感受這些痛苦。他對他人的同情或援助持懷疑態度，因為他擔心這些短暫的支持會成為潛在危險的警示訊號。

此外，他認為不讓他人知曉自己的珍視之物更為安全，因為他害怕自己的願望會遭遇挫折，或被視為依賴他人的手段。於是，他逐漸放棄那些外在表達的願望，選擇在心中將其收回。他仍然知道自己喜愛某件衣物、某隻小貓或某個玩具，但不再輕易表露。隨著時間的流逝，他也意識到完全不抱有任何願望更為安全。這樣，他的實際願望越少，收回這些願望的過程便愈加安全，他人對他的控制也越發困難。

這樣的過程，讓他築起了一座內心的堡壘，成為他在孤獨中自我守護的方法。這不僅是他生存的策略，更是他在這個複雜世界裡尋求內心平衡的重要步驟。

超然與撤回：自由與放棄之間的微妙平衡

在我們的生命旅程中，維持一種超然的姿態往往需要付出壓抑自身欲望的代價。這種過程中，潛藏著一種無形的種子，可能會隨著時間的推移而萌發成為放棄的徵兆。儘管表面上看似一切如常，然而內心的波動卻可能對未來發展構成威脅，這種狀態如同一種精神官能症的循環，不斷自我延續。

在這種情況下，人們試圖保持獨立於他人的能力，卻因「願望的撤回」而削弱了活力與方向感。這種撤回的過程使他在某種程度上能夠不受外界影響，但同時也減少了抵抗他人期望的資源。因此，他必須特別謹慎，避免任何可能的干擾。正如心理學家哈里．蘇利文所言，他需要「細心建構自身的距離裝置」，以確保在與他人互動時能夠保持安全的情感距離。

然而，這種內心的超然態度若要成功化解與他人的衝突，依賴於一種不斷波動的過程，即「願望的撤回」。在早期階段，這個過程尚未成熟，往往隨著外界的影響而動搖。他需要從生活中獲取更多的經驗，而非僅僅依賴內心的安寧。當面對強烈的誘惑或親密關係時，這種波動性尤其明顯，導致內心衝突被激發，並加強了對完整性的渴求。

這種早期的發展不僅使他出現內在分裂，也導致自我疏離，進而缺乏自信，感到難以適應現實環境。他必須在現實中嘗試實現自身的雄心壯志，然而，往往一遇到困難便會因自我理想化的形象而放棄追求。這種理想化的形象中，充滿了對自信、獨立、安寧等特質的美化。在他眼中，公平的理想化並非對報復的渴望，而是一種不侵犯他人權利的堅持。

因此，這種自我理想化的過程，雖然在某種程度上提供了內心的安慰，卻也可能成為自我發展的阻礙。唯有在現實中不斷挑戰自我，並學會在親密關係中保持健康的距離，才能真正實現內心的和諧與完整。

內心的囚徒

在我們每個人心中，都有一個難以捉摸的「應當」聲音，它不斷地指引或困擾著我們。這種聲音常常將我們推向一種新的危險境地。起初，我們可能需要抵抗外界的壓力以保護內心的自我，但隨著時間的推移，我們發現自己必須反抗更為隱祕且可怕的內心暴行。這場內在的爭鬥，最後的結果將取決於我們所保護的內心活力的強度。

若一個人的內心活力足夠強健，並且他在潛意識中已經決定不惜一切代價維持這種活力，那麼他仍然能夠保有一部分的活力。但這必然需要付出代價：他可能被迫接受生活的限制，退縮於積極生活之外，壓抑自我實現的驅動力。從臨床的角度來看，並沒有證據顯示這樣的內心命令比其他精神官能症更為嚴苛。然而，這種內在的指令，因為個人對自由的渴求，反而讓他更加煩躁不安。

為了應對這些內在的要求，人往往會採取一種策略，即將這些內心的「應當」外化。由於他對攻擊的禁忌，他在這個過程中只能採取被動的方式。他人的期望（或他自我的感受）常常帶有「命令」的性質，必須無條件地遵從。此外，他堅信，如果不遵循他人的期望，對方將冷酷無情地與他對立。本質上，這意味著他不僅將自己的「應當」外化，還將自我厭惡一併外化。

這樣的外化表現出一種深層的不安全感。如果他未能符合自身的「應當」，他便預期他人將如同他自己一般嚴厲地與他對抗。而由於這種對敵意的預期已被外化，因此無法用相反的經歷來彌補。例如，即便一位患者長期以來感受到的都是精神分析師的耐心與理解，但一旦面臨壓力，他可能會認為若是公開反抗，精神分析師便會立刻拋棄他。這種心理上的囚禁，使得他難以真正感受到自由，因為他的心靈已被無形的枷鎖所束縛。

「應當」的束縛：服從與反抗

他對外界壓力的敏感度顯著增強，這使他常常感受到外在的威脅，即使環境施加的壓力微不足道。我們已經了解他為何如此，因為他的「應當」的外在化雖然緩解了內心的焦慮，但也引入了一種新的矛盾。他覺得必須迎合他人的期望，不應該傷害他人的感受，並且必須緩和他們的預期敵意。然而，他同時也想維持自身的獨立性。

這種矛盾導致他在對他人的反應中展現出一種奇妙的服從與反抗的交織。他可能會禮貌地遵循某些要求，但卻可能忘記或延遲去執行。這種遺忘在某些時候達到令人不安的程度，以至於他不得不依賴記事本來記錄各種約會或待辦事項，以維持生活的秩序。又或者，他會敷衍地滿足他人的願望，但內心卻無意識地破壞這些願望。例如，在分析中，他可能遵循一些顯而易見的規則，如準時或表達內心真實的想法，但對所討論的內容卻缺乏理解，導致分析毫無成效。

這些衝突不可避免地對他的人際關係施加了一種緊張的影響。他有時能察覺到這種壓力的存在，無論他是否意識到這種壓力，確實加強了他從與他人互動中撤退的傾向。在那些未曾顯現的「應該」領域，他的消極抵抗對抗他人期望的行為亦發揮了效用。只要一想到他應該去做某事，他往往會陷入無精打采的狀態。

如果「應該」僅限於他內心所厭惡的活動，如參加社交聚會、給特定人士寫信或支付金錢等，這種無意識的靜默抗議便顯得不那麼重要。然而，隨著個人願望的徹底消失，任何行為 —— 無論是善、惡或無關緊要的事 —— 都可能被視為他「應該」去做的事情。於是，所有活動都遭遇無聲的抵制，導致一種普遍的惰性。他的行為被壓制至最低限度，或更常見的情況是在壓力下進行。結果，他的效率低下，容易感到疲憊或長期為疲勞所苦。這種無聲的抵制成為他生活中的一個核心問題，影響著他與外界的每一次互動。

內在驅動與心理癱瘓的交織

在心理分析中，當一個人的內在動力逐漸顯露，我們往往能夠辨識出兩個持續影響其心理狀態的重要要素。首先是個人對自身內在驅動的依賴不足。這種缺乏依賴使得患者即便意識到自身生活的無所作為與不滿，卻仍無法看到改變的可能性。從患者的視野來看，若非依賴自我推動，他便無法行動。因此，即便他渴望改變，卻因無法依賴內在驅動而感到無能為力。

第二個要素則是惰性在個人心理中的重要角色。患者常常將這種心理的癱瘓視為一種無法逃避的痛楚，藉此迴避自我譴責與自我輕視。他們對於「靜止」的重視，源自於將衝突凍結的解決方式，這種方式進一步鞏固了他們對於「應該」的逃避。他們常常透過逃避那些困擾的環境，使得「應該」失去效用，這也是他們逃避與他人交往、逃避認真追求某事的原因之一。

在這樣的心理結構中，患者常遵循潛意識中的信條：只要不行動，便不會違反任何「應該」與禁忌。這種心理策略使得他們的任何渴望都被視為對他人權益的侵害，進而合理化了逃避行為。內心的運作透過各種途徑鞏固最初的超然解決方案，導致了「放棄」的狀態。這種情況下，變革的動力極為微弱，療癒過程因此變得困難重重。

然而，若在自由的吸引力中存在某些正面因素，情況或許會有所不同。這些正面因素在某些患者身上占據優勢，他們對內心指令的有害性有更為直觀的認知。如果環境條件適宜，他們或許能迅速辨識自身所受的約束，並可能果斷地展現反抗之姿。雖然清醒的心態本身無法根除問題，但在逐步戰勝這些心理障礙的過程中卻有極大的助益。正是在這樣的過程中，個人能夠逐漸重拾對內在驅動力的信任，並在心理癱瘓中找到突破口，邁向更正面的生活方式。

完整性的維護：放棄型個體的內心世界

當我們從完整性的視野審視「放棄」的結構時，會發現一系列顯著且具有深意的現象。首先，真正的超然者所擁有的完整性，總能引起敏銳觀察者的注意。我作為這樣一位觀察者，始終意識到這一點，儘管過去未曾完全理解這正是「放棄」結構的核心所在。那些持超然態度選擇放棄的人，因為對外界影響和親密關係的輕視與警惕，可能顯得不切實際、懶散、無效率，甚至難以相處。然而，他們內心深處的思想與情感卻經常保留著某種基本的真誠與天真，未曾因權力、成功、奉承或「愛」的誘惑而變質或腐化。

進一步觀察這些放棄者維持內在完整性的需求，我們發現這些逃避與限制，最初是為了獲得完整性。隨後，我們了解到，它們也依賴於對自由的渴望，儘管我們尚未完全理解其中的深意。如今，我們明白，為了保護他們的內心世界不被外界的影響所損害，他們必須避免糾纏、抵禦壓力，並遠離企圖心與競爭的束縛。

患者對此重要議題常常閉口不言，這讓我們感到困惑。然而，他們往往以多種間接方式顯示出他們渴望保持「自我」，對於分析可能帶來的「個性喪失」感到恐懼。他們擔心分析會使他們與他人無異，甚至害怕精神分析師會不經意地將他們塑造成精神分析師自身的模式。精神分析師通常難以捕捉這些話語的深層意義。其背景顯示，患者所渴望維持的，可能是他們精神官能症中扭曲的自我，或是他們誇大的理想自我。事實上，患者是在捍衛他們當前的狀態。

然而，患者「堅持成為自己」也表明他們對保持真實自我完整性的迫切關注，儘管他們尚未能清晰界定。只有透過分析的過程，他們才能領悟這個古老的真理：一個人必須先失去對理想化自我的執著，才能真正找回那最真實的自我。這種放棄，不僅是對完整性的追求，更是對自我重塑與重生的深刻探索。

生活的三重奏：放棄、反抗與膚淺

在這個世界上，人們的生活型態大致可以分為三種：持續的放棄、積極反抗以及膚淺的生活。這三種生活方式各自呈現出獨特的面貌，並影響著人們的行為與心理。

首先是持續不變的放棄者，他們選擇遠離情感糾葛，並在生活中保持一定的距離感。他們的行為雖然表面上看似冷漠，但在需要時，他們也能夠伸出援手，給予周圍的人支持。這些人不求回報，因為他們的幫助出於純粹的善意。然而，若他們的善意被誤解為情感上的依賴，這會引發他們的憤怒。對於放棄者來說，日常工作是一種心理負擔，因為這違背了他們內心的懶惰。當工作壓力加劇或必須面對挑戰時，這種懶惰的傾向會愈加明顯。

其次是反抗者，他們受到自由的吸引，從而轉化為正面的反抗行為。這群人不滿足於消極的抵制，而是選擇以更正面的方式面對生活。他們渴望突破現有的框架，追求更高的自由與自主。然而，這種反抗並非毫無代價，它需要勇氣與堅持，因為在追求自由的過程中，他們必須面對來自社會或自身的重重挑戰。

最後是膚淺的生活者，他們的生活逐漸被表面化的存在所主導，最後引致一種淺薄的生活方式。這些人往往過於關注外在的事物，而忽視了內心的真實需求。他們的生活充滿了表面的繁忙，卻缺乏深刻的意義。他們在社交場合中感到壓力，獨處時又無法有效利用時間，即使是簡單的閱讀，也會遭遇內心的抵抗。於是，他們選擇沉浸在不花力氣的活動中，如做夢、思考、聆聽音樂或欣賞自然。

這三種生活型態各有其優勢與劣勢，反映著人們在現實生活中的不同選擇與掙扎。無論是選擇放棄、反抗還是膚淺的生活，每一種方式都在尋求某種平衡，試圖在複雜的世界裡找到自己的一席之地。這些選擇不僅影響著人們的生活品質，也在相當程度上塑造了他們的內在人格與情感世界。

惰性思維的陷阱：現代生活中的內心停滯

在現代生活中，惰性和隨之而來的對日常事務的厭倦，無疑是一種普遍存在的現象。這種狀態在許多人的生活中都能找到影子，在那些缺乏經濟壓力的人群中顯得尤其明顯。如果沒有經濟上的困擾，他們可能會選擇從事一些臨時性質的工作，但更多時候，他們會陷入一種寄生的狀態，無所事事。然而，擁有穩定經濟來源的人往往會極力壓抑自我的需求，以便能心安理得地追求自己的興趣。然而，這種興趣追求多半流於表面，缺乏持久的熱情和深度探索的動力。

這樣的生活方式在俄國作家岡察洛夫筆下的奧勃洛莫夫身上得到了生動的展現。奧勃洛莫夫對於日常瑣事的懶散態度甚至延伸到對穿鞋這樣的小事。他的朋友曾熱情地邀請他一同出遊，並為此做了精心準備，但奧勃洛莫夫卻只是在腦海中幻想著自己置身於巴黎或瑞士的高山之上，始終未能成行。他的惰性使他無法忍受喧鬧的人群和不斷變化的景象，最後選擇留在舒適的家中。這種惰性不僅展現在行動上，還擴展到思想與情感的層面，使得思想和情感陷入被動。

這種惰性是危險的，因為它不僅阻礙了行動，也對思想與情感的發展產生了抵抗。即便在某次對話中或分析師的敘述中偶爾能引發一些思考，由於缺乏持續的精力投入，這些思考也會迅速消逝。同樣，某次探訪或一封信件可能激發起某種情感，但這種情感也會很快煙消雲散。即使是簡單的心理操作，在這種惰性思維的影響下，也顯得極為艱難。即便在一小時的面談中探討了什麼，患者也可能完全遺忘，這並非因為任何具體的「阻抗」，而是因為他們將討論的內容視為心智中的異物，未能內化。

這樣的惰性在分析過程中形成了重大的障礙，使得患者常常感到無助和混亂。面對困難問題的閱讀和討論，患者感受到的是將各種資訊連繫起來的沉重壓力。一位著名的患者在夢中描述了這種混亂的狀態：他夢見自己旅行至世界各地，但實際上並未有意前往這些地方，也不明白自己如何到達那裡，更不知將前往何處。這種漫無目的的混亂狀態正是惰性思維的真實寫照。

自我解放：從情感惰性到內心叛逆

在我們的生活中，情感的惰性如影隨形，影響著個人對外界刺激的反應。當這種惰性達到相當程度時，人們便需要更為強烈的刺激來喚醒內心的波動。曾經讓人驚嘆不已的自然美景，如公園中的樹林，如今已無法再激起一絲情感，唯有色彩斑斕的日落才能稍微撼動心靈。這種情感的麻木，往往蘊含著一種悲劇性，因為它壓抑了一個人的活力，讓人陷入一種無法自拔的痛苦中。

在這種情況下，一個人可能會選擇放棄，限制自我擴張以保護情感的真實。然而，當這種放棄走向極端，情感的枯竭就會不可避免地到來。即使偶爾的正面情感能夠增強活力，人們卻往往不願承認這種枯竭源於普遍的情感惰性。只有透過減少惰性，才能真正改變這種狀況。

放棄型個體的特質常常交織成一種靜止的假象：追求與期望的壓抑、對變革的厭倦、對現狀的容忍。然而，這種靜止並非絕對，因為自由的誘惑始終存在。放棄者實際上是一位被壓抑的反抗者，內心的反抗隨時可能轉化為正面的叛逆。

這種內心的反抗，往往取決於擴張欲望與自我貶抑之間的相對強度。當擴張欲望越發強烈，生命的活力愈加充沛，對生活限制的厭惡感也隨之增強。這種厭惡感可能主要針對外在環境，表現為一種激烈的對抗，甚至導致個人脫離家庭或辭去工作，以激烈的方式對抗外界的期待。

然而，更深層的反抗可能是一場內心的爭鬥，針對的是內心的暴虐。這種反抗並非轟轟烈烈，而是一種漸進的變化，最後引導人走向自我解放。他們開始意識到生活的艱難，對陳規的厭惡，並渴望成為真正的自己。這種自我解放釋放了人的能量，使其能夠以自己擅長的方式達成成效。

正如毛姆在《月亮與六便士》中所描繪的那樣，思特里克蘭德的演變過程與高更及其他藝術家的經歷相似，這是一種從壓抑到創造的解放過程。創造力得以自由展現後，人不僅找到了自我，也找到了生命的真正價值。

表層生活的代價：從放棄到失去自我

在我們的生命旅途中，許多人追求所謂的「解放」，卻往往只達到一種有限的境界。他們維持著一種超然的姿態，似乎能與世界保持距離，但這種距離感卻帶有防衛或攻擊的色彩。他們對個人生活的態度是冷漠的，只有少數與成效相關的議題，才能引發真正的興趣。這些現象揭露出他們內心的衝突並未真正解決，只是找到了一種妥協的方式。

在精神分析的過程中，這種妥協常被視為一種理想的結果，因為它提供了一種短暫的解脫。然而，我們必須意識到，這僅是部分的解決方案。深入研究「放棄」的整體結構，能釋放創造力，並幫助人找到與自我及他人更好的連繫方式。從理論角度來看，「放棄」的結構中，積極抵抗的結果顯示了自由的吸引力，並揭露了它與維持自主內心生活之間的連繫。隨著一個人與自我的疏離加深，自由的意義便愈加薄弱。

當人選擇退出自身的內心衝突，對生活的興趣減少，便面臨與深刻情感脫節的風險。在「一貫放棄」中所產生的無用感，常轉化為對空虛的恐懼，持續干擾著個人。對奮鬥追求及目標導向活動的壓制，使人迷失方向，最後隨波逐流。他們追求輕鬆無痛苦的生活理念，可能轉變為腐化的因素，尤其在屈服於金錢、成就與名譽的誘惑時更為明顯。

當生活的界限被縮小時，並非完全失去希望，但當他們無法察覺自己生活的深度與自主性時，放棄的消極面便會固化，正面的價值逐漸消逝，最後陷入絕望。他們常走向生活的邊緣，喪失情感的深度與強度。對他人的看法變得無差異，任何人都可以成為「極佳的友人」，但心中無所往。他們失去對他人的興趣，對快樂的感受也漸漸淺薄。

這種表層生活的特徵包括對樂趣的追求，似乎充滿熱忱，實際上只是藉助愉悅活動來轉移注意力，以壓抑那種無價值感。他們不再具備自身的判斷或信念，而是隨波逐流，盲目追隨他人的意見，對自己的信任逐漸喪失，變得愈加憤世嫉俗。這是放棄的代價，也是表層生活的陷阱。

表面生活的深層探討

在日常生活中，我們無時無刻不在追求財富，但這並不限於那些富裕階層，社會中各個階層的人都在尋求自己的快樂。這種快樂可以是在奢華的夜總會中找到，也可以在簡單的家庭聚會中獲得，甚至可能在集郵或品味美食中展現。真正的問題在於，這些活動是否成為生活的唯一意義？只要不是，那麼它們就無可厚非。

「享樂」並不一定需要社交活動來實現。閱讀神祕小說、收聽廣播、觀看電視或做白日夢，這些都是獲得快樂的途徑。如果快樂僅限於社交，那麼就要避免獨處和深刻的談話，因為後者常被視為不合時宜的行為。相反地，憤世嫉俗者往往披著「寬容」和「豁達」的外衣，專注於追求名望或投機成功。

這種追求名聲的動機非常複雜。部分是希望金錢能使生活更輕鬆，部分是因為需要提升自尊，因為這些人已經失去了自我價值。他們的自尊只能透過提高他人在自己眼中的形象來增強。有人撰寫書籍是為了暢銷，有人選擇伴侶是為了金錢，有人參與政治是因為能得到某些好處。這些人少有強調社交活動的樂趣，反而更多關注於隸屬於某些圈子或曾經造訪某些地點所帶來的名聲。

喬治·艾略特在《羅慕拉》中描繪的蒂托就是這樣一位機會主義者。我們在他身上看到逃避衝突的傾向、對安逸生活的執著，以及道德逐漸淪喪的過程。這種墮落並非偶然，而是必然的結果。

第三種形式的表面生活是「適應良好的」自動化機器。在這種情境中，真實思想與情感的缺失導致個性的衰退。這些人能與他人和諧共處，遵循社會的規範與傳統，但他們的情感不如其他人強烈，無感的狀態更為顯著。埃里希．佛洛姆深入探討了此種過度適應，並指出這種生活方式的普遍性極高。

弗洛姆認為，這些問題並非與生俱來，而是由於童年時期中權威的壓制所致。他的觀點引發了兩個有趣的問題：表面生活是否與精神官能症毫不相關？沉溺於表面生活者，真的缺乏深度、道德品格及自主性嗎？這值得我們深思。

掩藏於穩定表層下的內心深淵：表層生活中的隱祕焦慮與心理衝突

在我們對某些人格類型的研究中，發現他們的表層生活常常是成熟而穩定的。然而，這種穩定卻掩蓋了深層的心理問題，這些問題隨著時間的推移，可能引發對分析或治療的需求。這類人通常在生活中追求名利，表面上看似成功，但內心卻隱藏著一種無法忽視的焦慮和不安。

在初步分析中，這些人給人的印象是缺乏深入探究的欲望，表現出對物質生活的強烈興趣。這種膚淺的生活態度，使我們懷疑他們是否在某個成長階段曾經經歷過情感的折磨。正如我們所觀察到的，他們在青春期或更早的時候，可能曾經有過奮鬥的衝動，這一點與弗洛姆的觀點存在時間上的差異。

深入分析揭露出，這些人的清醒狀態與夢境之間存在著難以理解的矛盾。他們的夢境常常流露出深邃而混亂的情感 —— 悲傷、自我厭惡、敵意、自憐、絕望與焦慮。在這些夢中，隱藏著一個充滿衝突與激情的內心世界。儘管我們試圖喚醒他們對這些情感的興趣，但他們往往選擇忽視或拒絕，彷彿生活在兩個截然不同的世界裡。

這種逃避深度的傾向，並非源自天生的膚淺，而是出於一種逃避自我內在衝突的強烈願望。他們匆匆一瞥內心的深淵後，便緊閉雙眼，試圖將一切拋諸腦後。然而，這些被壓抑的情感會不時湧現，融入他們的清醒狀態中：某個記憶可能讓他們潸然淚下，某種懷舊或宗教情感可能短暫浮現。

對於這些情況的分析表明，這種表層生活並非僅僅是一種文化或體質特徵，而是一種精神官能症的表現。因此，在預防與治療上，我們應該將其視為一種需要關注的障礙。這些障礙雖然不一定立即顯現出對生活的限制，但它們的潛在影響不容忽視。

在學校等環境中，我們有機會展開預防性工作，以防止表層生活的進一步發展。對於那些已經放棄的患者，治療的第一步是將其視為精神官能症的障礙，而非不可變的特徵。這樣的觀點將使我們在治療和研究中更加樂觀，並能夠針對問題來解決。

總之，深入理解放棄的動力與意義是解決這些問題的關鍵。透過對這些深層心理機制的研究，我們可以更有效地幫助這些患者擺脫內心的衝突，重新獲得對生活的掌控。

自負的鐵絲網：精神官能症與人際關係的隱祕連繫

佛洛伊德在其研究中指出了一種獨特的現象，這種現象似乎僅在男性中出現，成為其愛情生活中的一種異常現象。他試圖透過分析他們對母親的矛盾情感來理解這個現象。而我則進一步探討了人際關係中的心理精神官能症障礙，將其視為內心過程和人際互動之間相互作用的結果。

精神官能症患者的需求雖然源自內心，但其指向主要是他人。這種內心的渴望與人際關係密切相關，特別是在追求榮譽或優越的過程中。精神官能症的自負，本質上是脆弱的，這種脆弱性大大地影響了他們的人際互動。如果我們不理解這一點，就無法深入探討自負心態對人際關係的影響。

精神官能症患者的自負結構使他們變得以自我為中心，從而疏離他人。他們的自我中心主義並不僅僅是自私或自負，而是一種深層的內在傾向。他們或許表現得冷漠和自私，或者過於無私，但無論如何，他們始終以自我為重。

這種自我中心的傾向使精神官能症患者在情感上越發孤立。他們可能像孤狼般獨自行走，或者完全依賴他人而活，但最後，他們遵循著自己的私密宗教和法則，警惕地守護著自負這道帶刺的鐵絲網，防止內外威脅的入侵。

這種自負的鐵絲網不僅使他們難以真正理解和接納他人，也使他們難以看到他人作為獨立個體的權利和存在。他們將所有人視為自己關注的對象，忽視了他人同樣擁有獨立的需求和權利。

因此，精神官能症患者的人際關係往往受到自負心態的限制。他們在與他人互動時，始終以自己為中心，無法真正地關注和理解他人的感受和需求。這種自負的障礙使他們難以建立真實和深刻的人際連結，最後使他們陷入孤獨和疏離的困境。

理解精神官能症患者的這種自負結構及其影響，可以幫助我們更容易理解他們的內心世界，以及他們在人際關係中所面臨的挑戰。這種理解不僅對治療精神官能症患者極為關鍵，也對我們每個人如何更好地處理自己的自負心態和人際關係具有啟發意義。

自負的映像：心理投射如何扭曲個人的對人認知

在自負的迷宮中，個人對他人的印象常常被扭曲，這種扭曲並非因為記憶的模糊，而是因為潛藏於自負中的複雜機制。自負不僅讓人對自己的認知產生偏差，也影響他們如何看待他人。這不僅僅是簡單的平行現象，而是更深層的心理投射與外化作用的結果。

在精神官能症患者的世界裡，他們的需求常常影響著他們對他人的觀感。對他人讚美的渴望使他們將他人視為崇敬的觀眾，而對神祕力量的需求則賦予他們似是而非的超能力。這些需求讓他們將自身的錯誤轉嫁給他人，並將他人區分為追隨者與敵人。這種自負的映象中，他人被塑造成他自己需求的投射：他們可能是潛在的威脅、批評者，甚至是應受譴責的對象。

外化作用在這個過程中扮演著關鍵角色。它使得人無法察覺到自身的專制與自我理想化，反而將這些特質投射到周圍的人身上。這種投射不僅讓他人看起來如同巨人或侏儒，還讓他們成為他自我厭惡的具象化。當外化作用主要展現為積極傾向時，他往往將他人視為應受譴責的可恥之輩；而在被動狀態下，他人則成為無情的審判者。

這種扭曲的認知並不容易辨識，因為它深深嵌入於人的主觀經驗中。他們所看到的他人，正是被外化作用塑造的形象，這使得他們很難意識到這些觀感其實是自身投射的結果。只有在細緻剖析特定情境之後，才能揭露出這些情緒背後的真相：究竟是對自身的憤怒，還是因他人未能滿足其需求而引發的憤怒。

要破解這種扭曲，我們需要重新審視並攫取那些被投射的元素，將其回歸於自我。這需要我們在分析自身或他人時保持中立，考慮多種可能性，避免偏向單一解釋。只有這樣，我們才能逐步理解這些情緒如何影響我們與他人之間的關係，以及其影響的深度。

即便我們意識到這些外化的過程，它們仍然可能發生。唯有在經歷過重新攫取的過程後，我們才能真正捨棄這些扭曲的觀感。這種理解不僅是自我認知的提升，更是與他人建立真實關係的基石。

外化作用的雙重面貌：敏銳與盲目

外化作用是一個深刻且複雜的心理過程，它讓人們無法察覺自己身上的某些特質，卻對他人的同類特質特別敏感。這種心理機制使得一個人可能忽視他人明顯的剝削或詐欺意圖，或者對表面上的友善與忠誠視而不見。相反地，他們可能會將他人視為偽善者，並謹慎地防範被欺瞞。這種自我保護的策略，卻往往導致他們對他人展現的某些真實傾向保持高度警惕。

例如，一位認為自己擁有所有基督徒美德的患者，可能會忽視自己明顯的掠奪傾向，但卻能迅速察覺他人虛偽的姿態，特別是那些假裝仁慈的行為。另一位內心深處隱含強烈不忠傾向的患者，則會對他人表現出的不忠行為特別敏感。這些例子看似與外化作用的扭曲力量相矛盾，但事實上，外化作用可能同時讓人變得特別盲目與特別敏銳。

然而，這種敏銳性常常因外化作用對個人意義的影響而受到損害。外化作用的明顯程度，使得擁有這些傾向的人幾乎無法作為獨立的存在，而成為這些外化傾向的象徵。這導致對整體人格的看法變得片面且扭曲，難以辨識其真實面貌。患者常常隱藏在「事實」中自我安慰，認為自己的觀察是正確的。

精神官能症患者的需求、對他人的反應以及外在表現，使得他人難以與之建立良好的關係。在他們眼中，他們的需求和反應都是合理的，外在表現只是對他人態度的反映。他們難以察覺這種困境，甚至認為自己相處起來相當容易。然而，這無疑是一種錯誤的幻象。外界的人們往往努力與精神官能症狀最為明顯的成員保持和諧，但患者的外在表現卻成為這些努力的主要障礙。

這種情況使得患者對他人的不安全感加劇。雖然他們可能自認擁有敏銳的觀察力，但這最多只是一部分真理。對於那些能夠真實認識自我與他者的人來說，觀察力與批判性智慧無法取代對他人內心的肯定感。即使一位精神官能症患者具備訓練且能敏銳地觀察他人，若被不安全感所主宰，這種不安全感必然會在互動中顯露。由此形成的印象難以持久，因為主觀因素的影響過於顯著，可能迅速改變其心理狀態，導致對他人的評價變得不穩定。

自負與基本焦慮：信任的動搖與心理防禦

在心理世界中，內心的模糊感常以多種形式顯現，尤以兩種最為普遍：一是對他人看法的模糊，二是對信任的動搖。這些模糊與不確定，並不直接源於神經病理結構，而是反映出個人在社會互動中的困惑。當一個人稱呼他人為「摯友」時，這個詞卻可能失去了它應有的深刻意義。任何小爭端、流言或誤解，都可能動搖這段友誼的基礎，引發懷疑與不安。

對於他人的信任或信心的不確定性則更為複雜。這種不確定並非僅僅表現為過度信任或極端不信任，而是難以判斷誰值得依賴，以及自身在這些關係中的局限性。即便與某人有著長久的親密關係，這種不確定感可能使人無法確知對方的品性，總是預期最壞的情況，這種預期可能是潛意識的恐懼反應。自負的心理機制在此中扮演了重要角色，因為它會放大這種恐懼感，使人對他人保持警惕。

這種恐懼感通常源於兩個因素：他人對我們造成傷害的能力，以及我們自身的無助感。這兩者常被自負的心理結構所強化。表面上看似自信的個人，實則因自負而變得脆弱，這種脆弱來自於與自我疏離和自我輕視。自負的需求使他人顯得過於重要，進一步加劇了基本焦慮。

基本焦慮是一種潛藏的疏離感與無助感，這種焦慮在成年精神官能症患者中尤其明顯。成年患者如同兒童一般，必須尋找與他人相處的方式。儘管這些方式可能與早期的社會互動策略相似，然其目的在於解決內心的衝突。

自負系統雖然加劇了焦慮，但同時也使他人顯得不可或缺。患者渴望他人確認其自許的虛假價值，這種需求使他無法在自身尋求辯護，只能依賴他人。患者必須向他人證明其價值，這種證明既是對自負的補償，也是對內心衝突的解答。

在這樣的心理動態中，個人的自負與焦慮交織在一起，形成一種防禦性的姿態，這種姿態既可能展現為侵略性，也可能表現為溫和的防衛。理解這種防禦機制，有助於我們深入探討自負與人際關係中的基本焦慮，並尋求有效的心理治療途徑。

在他者中尋我：人際動力與情感困境

在複雜的社交網路中，每個人都扮演著獨特的角色，而驅動這些角色行動的力量，往往來自於他人對自身形象的認可或挑戰。這種現象在那些自我貶低的人身上尤其顯著。這類人往往難以自主行動，需要他人的支持或反應來驅動自己。他們的行動多半是為了在他人面前證明自己，或者是為了掩飾內心的自我懷疑和不安。

然而，這種依賴他人的動力並非僅限於自我貶低者。即使是那些看似強勢或反叛的人，也需要他人來激發他們的活力和反叛精神。這種依賴他人的驅動力在精神官能症患者中尤其明顯，他們迫切需要他人的認可和支持，以抵抗內心的自我厭惡。這些患者常常在潛意識中尋求他人的庇護，以避免陷入自我仇恨的深淵。

在這種情況下，他人對於精神官能症患者的理想化形象的認可，成為他們抵抗自我厭惡的一種力量來源。這種外在的認可不僅緩解了他們的焦慮，還使他們能夠在某種程度上維持心理的平衡。然而，這種依賴他人的機制也在他們的社交關係中引入了一種根本的矛盾。他們感到與他人之間存在著距離，對他人充滿疑慮和恐懼，甚至懷有敵意，但在某些關鍵層面上卻又無法自給自足，必須依賴他人。

這種矛盾的情感在戀愛關係中尤其突出。許多人誤以為只要性關係和諧，愛情便是健康的。然而，性關係僅能暫時緩解緊張，尤其是在精神官能症的影響下，它可能只是延續關係的一種手段，卻無法真正提升關係的健康程度。對於精神官能症患者來說，愛與性的意義深深植根於他們潛意識中的衝突與壓抑，這些內心的運作無疑會引發獨特的效果。

在這個充滿矛盾的社交舞臺上，理解這些潛在的心理動力，對於改善人際關係和個人心理健康非常重要。透過深入探討這些內心矛盾，我們能更清晰地看見自我與他人之間的微妙互動，以及如何在這些互動中尋求平衡。

不可愛的信念：
精神官能症患者的愛情掙扎與自我懷疑

精神官能症患者在面對愛情時，往往受到潛意識中深層信念的影響，使得他們對愛的意義和重要性有著不同的理解與重視。然而，這些患者中常見的一個干擾因素是：他們內心深處堅信自己無法被愛。這並不是因為某個特定人的冷漠，而是一種根深蒂固的信念，讓他們覺得無人能夠真正愛上他們，或者再也不會有人愛上他們。

這種信念可能表現為一種對自身不可愛的認知。他們可能認為他人的愛慕僅僅基於外表、聲音、所提供的幫助或性滿足，而不是因為他們本身。即便面對與此信念相悖的證據，他們也往往會以各種理由加以忽視，認為愛慕者的感情只是出於孤獨、依賴或憐憫等原因。

儘管意識到這種信念的存在，他們卻不會採取具體的解決方案，只是以兩種模糊的方式來應對。首先，他們可能懷抱著一種錯誤的幻想，認為在某個時刻或地點，會有一個「合適」的人偶然出現，愛上他們。這種幻想讓他們對愛情的追求陷入被動的等待，而非主動的行動。

其次，他們將「可愛」視為一種與實際存在的可愛特質無關的屬性。由於將「可愛」與個人特質割裂，他們無法看到這種特質隨著自身發展而改變的可能性。因此，他們常常採取宿命論的態度，認為自己的「不可愛」是一個神祕且無法改變的事實。

這種自我貶低的態度，使得他們對自身魅力的懷疑更加明顯。正如我們之前所探討的，自我貶低的人經常努力培養自己的可愛特質，至少在表面上如此。然而，即便如此，他們仍不會主動探究問題的根源：究竟是什麼讓他們堅信自己缺乏可愛之處？這種對自我價值的懷疑，使他們在愛的追尋中徘徊不前，陷入愛的幻象與自我懷疑的漩渦中。

探索愛與自我接納的困境

精神官能症患者常常面臨一個深刻的問題：他們自我之愛的能力受到了損害。這個損害的根源在於多種因素的交織，如過度的自我封閉、無法承受的脆弱感，以及對他人的恐懼。這些因素使得他們難以相信自己是可愛的，也難以相信他人會真心愛他們。對於大多數人來說，「感受到可愛」與「具備愛的能力」之間的關聯似乎是顯而易見的，但對於精神官能症患者來說，這種連繫卻是艱難而深刻的。

如果一個人能夠充分發展愛他人的能力，那麼他便不會被「我是否可愛」的疑問所困擾，也不會過於在意「他人是否真心愛我」。然而，精神官能症患者對自我的厭惡以及這種厭惡的外在表現，使得他們很難相信外界會對他們產生愛慕之情。他們拒絕接納自己的存在，無論這種存在是可恨還是可恥，這種拒絕使得他們無法相信自己是值得被愛的。這種自我厭惡與不被愛的感受在他們的治療過程中顯得特別頑固，難以根除。

此外，精神官能症患者對愛的期待常常超出了愛本身所能提供的範疇。他們渴望從愛中獲得一種完美無瑕的感受，或是期待愛能帶來一些實際上無法實現的回報，例如消解對自我的厭惡。當他們發現愛並不能達到這些期待時，便常常感到自己未曾「真正地」被愛過。

在治療中，我們可以透過具體的患者案例，觀察這種「不被愛」的感受，以及其對患者情感生活的深遠影響。只有當這些影響因素的強度減弱時，患者才有可能逐漸減少這種不被愛的感覺。這需要一個漫長而複雜的過程，患者必須學會接納自己的不完美，並理解愛的真實意義。如此一來，他們才能真正地感受到愛，也才能在愛中獲得平和與滿足。

愛與性：精神官能症中的需求矛盾與內心掙扎

愛的期待，千變萬化，充滿了人類心靈的複雜性。這個概念往往涉及滿足多種精神需求，這些需求之間常常存在著矛盾。對於某些人，尤其是自卑型個體，愛被期待著能夠滿足他們所有的精神需求。這種對愛的渴望，不僅是因為愛能帶來滿足，更因為它變成一種迫切的需求。因此，我們在愛情的領域中，能夠觀察到一種不協調：需求的成長與滿足能力的減弱之間的矛盾。

愛與性之間的關聯，無法被精確地結合，也無法明確地劃分。然而，在精神病理中，性興奮或性慾與愛之感常常呈現分離狀態。這使得性慾在精神官能症中扮演著一個獨特的角色。性慾在此情況下，保持著其原有的功能：滿足生理需求，並滿足建立親密連繫的渴望。然而，這些功能在精神官能症中被放大到極致，呈現出不同的色彩。性行為不僅僅是為了緩解性緊張，還被用來緩解多種與性無關的心理壓力。

性行為在這些情境下，可能被視為解除自我輕視的一種手段，例如透過性受虐行為，或者透過性虐待行為來自我懲罰。這些行為成為緩解焦慮的主要途徑之一。然而，很多人對這種連繫毫無察覺。他們甚至未必意識到自己正在經歷某種緊張狀態或焦慮感，只是感受到性興奮或性慾的增加。

在分析過程中，我們可以清晰地觀察到這些連繫。舉例來說，一名患者在即將面對自我厭惡之時，可能會突然產生與某位女性親密的計畫或幻想。或者，他可能會提及某個讓他極度鄙視的缺陷，並產生折磨一個比他更弱者的性虐待幻想。這些現象揭露了性在精神官能症中的複雜角色，表明性不僅是生理需求的反映，更是心理壓力的發洩途徑。

因此，理解愛與性之間的這種複雜連繫，對於精神官能症的治療和理解非常重要。這種理解不僅有助於解開患者內心的矛盾，也能幫助他們在愛與性的世界中找到更健康的平衡。

性與自我：從孤獨到連結的探索

在當代社會中，性往往被賦予了過多的意義，不僅被視為親密關係的基石，還被誇大為人際交往的唯一關鍵。對於那些性格孤僻、難以與他人建立情感連結的人來說，性可能成為他們與外界溝通的唯一途徑。然而，這種現象不僅僅是親密關係的簡單替代品。許多人可能輕率地進入性關係，而未曾給自己機會去探索彼此是否存在共通點或能否培養共同的興趣與理解。

儘管有時性關係可能會轉化為情感連繫，但更常見的是，情感並未隨之而生。這是因為初始的衝動常常受到壓抑，無法自然地發展成健康的社交關係。性與自信之間的健康連繫經常被扭曲成自負的表現，性魅力、伴侶的選擇、性體驗的數量或多樣性等因素成為自負的象徵，而與真實的欲望和快樂無關。在這種情況下，愛情關係中的個人因素逐漸被削弱，性相關的純粹因素越發突出，對可愛無意識的關注轉變為對吸引力有意識的追求。

在精神官能症的範疇中，性功能的增強並不一定導致患者表現出比健康者更廣泛的性行為。相反，它可能引發更深層的壓抑。要比較精神官能症患者與健康個體是充滿挑戰的，因為即使在「正常」範疇內，個人在性興奮、性慾強度、性慾頻率及性表達方式上也存在顯著差異。然而，精神官能症患者的性行為往往是為了滿足其精神官能症的需求，這在某種程度上與他們的幻想相呼應。

因此，性行為的意義常常超越其本身，成為滿足其他心理需求的工具。由於恐懼、壓抑、性取向的複雜性及性變態等因素的影響，性功能常遇障礙。最後，性行為（包括手淫與幻想）及其特定形式常常依賴於精神官能症的需求或禁忌，具強迫性。這導致精神官能症患者與他人發生性關係時，並非出於內在需求，而是為了取悅伴侶、緩解焦慮或證明自身控制力。對方不再是獨立個體，而成為滿足某些強迫性需求的「工具」。這種現象提醒我們，性應該是出於真實的情感與欲望，而非僅僅是內心需求的投射。

潛意識的迷宮：精神官能症患者在愛情選擇中的掙扎

精神官能症患者在面對愛與性方面的困難時，他們的應對方式往往是讓人費解的。這些困難不僅是其整體精神病理狀況的表現，也受到其獨特的心理架構和與伴侶的關係影響。選擇伴侶這個過程，在他們身上似乎並非單純的自主決定，而是深受潛意識影響。

潛意識在選擇伴侶時的影響力常被低估。許多人認為伴侶的選擇是個人的自由意志，但精神官能症患者的例子顯示出，這種選擇常受到無法察覺的心理需求驅動。他們可能會被某些人格特質吸引，這些特質往往與他們自身的心理需求相呼應，比如希望被支配、渴望控制或需要被他人剝削。

然而，這種選擇並非真正的選擇。精神官能症患者通常缺乏選擇的能力和對伴侶的清晰認知。他們的自我評價往往低落，對自身價值感到懷疑，從而使得他們無法接近那些實際上可能是合適的對象。這些障礙使得他們的選擇機會非常有限，甚至可以說是偶然的結果。

在某些情況下，精神官能症患者可能會進入婚姻，並非出於愛情，而是因為社會的期待或是因為找不到其他更好的選擇。他們可能在與他人保持距離的孤立狀態中，最後選擇了那個偶然接觸到的人，或者那個對他表現出興趣的人。

這一切都顯示出，精神官能症患者在選擇伴侶時，往往是在一個狹窄的框架內運作。他們的選擇不僅受到自身心理障礙的限制，也受制於偶然性和潛意識的影響。這種情境下的愛情，更多的是一場潛意識的迷宮，而非清晰的、理智的選擇。

因此，理解精神官能症患者的愛情選擇，需從心理需求和潛意識的角度出發。這並不僅僅是愛情的問題，而是整體心理狀況的一個縮影，揭露了他們在情感世界中的複雜性和挑戰。

愛與性的冷漠追尋

在精神官能症患者中，對愛與性的觀點往往呈現出一種普遍的冷漠與距離感。這些人可能刻意將愛從他們的生活中剔除，將其視為一種脆弱的自我欺騙。他們可能會貶低愛的意義，甚至否認其存在，於是愛對他們失去了吸引力。他們或許會選擇逃避愛，或者以一種冷靜而堅定的方式對愛抱持輕蔑態度，將其視為不值得追求的虛幻。

這種對愛的排斥，尤其在那些放棄型與超然型的個體中，顯得尤其明顯。這類人的個體差異主要展現在他們對性的看法上。在他們的世界裡，愛與性似乎被完全割裂。他們可能不僅排除愛的存在，甚至也將性的可能性一併排除，彷彿這些事物根本從未存在於他們的生活中。

然而，對於他人的性經歷，他們既不嫉妒，也不反對。相反，當他人因性經歷而陷入困境時，他們卻能夠深刻地理解這些困境。有些人在年輕時可能曾經歷過某些性接觸，但這些經歷並未能打破他們心靈的防護，意義微薄，隨著時間的推移漸漸淡化，並不會激起他們對再度追求此類經驗的渴望。

對於那些超然的人來說，性經歷既重要又充滿愉悅感。他們或許會與多位伴侶發生關係，但始終保持警惕，避免情感的依附。這種短暫接觸的性質受多重因素影響，其中一個關鍵因素便是自我評價的高低。如果他們對自身評價較低，這些性接觸便可能局限於那些社會或文化地位低於他們的人，例如娼妓。

這種對愛與性的冷漠追尋，揭露了精神官能症患者內心深處的矛盾與掙扎。他們在情感上設立防線，避免任何可能的情感牽絆，卻不自覺地陷入孤獨與疏離之中。這種複雜的心理機制，不僅影響他們的個人生活，也對他們的人際關係產生深遠影響。

幻影中的愛：精神官能症患者的情感困境與分裂

在許多人步入婚姻的旅程中，某些人可能無意間進入一段結合，若他們的伴侶同樣擁有某種超然的特質，這段關係或許能以一種表面上體面的方式維持下去。這種關係的核心往往是疏離的，但雙方在扮演丈夫與父親的角色上仍能恪守本分。然而，當伴侶的侵略性過於強烈，或者暴力行為頻繁，以至於無法讓這位超然者在心靈上自我撤退時，他們便會竭力尋求擺脫此種關係，或者在這段關係中經歷崩潰。

自負 —— 報復型的人，常以極端且毀滅性的方式將愛排除在生活之外。他們對愛的態度通常是貶低與揭露，性生活的表現也多呈現兩種極端。其一，性生活極為匱乏，或許僅偶爾進行性接觸以緩解身心壓力；其二，性關係對他們來說極為重要，當有機會時便毫不猶豫地釋放性虐待的衝動。在這種情境下，他們可能熱衷於施加痛苦的性行為，或是表現得過於矜持和克制，但以某種普遍的虐待方式對待伴侶。

對於愛與性的另一種普遍取向，是將愛 —— 甚至包括性 —— 排除於現實生活之外，然而在想像中卻賦予愛極高的地位。愛在幻想中被視為一種崇高而神聖的情感，任何現實中的愛在其面前都顯得淺薄且可鄙。正如奧芬巴赫在其作品《霍夫曼的故事》中所闡述的，愛被描述為「無限的渴求，使我們與神靈相連」，這是一種深植於靈魂的幻影，透過愛與肉體的快樂，內心深處的神聖承諾在世間得以實現。愛僅能在幻想中獲得實現，這種觀點下，唐璜式的人物對女性來說具有毀滅性。每一次背叛或伴侶間的激烈衝突，象徵著對心懷敵意之惡魔的一次崇高勝利，並將引誘者永遠排斥於我們狹隘的生活之外。

在這樣的情感框架中，愛似乎變成了一種遙不可及的幻影，僅能在理想化的幻想中得到片刻的滿足，現實中的愛情則在這場幻影的對比下顯得蒼白無力。這種分裂的現象在許多關係中形成了一種深刻的矛盾，使得愛與現實的界限愈加模糊。

愛與征服：人際關係的隱祕力量

在我們探討人際關係的複雜性時，第三種可能性引人深思：在現實生活中，愛與性被賦予了過多的重視，以至於它們成為人生的核心價值，並因此獲得了某種美的光環。這種現象使我們不得不重新審視愛的形式，並將其大致劃分為兩種：征服之愛與屈從之愛。

征服之愛通常與自戀型人格有關，這類人往往將控制欲望集中於戀愛之上。他們的自負使他們渴望成為理想化且無法抗拒的愛人，這樣的愛人必須透過征服那些因各種原因而難以得到的對象來證明自己的控制地位。對這些人來說，容易獲得的伴侶並沒有吸引力，只有透過征服過程中所獲得的成就感，才能滿足他們對完美性愛的要求，或是成為情感上完全臣服的存在。然而，一旦這些追求達成，他們的熱情便會迅速消退。

相對來說，屈從之愛往往源自於自我貶低的解決方式，這種愛的表現已在探討自我貶低的章節中詳述過。這兩種愛的形式讓我們看到，愛與性不僅僅是個人選擇的結果，更是深層心理過程的反映，這些過程對人際關係的影響深遠而複雜。

在了解到這些影響後，我們需要修正對人際關係的某些期待。普遍存在的觀點認為，良好的人際關係對精神官能症患者有助益，甚至對個人成長有利。然而，這些期待常常過於簡化，誤以為環境、婚姻、性生活的變化，或參加各類集體活動（如社群、宗教或職業團體）能幫助個人克服精神官能症的困擾。在分析治療中，這種期待常表現為一種信念：治療的核心在於患者是否能與精神分析學家建立良好關係，並且在這種關係中，童年時期那些曾經傷害過他的因素不再存在。

這種信念源於某些分析師的假設，認為精神官能症主要是一種人際關係的阻礙，因此可以藉由建立良好的社交關係來獲得療癒。儘管人際關係的確是生活中的關鍵要素，但將其視為靈丹妙藥，忽視內心深層的心理動力，可能導致對治療效果的過高期待。我們需要更全面地理解愛與性在心理健康中的角色，才能真正促進個人的成長與恢復。

關係的治癒力：精神官能症與人際環境的相互影響

在童年和青少年階段，期望能夠激勵一個人的成長，即便他可能展現出虛張聲勢、自負、渴求特權或易感羞辱等特徵。但如果他身處一個有利的社交環境中，這些負面特徵可能會被緩和，他的焦慮和敵意也可能減少，從而建立起對他人的信任。這樣的環境甚至有可能逆轉他在精神病理學上日益加深的惡性循環。然而，這一切的可能性取決於個人所面對困擾的深淺，以及良好人際關係所帶來的影響的持續時間、性質與強度。

在成年人中，這種關係的影響同樣可能顯現。假設夫妻中有一方接受心理分析並逐步改善，另一方也可能在這種正面變化的影響下推進。這種情況下，接受分析的一方可能會分享其洞見，讓伴侶從中汲取對自身有益的資訊。當一個人親眼見證改變的可能性時，便會受到鼓舞，進而採取有益的行為。同樣地，當看到建立更好關係的可能性時，克服自身困境的動機也會被激發。

即便精神官能症患者未接受分析，與相對健康的人保持親密且持久的聯結，也可能帶來類似的正面改變。這裡涉及多種因素，包括價值觀的重新調整、歸屬感與被接受的感受、因外化減少而能面對自身問題、接受嚴肅而具建設性的批評並從中獲益等。然而，這些可能性往往比我們通常所認知的要少得多。許多人固守某種解決內心衝突的方法，這種方法往往伴隨著僵化的要求、自以為是、脆弱、自我厭惡及外化，還有對控制、屈從或自由的渴望。

因此，這種關係並不一定促進彼此愉悅與共同成長的媒介，反而成為滿足自身精神病理需求的工具。精神官能症患者在這種關係中的體驗，主要是內心緊張的減輕或增加，這完全依賴於該關係是否能夠滿足其需求。例如，當一個擴張型個體處於主導地位或被崇拜者簇擁時，可能會感到更為舒適，生活品質也隨之提升。而自謙型個體在不那麼孤獨且感受到他人需要時，則可能會顯示出繁榮的跡象。

對精神官能症所帶來的痛苦有所理解的人，必然能察覺這種改善的主觀價值。然而，這些改善並不必然意味著個人獲得了內心的成長。通常情況下，僅僅表明在適當的人際環境下，即便其精神官能症依然存在，人也能感受到相對的輕鬆。

自我實現與自由的辯證

在現代社會中，我們常常面臨由機構、經濟情勢及政體型態變遷所引發的期待，這些期待似乎與個人的關聯性不大。然而，極權政體的存在清楚表明，這類政體能有效抑制個人的發展，因為它們的本質便是阻止個人自由的實現。反之，唯有那些能賦予眾多個體最大自由以追求自我實現的政體，才真正值得我們去奮鬥和追求。

然而，值得注意的是，即使外在環境發生最理想的變化，這些變化本身並不足以促進個人的成長。它們僅能提供一個更好的成長環境，而非直接促進成長。這個觀點突顯了人際關係的重要性，但同時也提醒我們不應低估內心力量的作用。雖然人際關係很重要，然而它們無法根除一個已經泯滅其真實自我的個體所深植的自負系統。在這個關鍵問題上，自負系統再次展現出對成長的阻礙與對抗。

自我實現的過程並非僅僅是培養一個人的獨特才能。其核心在於個體作為人的潛能的漸進展現，這涉及到個人建立良好人際關係能力的發展。這一點尤其重要，因為唯有在良好人際關係的基礎上，一個人才能更全面地實現自身潛能。

英國哲學家約翰·麥克默雷在其多部著作中探討理性與情感的關係，認為情感的忠誠是衡量人際關係價值的重要標準，這一觀點與心理分析中關於轉移現象的研究不謀而合。在治療過程中，人會逐漸意識到曾被壓抑的自我，而這對於療癒具有重要意義。唯有透過與精神分析師建立適當的關係，患者才能揭露這個被遺忘的自我。在精神分析師與患者之間建立的親密連繫中，現實逐漸恢復其真實面貌，自我亦得以重新認識。

因此，自我實現的真正挑戰在於如何在自由的環境中，透過良好的人際關係，抵禦內心自負系統的侵襲，最後實現個人的潛能。這個過程不僅是個人內在力量的展現，更是對自由與人性深刻理解的展現。

隱形障礙：精神官能症對現代職場創造力與人際關係的影響

在現代職場中，精神官能症狀作為一種隱形的障礙經常被忽視。這些障礙不僅來自外在環境的壓力，如經濟動盪或政治壓迫，還可能源於文化背景的差異。某些社會輿論對個人的期待可能導致過高的賺取能力需求，這在不同的文化中展現出不同的意義。然而，在這一章中，我們不會討論這些外在因素，而是深入探討職場中精神官能症的內在障礙，特別是那些與人際關係相關的因素。

在工作環境中，精神官能症狀對一般性工作的影響通常不大。然而，當工作需要個人具備主動性、創造力及責任感時，這些症狀的影響就變得明顯了。這類工作不僅限於藝術創作或科學研究，也包括教師、家庭主婦、商人、律師、醫生等需要創新和自我激勵的職業。精神官能症狀所帶來的障礙，往往隱藏在工作品質的下降或生產力的缺失中，不易被察覺。

這些障礙可能以多種形式表現出來。精神痛苦，如過度緊張、疲勞、恐懼或憂鬱，常常是精神官能症狀的外在表現。這些情緒和精神狀態不僅影響個人的工作表現，也可能對整個團隊的士氣和效率產生影響。儘管這些障礙並不一定顯而易見，但它們潛伏於日常工作的細節中，影響著個人的創造力和職業滿足感。

在職場中，精神官能症狀的影響並不一定顯而易見。它們可能以潛在的方式影響著我們的工作態度和人際關係，進而影響整體的工作環境。了解並辨識這些障礙，對於改善職場健康和提高工作效率非常重要。透過自我反思和專業幫助，我們可以學會辨識這些障礙，並以正面的方式應對，從而提升職場生活的品質。

因此，我們應該更加關注這些隱性障礙，並努力在工作中創造一個支持性的環境。這不僅有助於個人的職業發展，也能促進整個組織的健康發展。只有當我們能夠正視並應對這些精神官能症狀時，我們才能真正發揮出自己的潛力，實現職場中的創造力和自我完善。

自信的沙丘：工作中的心理困境

自信，或可稱為自我信念，無疑是創造型活動的根本要素。然而，這種自信的根基卻如同沙丘般不穩固，隨時可能因外界的風暴而動搖。當我們面對某一個特定任務時，少有人能準確評價自己的能力，而任務中的挑戰則經常被過於誇大或輕視。更遑論適當評估完成工作的真實價值。在大多數情況下，工作環境的要求可能顯得過於苛刻，與人們普遍的工作習慣相比，這些條件不僅異乎尋常，而且強度更甚。

精神官能症患者常常以自我為中心，他們對工作的本質不甚關心，更在意的是自身的進展和如何展現自己。他們的職業生涯充斥著衝突與恐懼，個人對工作的主觀評價常過於消極，從而減損了他們從所愛職業中獲得的愉悅和滿足感。若我們深入探討這些障礙在實際工作中的具體表現，將更清晰地察覺到各類精神官能症之間的差異。

工作的實現條件多種多樣，包括持續努力、冒險、策劃、接受援助，以及分派任務的能力等，這些差異主要源於個人處理內心衝突的策略。我們將逐一探討這些議題。不論其具體特點如何，擴張型個體往往對自身的才能及獨特性抱有過高的評價。他們堅信自己所從事的工作具有無可替代的重要性，並誇大其品質。若他人未能對其活動給予相應重視，他們便認為這些人無法理解其價值，或是懷有嫉妒之心，無法施予應有的讚美。

對於任何形式的批評，他們常視之為惡意攻擊，因為他們必須壓抑對自身的懷疑，故而在面對他人批評時，往往不加考量，重點在於逃避指責。由於相同原因，他們迫切需要他人的認可，這種需求無止境。他們常感到有權獲得認可，若未能如願，便會感到不滿。這種對認可的渴求如同沙丘上的城堡，無論如何精心構築，總是面臨著崩塌的危險。理解這一點，或許能幫助我們在自信的沙丘上走得更穩更遠。

全能的魅力：自信與現實的雙面刃

在某些人身上，我們可以觀察到一種奇特的心理現象，他們對於自身才能的自信幾乎達到了全能的程度。這種自信不僅展現在對自己過去成就的高度評價上，更表現在他們對未來挑戰的無畏態度。然而，這種自信有時會成為一把雙面刃，尤其是在他們表達對他人才能的讚譽時，顯得極為狹隘。特別是那些與他們同處一個領域或同齡者，他們難以對其表達同等的讚賞。

這種狹隘的讚譽方式，源於一種潛在的競爭意識。他們能夠毫不掩飾地表達對歷史偉人如柏拉圖或貝多芬的崇拜，因為這些人物並不對他們的獨特性構成直接威脅。然而，對於與他們同時代的哲學家或作曲家，他們卻無法給予同樣的讚賞。這是因為任何來自同輩的卓越成就，都可能動搖他們對自身獨特性的信念。

這類人往往被稱為擁有「全能的魅力」，他們深信自己的意志與卓越才能能夠克服一切障礙。這種信念使他們在面對挑戰時顯得特別聰明，樂於接受他人不敢嘗試的困難。然而，這種自信背後卻隱藏著一個危險的風險：低估所面臨困難的複雜性。他們堅信任何商業問題都能迅速解決，任何疾病都能一眼識破，甚至任何論文或演講都能在極短時間內完成。

這種過度自信往往伴隨著對他人能力的輕視和對批評意見的拒絕。他們對自己能力及工作品質的評價過高，導致他們常常忽視工作中潛在的障礙。這些障礙可能源自於自戀傾向、完美主義或自負與報復的心態。

總而言之，擁有「全能的魅力」的人，雖然具備了迎接挑戰的勇氣和自信，但若不加以警惕，這種自信可能會使他們忽視現實中的困難，從而影響他們的判斷力和決策。這是一種需要謹慎對待的心理特徵，因為它既能成就偉業，也能成為失敗的根源。

自戀者的多面人生：追求與放棄的交響曲

自戀型人格的特質之一是容易受自身幻想的影響，這常常導致他們在生活中展現出無數的興趣與才能。然而，這種多才多藝的表象背後，卻隱藏著一個潛在的困境：興趣與精力的分散。這類人往往希望在各個領域中達到完美，卻常常因無法專注於某一個特定事物而感到失望與挫折。

以一位女性為例，她認為自己必須成為完美的女主人、家庭主婦及母親，同時也要在社交和政治活動中積極參與，甚至希望成為一名卓越的作家。這種對自我多重角色的要求，導致她的精力被分散在不同的方向，最後難以在任何一個領域達到她所期望的高度。同樣地，一位商人除了忙於商業活動外，還熱衷於參與各種政治與社會事務，這種多方面的涉足，雖展現了他的多才多藝，卻也讓他難以在某一個領域達到專精程度。

這些自戀型個體在面對失敗時，常將責任歸咎於自身天賦過多，而非承認能力的實際有限。他們可能妒忌那些擁有單一專長的人，因為這些人能夠專注於一個目標，並因此獲得成功。儘管他們對自己的能力充滿信心，認為能在許多領域達到卓越，但這種信念往往是短暫的。一旦意識到自己的局限，他們便會感到羞恥，這種情感對他們來說是難以承受的。

此外，另一類自戀型個體則在不斷開始新追求後又迅速放棄的過程中耗散精力。這在一些年輕的、多才的人中尤其明顯。他們可能對舞臺充滿熱情，開始嘗試演藝，並展現出頗具潛力的起步，但很快就會放棄。接著，他們可能轉向詩歌創作、農業經營、護理或醫學研究，卻同樣容易失去興趣。這種不斷更換追求的行為，看似是探索自我興趣的過程，實則反映了他們內心對自我能力的不確定和不安。

唯有透過對這些個體整體人格的細緻剖析，才能理解這種行為模式背後的真正動機。這不僅是對他們生活選擇的解析，也是對其內心深處自我認知的探索。透過深入理解他們的心理動態，我們才可能幫助他們找到真正的興趣所在，並學會如何在多重興趣中找到平衡與專注。

未竟的宏圖：自戀型個體的理想與現實之間的掙扎

成年人的心理狀態中，常可見一種現象：他們熱衷於大膽的構想，卻在實現的過程中屢次半途而廢。他們可能會擬定一部龐大著作的提綱、建立一個社會團體、構思一個宏大的商業藍圖，或著手於某項發明之上。然而，這些計畫常常在未達成之前便被擱置，熱情隨之消逝。他們在內心描繪了一幅生動的藍圖，幻想自己能迅速獲得輝煌的成就。但當面對現實的挑戰時，興趣卻瞬間消失。這種興趣的喪失，成為一種自我保護的策略，避免面對失敗或無法達成目標的痛苦。

這種心理現象在自戀型個體中尤其明顯。他們往往厭惡細節，對持續的努力存有牴觸。這種特徵在學齡兒童中可能已經顯現。例如，一名有創意的孩子可能在作文中展現豐富的想像力，但潛意識中卻拒絕將其條理分明地寫出或正確拼寫。這種草率的心態在成年人的工作中同樣存在。他們可能認為自己應當擁有卓越的構思或計畫，但期望具體工作由他人完成。這種心態導致他們在分配任務時，希望別人能夠將其構想付諸實行，最後獲得滿意的結果。

然而，當需要他們親自執行這些工作時，譬如撰寫論文、設計服裝或起草法律文件，他們常常在深入考量、審核及重整之前便認為工作已經圓滿結束。這種心理模式在心理分析過程中也會出現，患者可能會表現出普遍的誇大現象，並揭露一個潛在的決定性因素：他們對於深入自我檢視的恐懼。

這種恐懼源於對自身能力的不確定性，以及對失敗的極度恐懼。他們的自尊心不容許他們承認自己在逃避困難，因此，他們選擇在心中構築一個完美的世界，而非面對現實中的挑戰。這種心理防禦機制，雖然在短期內能夠保護他們的自尊，但長期來說，卻可能導致他們無法實現真正的成就，讓未竟之夢永遠停留在想像的領域。

自負與完美主義：兩種極端的束縛

在這個充滿不確定性的世界裡，有些人因自負而無法持續投入努力。他們相信自己不需付出努力便能獲得卓越，這種特有的自負讓他們沉迷於戲劇性的榮譽，而對日常瑣事感到厭惡，視之為對自身能力的侮辱。他們偶爾會在突發事件中展現努力，精力充沛地完成一項大事，或在短時間內解決積壓多時的問題。然而，這種短暫的努力只是為了滿足自負，持續的努力則可能損害這份自負，因為它揭露了努力與成就之間的關聯，從而威脅到「自我擁有無限能力」的幻覺。

設想一個人想要培育一個花園，他很快會發現這不可能在一夜之間實現。花園的成長取決於他所投入的時間和精力，這讓他不得不面對自身能力的有限性。倘若他堅持認為自己擁有無限精力，最後將面臨幻滅，這種經歷會讓他感到如同被侮辱般痛苦，並進一步加劇他的疲憊感。因此，自戀者雖具卓越才能，但他們的工作品質常常讓人失望，因為他們缺乏對工作方法的理解，這與他們的神經結構相符。

另一方面，完美主義者的問題在某些方面恰恰相反。他們循序漸進、有條理地工作，對細節過於謹慎。然而，這種謹慎限制了他們的創造性和自發性，使得行動緩慢且效率不高。完美主義者對自我要求甚嚴，容易因過度工作而感到精疲力竭，這不僅使自己困擾，也讓他人感到壓力。他們對他人的要求同樣苛刻，尤其在擔任管理者時，其影響常具束縛性。

總而言之，自負和完美主義是兩種極端的束縛。自負的人因害怕幻滅而逃避持續努力，完美主義者則因過度謹慎而限制了自己的創造力。這兩者都需要找到一個平衡點，以釋放真正的潛力並獲得更大的成就。

工作狂的空洞：報復型個體的效率與內在價值的失落

在精神官能症患者中，報復型個體是一個獨特的存在。他在工作中展現出極高的效率和無情的野心，彷彿是一臺永不停歇的機器，從不知疲倦。這種人似乎對工作充滿了熱情，然而，這並非出於對工作的愛，而是因為工作變成他生活中唯一有意義的部分。他對工作以外的生活感到乏味，因此每一刻不在工作的時間都被視為浪費。

儘管這類人看似充滿動力，但他們的工作往往缺乏實質性的效果。這並非因為他們不聰明，事實上，他們通常具備敏銳的批判性思維和高超的效率，而是因為他們的目光僅限於工作的外在成效。他們追求成功、名望和勝利，對工作的內在價值卻興趣缺缺。即使他們對工作本身有些許興趣，也僅止於表面，無法深入問題核心。

例如，作為一名教師或社會工作者，報復型個體可能會對教學法或社會工作的方法論感興趣，但對學生或服務對象的關心卻很少。他們可能會撰寫批判性的評論，但缺乏自己獨特的觀點和創見。他們急於掌握一個議題，卻不願使其更加繁複和多樣化，這使得他們的工作成果常流於膚淺。

此外，這類人因自負而不願讚美他人，這使得他們的效率往往不如預期。他們甚至會輕易竊取他人的觀念，將其據為己有。然而，這些原本充滿生命力的思想，一旦進入他們的掌握，便會失去活力，變得呆板無趣。他們的工作，雖然看似完美，卻缺乏靈魂和創意。

報復型個體的工作狂熱，源於他們對自身價值的執著追求，但這種追求卻常常使他們止步不前，無法突破自我，達到真正的卓越。他們似乎永遠在追逐一個無法填滿的空洞，以期在他人面前證明自己的價值，卻忽略了內心真正的需求。

成敗之間：自負與自謙的心靈對決

在精神官能症患者中，這個人顯得很特別。他擁有謹慎而細緻的計畫能力，對未來的發展懷有相當清晰的預見。他堅信自己的預見總是正確的，這種信念賦予他成為出色組織者的潛力。然而，自負與輕視他人的態度讓他在實際操作中面臨挑戰。他難以信任他人，固執地認為唯有自己才能勝任各項工作。這種心態使他在分配任務時顯得捉襟見肘。

他的組織管理風格偏向獨裁，以威脅而非激勵作為手段，扼殺他人的動機與快樂。儘管他擁有長期藍圖，能夠從容面對暫時的挫折，但當真正的考驗來臨時，他的內心可能陷入極度恐慌。對於這樣一個幾乎只在勝利與失敗的二元對立中生存的人來說，任何潛在的失敗都是可怕的。他試圖超越恐懼，卻常常因自身的懼怕而爆發出強烈的憤怒。這種憤怒不僅針對自己，還會波及那些勇於批評他的人。在外界的審視下，他的情緒變得更為激烈。

這些情緒通常被壓抑，最後導致各種身心症狀，如頭痛、腸絞痛和心悸等，成為他內心紛擾的外在表現。

與此形成鮮明對比的是自謙型個體的掙扎。他們的職業生涯充滿懷疑與自責，常將目標設定得過於保守，低估自己的能力和工作的價值。他們深受「我無法」的感受壓抑，對於看似不可能的事毫無信心。即便工作並不艱難，他們仍然感到痛苦不堪。

這兩種心態在成敗之間展開激烈的心靈對決。一方面是自負與輕視他人的獨裁者，另一方面是自謙與自責的懷疑者。前者因不信任他人而孤立自己，後者則因不信任自己而止步不前。這場心靈的角力揭露了人類在面對內心深處的恐懼時，如何在自負與自謙之間徘徊，尋找平衡的艱難過程。無論是哪一種心態，最後都需要面對自身的脆弱，才能在成敗之間找到真正的自我。

追求卓越的代價：謙遜者面對成就的內在困境

謙遜的個體在為他人服務時，常能感受到一種獨特的舒適感，並在這種情境中表現得尤其出色。這些人往往在家庭主婦、管家、祕書、社會工作者、教師等職位上，或作為學生學習時，展現出他們的優點。然而，這些謙遜者的內心卻常常面臨兩種異常現象，這些現象揭露了某些潛在的內在障礙。

首先，謙遜者在獨立作業和與他人合作時的表現可能存在顯著差異。例如，一位在與當地居民互動時頗具聰明的人類學者，當被要求有系統地陳述其發現時，卻顯得無能為力。同樣地，一名社會工作者在面對當事人或擔任監督者時得心應手，但當需要撰寫報告或進行評估時，卻可能陷入恐慌。這種現象表明，這類人在面對獨立工作的挑戰時，可能會遇到重重阻礙。

其次，這些謙遜者的實際工作表現往往低於他們的潛力，而他們甚至可能未曾意識到自身的潛能。他們可能會因各種因素而開始獨立地從事某些活動，例如被晉升至需要文筆或公開演說的職位，或被潛藏的企圖心驅使去追求更為自主的行為。最為健康且不可抵擋的動機則來自於他們的才能，最後迫使他們展現自我。

然而，當他們試圖突破自身結構中「退縮過程」所設定的狹隘界限時，真正的困境便隨之而來。一方面，他們對於完美的追求與擴張型個體的標準相同。然而，擴張型個體常沉迷於自己的成就而感到自滿，而自謙型個體則因無止境的自責而專注於工作的不足之處。即便表現出色，如舉辦聚會或演講，他們依然會強調自己忽略了某些細節，未能清晰表達意圖，過於順從或無禮等等。這使得他們陷入了一場幾乎無望的爭鬥中，在這場爭鬥中，他們一方面追求完美，另一方面又自我打壓。

此外，對於謙遜者來說，追求卓越的渴望還受到一個特殊原因的驅動。由於對野心與自負的禁忌，他們若追求個人成就，便會感到「罪惡」，只有最後的成就才能平息這種罪惡感。這種內心的戰爭，使得他們在追求完美的道路上，既充滿挑戰，也充滿希望。

創作的囚籠：自我毀滅的藝術家

在創作的世界中，藝術家與作家常常面臨一個令人窒息的困境：一方面，他們被驅動著去追求卓越，去突破自我，另一方面，卻又無法擺脫自我設限的枷鎖。這種矛盾的驅動力不僅是創作過程中的一部分，更成為許多藝術家和作家自我毀滅的根源。

當藝術家開始創作時，他們常常因某種靈感而激動不已，這種靈感可能源自於對美的深刻感動或是對意義的強烈追尋。最初的構想總是那麼完美，畫布上的草圖看似無懈可擊。然而，當他們開始意識到這一切的順利之時，內心的自我懷疑便悄然而至。他們開始苛求細節，試圖修正每一個不完美的地方。這種無休止的修正往往導致創作的停滯，甚至使最初的靈感黯然失色，最後走向毀滅。

同樣的情況也發生在文人身上。當他們在某一個時期感受到創作的順暢，筆下的文字如泉湧般流出，他們可能會短暫地享受這種創作的快感。然而，這種滿足感往往是潛在危機的徵兆。當他們開始意識到自己的順利，便不自覺地對細節產生了苛求。他們可能會在某個角色的發展上陷入困惑，無法決定角色在特定情境中的行為，這種困惑往往是自我懷疑的結果。

在這種狀態下，創作者們的表現受到自我貶低的影響，陷入了無精打采的狀態，長時間無法創作，甚至可能在憤怒之下撕毀了自己辛苦寫就的作品。他們的夢中可能出現與瘋子同處一室的場景，這是對自身極端憤怒的表達，反映出他們內心深處對自我的厭惡與毀滅的渴望。

這樣的創作困境並非少數現象，而是許多藝術家和作家在追求完美過程中必須面對的現實。如何在自我期望與現實之間取得平衡，如何在追求卓越的同時不被自我懷疑所吞噬，這是每一位創作者都必須學會的課題。唯有如此，他們才能在創作的道路上走得更遠，從囚籠中解脫，真正迎來創作的自由。

在自我攻擊的陰影下：重拾被壓抑的創造力

在我們探討人類心靈的複雜性時，常會發現兩種截然不同的心態：一種是熱衷於探索與創造的正向心態，另一種則是自我破壞的傾向。在這些案例中，那些因擴張欲望受到壓抑而使自貶欲望占據主導地位的人，展現正向行為的頻率極低。他們的自我毀滅行為雖不顯得激烈或戲劇化，卻以潛移默化的方式影響著他們的生活。

這些內心衝突往往隱藏得很深，使得在工作中的心理過程變得漫長而複雜，從而增加了理解其根本原因的難度。即使工作中的障礙成為顯而易見的抱怨，這些障礙的本質也不易被直接理解。只有當整體心理結構逐漸鬆散之際，這些障礙的真相才會顯露出來。

在創造型活動中，這類人常發現自己無法專注。思緒容易偏離，腦海中常出現空白，意念迷失於瑣事。他們變得不安定，漫無目的地進行一些無意義的活動，像是潦草地書寫或繪畫、沉迷於紙牌遊戲、撥打電話、修整指甲或捕捉蚊蟲。這些行為隨之帶來對自我的厭惡。他們努力工作，但很快便感到疲憊不堪，最後不得不停止。

這樣的自我貶低，部分源於對自身的壓制，以避免觸犯「自以為是」的禁忌。這種微妙的自我攻擊、指責與懷疑，消耗了他們的精力，而他們卻未能察覺。他們可能會忘記所閱讀、觀察或思考的內容，甚至是曾經撰寫的文字。他們還可能忘記自己原本計劃要寫的東西。儘管所有撰寫論文的資料早已準備妥當，但在需要時卻常常無法找到。

甚至在被邀請於研討會上發言時，他們初期可能感到無法表達的壓抑，直到逐漸意識到自己擁有許多切實的見解要分享。這些內心的掙扎影響著他們的創造力，讓原本應該閃耀的潛能被自我壓抑的陰影所掩蓋。這樣的心靈旅程顯示出，如何在自我懷疑中找到平衡，重新喚醒那被壓抑的創造力，是一場持久而深刻的戰鬥。

被壓抑的行動力

在他們內心的深處，潛藏著一種無形的自我壓制需求，這種需求像是一道無形的枷鎖，阻礙了潛能的發揮。這樣的壓制使得他在工作中感到無能為力，甚至產生了毫無意義的壓抑感。對於那些擁有擴張型人格的人來說，他們所參與的每一項活動都顯得極為關鍵。即使這些活動的客觀價值微不足道，他們仍然賦予其深刻的意義。然而，對於自謙型的個體來說，這樣的情況顯得截然不同。

自謙型的人對待工作抱持謙遜的態度，即使他們所從事的工作在客觀上具備重大意義，他們仍然不見得會因此感到驕傲。他們往往只會提到自己「不得不」從事這些工作，似乎這是一種無奈的選擇。這樣的態度與放棄型個體對威脅的敏感度並無關聯，但若他們承認自己有成就的渴望，便會覺得過於自負和野心勃勃。他甚至無法接受自己希望完成一份優秀工作的想法，因為這樣的承認在他看來是一種對命運的挑釁。

在處理各種事務時，他常常缺乏效率。這主要源於他對於那些隱含宣告、攻擊與控制意圖的事物的禁忌。他對攻擊的禁忌並不局限於人際關係，對於無生命的物件或心理議題，他也保持著同樣的態度。例如，面對漏氣的輪胎或卡住的拉鍊，他感到無能為力，而對於自己的思維，他同樣感到束手無策。

他的困境並非創造力的缺乏，事實上，他完全有能力構思出優秀的創意。然而，在將這些創意付諸實踐的過程中，卻常常被壓抑。他對於掌握、處理、應對、評估、驗證、整理與組織這些創意的能力受到限制。我們通常未能意識到這些心理操作其實是武斷且具攻擊性的行為，儘管它們的字面意義暗示了此點。只有當這些行為受到對攻擊的普遍壓抑時，我們才會察覺到這個事實。

自我貶低的人或許並不缺乏表達觀點的勇氣，但他們必須首先擁有自己的觀點。然而，壓抑通常在這之前的某一個時刻便已發生 —— 在他們不敢意識到自己已經得出某種結論或形成自己的觀點之時。這種自我壓制成為他們無法突破的羈絆，使得他們在追求自我成就的道路上步履維艱。

突破完美主義枷鎖：接受不完美以釋放創造力

在追求完美的過程中，我們常常陷入自我貶低的陷阱，導致工作效率低下，甚至毫無成果。愛默生指出，成就的缺乏往往源於我們對自己的輕視。這種輕視與追求完美的驅動力交織在一起，使得我們在痛苦中尋求成就，而這種痛苦恰恰來自於無法滿足自身苛刻的完美標準。

比如，一位學習音樂的學生可能會因無法每天靜坐八小時學習而感到不安，認為自己永遠無法成功。她忽視了自己在樂曲研究和技術練習上的努力，對自己設下了不切實際的「應當」標準，從而滋生了自我懷疑和沮喪。這種完美主義的枷鎖，讓人無法欣賞自己的成就，即便已經表現優異。

在創造型工作中，這種自我貶低尤其明顯。當一個人開始撰寫論文時，完美主義者可能會因無法制定詳細計畫而感到無能為力。他們不會像擴張型個體那樣自由地書寫初稿，因為他們對於初稿中的每一個不協調、不連貫之處都極為敏感。他們的批評雖然可能公允，但卻會引發強烈的焦慮，並且阻礙創作。

儘管他們會不斷提醒自己「先寫下來，之後可以修改」，但這樣的自我安慰通常不奏效。他們往往會重新開始，記錄零星的想法，直到耗費大量時間和精力後，才開始形成一個大致的框架。隨著稿件的逐步完善，他們的焦慮稍有緩解，但在最後定稿時，焦慮再度襲來，因為此時的作品必須達到完美無瑕。

這樣的完美主義不僅耗費了時間和精力，更是對自我的一種無情打壓。要突破這個困境，我們需要學會接受不完美，珍視自己的努力和成就。唯有如此，我們才能從自我貶低的陰影中走出，真正釋放創造力。完美並非唯一的目標，成長和進步才是我們應該追求的真正價值。

焦慮的對立面：自我破壞與恐懼的交錯

在這段痛苦的歷程中，他的內心如同被兩股強烈的對立力量撕扯著，導致他陷入深深的焦慮之中。一方面，困難的增加讓他不安，彷彿一座無法攀越的高山壓在心上；另一方面，當事情過於順利時，他又感到一種莫名的煩躁，彷彿平靜的湖面下暗藏著洶湧的暗流。

每當面臨挑戰，他的身體便不堪重負，可能出現休克、昏厥或嘔吐等劇烈反應，甚至四肢乏力，彷彿被抽走了所有的精力。然而，當他意識到一切進展順利時，內心的衝突卻驅使他故意破壞自己的努力，這種自我毀滅的衝動如影隨形。有位患者在壓抑減弱時，展現出驚人的自我破壞行為。當他接近完成一篇論文時，發現自己曾寫過相似的段落，驚訝地在桌上找到那些完美的草稿，這才意識到是自己前一天的作品。這種「遺忘」讓他困惑，他想著這或許是克服壓抑的好兆頭，卻無法接受，於是開始自我破壞。

當我們深入了解這類人在職業領域中所面臨的困境，他與工作的關聯性特徵越發明顯。面對艱難任務，他常感到焦慮，甚至恐慌，這些內心衝突讓他覺得這些任務是不可能完成的。比如，一位病人在演講或會議前總會感冒，另一位首次登臺前便會生病，還有一位在聖誕購物前便已疲憊不堪。

我們逐漸明白，他為何只能分階段地完成任務。在工作過程中，他的內心充滿緊張，這種緊張感隨著時間愈加強烈，讓他無法長時間維持專注。這樣的情況不僅限於腦力勞動，甚至在獨自進行其他活動時也會出現。他可能整理一個抽屜，將其他抽屜留待日後；在花園中拔草、翻土，但過一段時間便會停下來。寫作半小時或一小時後，他需要中斷。然而，當他為他人工作或與他人合作時，卻又能持續不斷地工作，彷彿他人的存在給予了他某種安慰和力量。

逃避壓力的愛情依賴：職場困境中的自我救贖與束縛

在職場中，他的注意力似乎總是飄忽不定，這種現象的根源在於他對工作的興趣缺乏堅定的信心。他常常自責，覺得自己對工作漠不關心，這種情緒就像被迫學習的小學生般的憤怒。然而，事實可能並非如此，他的內心深處或許對工作是有熱情的，只是工作中的挑戰遠比他所能承受的更具壓力。工作中接電話、寫信等小事不斷分散他的注意力，而他對家人和朋友的要求也總是輕易妥協，這反映了他強烈的渴望被他人喜愛的心理需求。

這種需求導致他的注意力常常被愛情所吸引，尤其是在年輕時，愛與性對他有著強烈的吸引力。雖然愛情關係未必能帶來持久的幸福，但至少能短暫地滿足他的某些需求。因此，當工作中的困難讓他倍感壓力時，他便容易將自己投入愛情的懷抱。在這樣的循環中，他的生活變得複雜：工作一段時間，或許獲得一些小成就；隨後，他會沉溺於愛情，常常是依賴型的關係；隨著愛情的成長，工作進度停滯，甚至無法實現；他掙扎著從愛情中掙脫，重新投入工作 —— 如此周而復始。

自我貶低的人在獨自進行創造型活動時，常常會遭遇難以踰越的障礙。他不僅在長期的困境中奮鬥，而且大多數時候是在焦慮的壓力之下進行。這種創造過程所伴隨的痛苦程度各不相同，但通常情況下，這種痛苦的消失時間極其短暫。在構思一項計畫的初期，他或許能感受到某種愉悅，因為在這個階段，他的思維還未被內心的矛盾所禁錮。然而，當任務即將完成時，他可能會體驗到一瞬間的滿足感，但隨著時間的推移，他不僅會失去這種滿足感，甚至無法意識到自己就是那個完成任務的人。每當回想起這項工作，或者一旦目睹它，他便會感到羞愧，即便心中有諸多掙扎，他也不會因為完成這項工作而自我肯定。對他來說，記住這些內心的困擾便是一種羞辱。

無為者的困境

面對人生中的各種挑戰，那些選擇無為的人往往承擔著巨大的風險。起初，獨自開展一項任務可能會讓他們感到畏懼，而在執行過程中，放棄的念頭可能會不斷浮現。面對層出不窮的障礙，他們的工作品質可能會受到影響。然而，憑藉自身的才能與堅韌不拔的毅力，即便效率低下，他們仍能完成一些讓人驚嘆的成果。

對於那些習慣於放棄的人來說，他們所面臨的阻礙與其他類型的人截然不同。這些人可能會解決一些低於其能力範疇的問題，這一點與自謙型個體頗為相似。然而，自謙型個體之所以選擇這樣的問題，是因為他們在此類工作環境中感到安全。他們可以依賴他人，並感受到被喜愛與需要。而放棄型個體則是因為其「退出積極生活」的傾向所致。

對於這類人來說，高效率工作的環境條件與自謙型個體截然不同。由於其超脫的特質，他們在獨自工作時反而表現更好。他們對強制性極其敏感，因此很難在有明確規章的機構或為某位老闆工作。然而，他們可以自我「調節」以適應這些情境。由於他們壓抑了自身的願望與抱負，對變化懷有厭惡，因此能夠忍受自己所不喜歡的環境因素。

此外，因為缺乏競爭心，並急切地想要避免衝突，這類人能與大多數人和諧共處，儘管在情感上對他人保持著距離。這種距離感使他們無法獲得真正的快樂或達到高效率的狀態。無論在職業還是個人生活中，他們都習慣於選擇一種安全的、毫無波瀾的方式前行，這種方式使他們避開了衝突，但也限制了他們的成長與滿足感。

在這樣的過程中，無為者面臨的是一個深刻的困境：他們的選擇看似避免了即時的痛苦與不適，但長期來看卻可能使他們的生活失去色彩與意義。這種心態的轉變需要勇氣與自省，或許正是這些無為者所需的突破口。

獨立的誘惑：
自由職業者如何在無止境的自我苛求中找尋方向

在自由職業的世界中，有人尋求自主與創造的空間，但這條道路並不一定如想像般平坦。對於某些自由職業者來說，外界期望的壓力可能成為一種必要的驅動力。自謙之人，常常需要明確的截止日期來緩解內心的焦慮。他們在面對創作時，若無外在的壓力，可能會陷入無止境的自我苛求之中。截止日期像是他們的指南針，幫助他們在滿足他人期望的同時，依據自身的願望完成目標。

然而，這種外在壓力對於放棄型個體來說，卻是一種令人厭惡的強制要求。這類人對於任何形式的強迫性安排都極為敏感，截止日期反而會激起他們的無意識反抗，使他們陷入情緒低落和行動遲緩的狀態。他們的態度反映出他們對於任何強制性期望的敏感度，無論是建議、期待、要求還是請求。

對於放棄型個體來說，最大的障礙往往來自於內心的懶惰。這種惰性使他們傾向於在心智中展開行動，而非實際付諸實踐。這種無效率的表現與自謙型個體截然不同。自謙型個體如同被囚禁的小鳥，受著各種相互矛盾的「應當」所驅動，四處奔波。而放棄型個體則顯得乏力，缺乏主動，於身體或思考活動中反應遲緩。

然而，當放棄型個體獨自從事某項任務時，情況卻會出現逆轉。這時，他們不再受到外界期望的束縛，反而能夠專注於自己的節奏和目標。他們的創造力在這樣的環境中得以釋放，與自謙型個體形成鮮明對比。這種內在的動力轉換，讓他們在自由職業的領域找到了一種獨特的平衡。

在自由職業者的世界裡，外在的壓力和內在的動力形成了一個微妙的平衡。不同性格的人在這個平衡中，展現出截然不同的應對方式。對於那些在自我期望與外界壓力之間掙扎的人來說，理解這種動力的來源和表現，或許是他們在職業生涯中獲得成功的關鍵。

自我追尋：工作與熱愛之間的平衡

這位醫者，日常生活中充滿了繁忙的安排與責任。他依賴記錄本來管理所有的診療、會議、信件、報告，甚至每一種藥品。這一切的細節需要他一一備忘，以確保他不負醫者的職責。然而，在這樣的繁忙之中，他總能找到時間沉浸於自己熱愛的書籍、鋼琴彈奏以及哲學創作。這些活動讓他感到心靈的充實與愉悅，讓他在這些私密的時光中，得以展現真實的自我。

特質在於，唯有脫離外界的連繫，他才能真正實現自我，這種狀態在工作之餘的活動中尤其明顯。他並不追求在鋼琴上成為頂尖，也無意將自己的哲學創作公諸於世。他是一個不願順應他人期待的人，對於合作或為他人服務的工作以及具有時間限制的勞動，他抱持著減少的態度。為了能夠追求自己所熱愛的事物，他甚至願意降低自己的生活標準，只求在更為自由的環境中，讓真實的自我活躍成長。

然而，這種生活方式有其風險。並非每個人都能在脫離常規後找到如高更般的創造型表達。若缺乏內在的天賦與條件，他可能會淪為一個粗俗的個人主義者，只是追求那些出乎意料的行為或異於常人的生活。這類人通常在職場上不會遇到重大困擾，因為他們的工作狀態往往是日益惡化的。對他們來說，「追求自我實現」與「實現理想自我」不僅遭遇壓抑，甚至被遺棄。缺乏動力追求崇高目標的他們，對工作感到毫無意義，工作成為一種必須忍耐的惡事，經常打斷那些愉悅的時光。

工作在他們眼中或許只是一種獲取金錢或名聲的工具，因而缺乏個人的參與感。這樣的情況讓他們無法在工作中找到成就感，只因他們未能在工作與熱愛之間找到平衡。對於個人來說，如何在繁忙的職責與自我追尋之間找到和諧，或許是他一生的課題。

隱形的職場困境：精神官能症對工作效率的影響

在現代職場中，精神官能症障礙的出現頻率之高，讓人不得不重視其對工作能力的影響。這種影響不僅限於工作效率的下降，更涉及到個人動機、目標設定、工作態度及工作的整體品質。然而，許多人常常將這些因素割裂看待，忽視了它們之間的相互關聯，這種過於形式化的視野，使得對工作困難的理解顯得膚淺。

精神官能症障礙在工作中的表現，實際上是個人整體人格的一種反映。若要深入理解這些障礙，必須考量所有相關因素。這種整合性視野讓我們了解到，僅僅聚焦於精神官能症的顯性障礙是不足夠的。每一種精神官能症結構在工作中都有其獨特的優勢與挑戰，理解這些結構可以幫助我們預測可能出現的障礙。

治療精神官能症時，我們面對的是具體的患者，而非抽象的症狀。因此，釐清不同精神官能症結構所導致的困難類型，能使我們更準確地理解特定的工作困境。這種理解不僅加速了問題的辨識，還提供了一個更全面的視野來看待這些困難。

工作中引發的精神官能症所帶來的痛苦，往往不易察覺。許多人在工作中面臨的困擾，不一定是顯而易見的。這些隱性的障礙持續消耗著人們的精力：例如，在工作過程中因不敢承擔與自身能力相符的任務而感到力不從心，或因未能充分發揮自身潛能而感到無奈。然而，這些消耗最後暗示著人們在某一個根本的生活領域無法實現自我滿足。

這些個人損失的累積，最後轉化為整個人類社會的損失。當我們理解並解決這些工作中的精神官能症障礙時，不僅能提升個人的工作滿意度和生活品質，還能促進整個社會的進步。因此，對於這些障礙的了解與處理，具有深遠的意義，是我們在職場中不可忽視的重要課題。

創造與病理之間

在藝術創作的領域中，精神病理與創造力之間的關係常常引發熱烈討論。許多人認為，痛苦似乎是藝術創作的必要條件，彷彿只有經歷精神的深淵才能激發出非凡的藝術作品。然而，這個論點並不完全正確。事實上，精神病理可能會阻礙而非促進創造力的發揮。

首先，我們必須承認，個人的天賦與精神官能症之間並無直接關聯。近代的教育實踐已證明，透過適當的指導與激勵，大多數人都能掌握繪畫的技巧，但這並不意味著他們都能成為偉大的藝術家如倫勃朗或雷諾阿。天賦的表現需要一個健康的心理狀態，精神官能症則可能成為其障礙。

精神病理的一些特徵，如自我貶低，通常對創造型工作有害。這些特徵會削弱人們的自信，讓他們不敢充分展現自我，從而限制了創造力的發揮。擁有自我貶低傾向的人往往對藝術創作缺乏興趣，因為他們內心深知自己的病理狀態已經削弱了他們的能動性。

然而，並非所有精神病理特徵都對創作不利。某些具有擴張型驅力的人，或者在放棄型人格中顯示出叛逆傾向的人，可能會在創作中找到一種表達的出口。他們可能擔心在心理分析過程中失去創造力，因而更願意保留某些精神病理特徵，以維持其創造能力。

總而言之，藝術創作的成功與否，往往取決於個人如何平衡內在的精神病理與外在的創作需求。創造力不僅僅是痛苦的產物，它更需要一種健康的心理狀態來支持。對於藝術家來說，關鍵在於如何在不失去自我的前提下，利用內在的驅力來激發創造力。藝術與精神病理的關係並非簡單的因果連繫，而是一種微妙的平衡，只有在這種平衡中，才能孕育出真正的藝術作品。

創作中的恐懼與自我：從內心紛爭中尋找藝術靈感

在創作的過程中，藝術家們往往面臨著內心深處的恐懼與不安。他們所真正懼怕的，不僅僅是創作失敗的可能性，而是那種來自內在的、如神般的掌控感的動搖。這種掌控感，雖然可能源於某種精神上的焦慮或精神官能症，但正是這種內在驅動力賦予了他們創造的勇氣與熱情，使得他們能夠勇敢地面對創作中的各種挑戰。

藝術家常常認為，唯有徹底擺脫與他人的連繫，免於他人期望的干擾，才能實現真正的創作。在無意識的層面上，他們害怕一旦失去這種掌控感，便會陷入自我懷疑與自我貶低的漩渦。對於那些反叛者來說，他們擔心的不僅是自我懷疑，還是淪為服從的自動化機器，從而喪失創造的能力。這些恐懼是可以理解的，因為他們所懼怕的極端情況在他們的生活中確實存在。然而，這些恐懼往往源於錯誤的推理。

許多藝術家在面對精神內耗時，常常陷入「非此即彼」的思維模式，無法構思出真正能解決這些衝突的方法。他們在這些極端之間反覆掙扎，這種掙扎讓他們感到疲憊不堪。然而，如果他們能夠順利地分析自我，並從中獲益，他們必然會見到並體驗到自我貶低或順從的傾向，但這些態度不會永恆不變。他們將能克服這兩種極端中的強迫性元素。

這引發了一個更為深刻的辯論：假設分析能夠解決精神官能症的衝突，並使個人獲得更大的幸福，那麼是否會因為減少過多的內心緊張而使其僅僅滿足於存在？這樣是否會喪失創作的內在驅動力？這個辯論反映了一種普遍的看法：「藝術家需要內心的緊張乃至痛苦，才能引發創作的衝動。」

儘管如此，難道一切的痛苦都必然源自於精神上的衝突嗎？即便缺乏這些精神上的紛爭，生活中依然充滿了各種痛苦。對藝術家來說，這一點尤其明顯，因為他們不僅對美與和諧具備異常的敏感度，對於矛盾與痛苦同樣如此。此外，他們擁有更為強烈的情感體驗能力，這種能力使得他們在創作中能夠表達出更深刻的情感，從而創造出更具感染力的作品。創作，對他們來說，是一場與內心的對話，是一種在痛苦與美之間尋求平衡的過程。

夢境與藝術：精神官能症下的創造力

精神官能症與創造力之間的關聯，長久以來都引發了廣泛的討論。這種內心衝突在夢境中具體化，並可能成為一種創造的力量。我們需要重視這個觀點，因為夢境提供了一個窗口，讓我們得以窺見潛意識如何解決內心的矛盾。夢中出現的意象極富濃縮性和關聯性，這種特質與藝術創作有著驚人的相似之處。因此，一位富有才華的藝術家若能掌握這些潛意識的表達方式，便能將其運用於詩歌、繪畫或音樂創作中。

然而，我們必須謹慎看待這個假設。夢境提供的解決方案千變萬化，範圍從建設性到精神官能症的表現不一而足，這樣的多樣性對藝術創作的價值有著重要的影響。即便一位藝術家僅能運用特定的精神官能症解決方案，他的作品仍然可能引起觀眾的共鳴，因為其他人也可能面臨類似的內心衝突。

這讓我思考，像是達利的畫作和沙特的小說，是否因其深刻的心理洞察力而影響了作品的普遍性？我並不是在反對戲劇或小說探討精神官能症的問題。相反，在某些時期，當大多數人正面臨這些問題時，藝術表現能夠幫助他們理解自己的處境並尋找意義。這種探索不必導向圓滿的結局。例如，亞瑟·米勒的《推銷員之死》並未提供圓滿的結局，但它揭露了社會本質及其生活方式，並描繪了一位沉溺於幻想、不願面對自身困境的人。其悲劇性的結局使人反思這種自戀的解決策略。

理解這些作品的關鍵在於掌握作者的觀點，了解他們是否在闡述某種精神病症的解決之道。若我們無法掌握這些，便難以洞悉其藝術創作的深層意義。藝術家的創造力，無論是否源於精神官能症，都能在某種程度上反映出人類心靈的深度與複雜性，引發觀眾對自身境遇的思考與共鳴。

衝突與創造力：精神官能症在藝術創作中的雙重作用

在藝術創作的領域中，精神官能症的內在衝突常被視為一把雙面刃。這些衝突既可能損害藝術家的創造力，也可能成為激發創造的泉源。這個現象引發了一個關鍵問題：如何區分那些能夠激發藝術創造力的衝突，與那些會壓抑或削弱藝術家才能的衝突？這不是一個簡單的問題，因為我們不能單純以衝突的數量來衡量其對藝術創作的影響。

在考慮這些衝突時，我們不能僅僅依賴於量化的思考方式。若僅以數量來界定衝突的影響，可能會陷入無盡的困惑。相反，我們需要了解到某些質性的因素，這些因素可能使得某些衝突對藝術創作有利，而其他則不然。

對於藝術家來說，保持自我認知的清晰和活躍是極為關鍵的。這種自我認知能夠幫助他們在面對內心的矛盾時，不至於迷失自我。藝術家的真實自我必須在創作過程中保持活躍，這樣才能賦予他們的作品以深刻的個人色彩和意義。

精神官能症的衝突可能為藝術家提供了創作的動力和題材。這些內心的矛盾和其解決過程，可以成為他們作品中的重要元素。例如，一位畫家不僅能夠捕捉自然景觀的獨特美感，還可以反映他個人內心的掙扎和情感。然而，這一切的前提是，藝術家必須能夠自由地表達自己的內心深處，才能真正轉化這些衝突為創作的泉源。

然而，這種表達的能力也可能因自我認知的隔閡而受到挑戰，增加精神官能症的風險。因此，在藝術創作的過程中，藝術家需要找到一種平衡，使他們能夠在不失去自我的情況下，利用內心的衝突來促進創作，這樣才能夠在衝突與創造力之間找到微妙的平衡。

創作的真實驅動力

在我們逐步深入這個議題時，越來越清楚地意識到一個常見觀念的錯誤 —— 即認為精神衝突是藝術創作的核心動力。這種觀點誤導了許多對藝術與創作過程的理解。精神衝突或許能在短暫之間激發某種動機，但真正持久且強大的創作衝動，則來自於藝術家對自我實現的渴望及其所需的內在能量。

當這股能量從日常生活的簡單體驗中被轉移，並被用來為某種虛幻的目的辯護時，創造力便會受到壓抑。這種情況下，藝術家的創作不再是自發的，而是被迫的，甚至可能走向枯竭。相反地，若在心理分析或自我探索的過程中，藝術家的自我實現欲望得以釋放，則其創造力將重新煥發活力，並且作品中也會自然地流露出真實的自我表達。

因此，藝術家的創作能力並非來自於精神病態或內心的混亂，而是在面對這些挑戰時，能夠持續保持創作的能力。正如約翰．麥克默雷所言，「藝術的自發性……實乃個體創造力之展現，為自我之真實表達。」這句話強調了創作的真正來源 —— 一種內在的自我驅動力，而非外在的衝突或壓力。

當我們承認這一點時，關於精神衝突對藝術價值的爭論便顯得無足輕重。藝術創作的價值在於其能夠真實反映創作者的內心世界，而非其所遭遇的痛苦或困境。這種認知不僅有助於我們理解藝術家的創作過程，亦使我們更能欣賞作品中所蘊含的深層意義。

最後，創作的動力源於追求卓越與自我實現的欲望，這種欲望是藝術家不斷探索與表達自我真實的原動力。換言之，藝術創作是一種自我實現的過程，它超越了精神衝突的限制，成為藝術家心靈深處最真實的聲音。

自我發現之旅：精神分析的深層探索

精神官能症雖然可能在某些情況下顯得相對平靜，卻常常潛藏著深刻的內在衝突和複雜的心理動態。這個現象本質上是一種持續演變的自我驅動過程，逐漸滲透並影響著人格的各個層面。隨著這個過程的推進，個人面臨的內心衝突不斷加劇，迫使他們尋求解決之道。然而，所採取的解決方案通常是暫時且人為的，往往導致新的衝突產生，從而需要更多的解決方案。這個循環可能讓生活看似穩定，但卻可能使個人逐漸偏離其真實自我，對個人成長構成威脅。

在精神分析治療中，我們必須承認這個過程的複雜性，避免過於樂觀地認為存在快速且簡單的療法。當我們談及「治癒」時，實際上只是在考慮某些具體症狀如恐懼或失眠的緩解，這受到多種因素的影響。然而，我們無法「治癒」一個人所走過的錯誤發展道路。治療的真正目標是協助人們逐步克服困難，引導其走向更具建設性的發展道路。

精神分析治療的目標設定取決於精神分析師對心理病態本質的理解和信念。例如，如果我們認為人際關係的障礙是心理病症的重要成因，那麼治療的重點便是協助患者建立更健康的社交連繫。隨著對內心過程的深入理解，我們如今更加傾向於設立包容性更強的治療目標，旨在幫助患者發掘自我，推動其朝向自我實現的方向邁進。

在這個過程中，建立良好的人際關係能力無疑是實現自我的一個重要方面，但自我實現還涉及創造力和自我負責的能力。精神分析師必須始終牢記這個目標，因為它不僅決定了治療的方向，也影響著精神分析師所應抱持的精神狀態和方法。精神分析治療是一場自我發現之旅，帶領患者穿越內心的迷霧，走向更豐富、更充實的生活。

克服幻象：療癒的真實之路

在治療過程中，患者面臨的最大挑戰之一是克服自身的幻象與虛妄的目標。這是一條艱難的道路，因為患者必須放下那些長久以來被視為保護自我的手段。這些手段可能是他們的驕傲、自負，甚至是對自身價值的錯誤認知。只有當他們開始放棄這些幻想，才能開始發掘和發展他們的真正潛能。

在這個過程中，患者需要學會摒棄虛假的自尊，這樣才能減少對自我的敵意，並建立堅定的自信心。這是一個艱難的轉變，因為患者往往堅信，自己的生活方式和解決問題的方法是無可挑剔的。這種信念使他們認為，只有透過這種方式，他們才能獲得內心的平靜與滿足。

然而，這些看似堅固的信念，其實可能是妨礙他們進一步成長的障礙。客觀的觀察者或許能輕易指出這些價值的虛幻，但對患者來說，這些價值是他們心理存在的基石。他們相信，若不維持這些主觀價值觀，整個心理結構將面臨崩潰的危險。

患者往往將自己的解決之道簡化為幾個詞彙，如「控制」、「愛」或「自由」。對他們來說，這些手段不僅是正當且理智的，還是他們唯一的安全之道。這些方法賦予了他們一種整體感，讓他們免受自我厭惡與自我輕視的威脅。

然而，真正的療癒在於面對內在的衝突，並在這些衝突中尋找統一與和諧。這需要患者勇敢地揭露真實的情感、渴望、信念及理想，並接受這些可能與他們「應該」的觀念相悖的事實。只有這樣，他們才能從根本上解決內心的矛盾，達成真正的心理整合。

治療的過程是艱辛的，因為它要求患者深入探索自己的內心世界，並勇敢地面對那些長久以來被忽視或壓抑的部分。然而，這也是一個充滿希望的過程，因為只有透過這樣的探索，患者才能真正認識自己，並邁向更為真實和自由的生活。

心理分析中的防衛機制：從內心衝突到自我保護的多重層次

在心理分析過程中，患者常常展現出一系列複雜的防衛機制，這些機制源自於他們的內心衝突和自我厭惡。每位患者根據自身的心理結構，選擇對自己來說最為可行的方式來應對這些挑戰。對於擴張型個體來說，他們習慣於逃避承認自身的恐懼和無助，並試圖壓抑對情感、關懷等需求的渴望。這使得他們在面對內心脆弱時，顯得特別封閉和孤立。相對地，自謙型個體則極力避免直視自己的自負，並對個人利益的追求視若無睹，以維持一種表面的謙遜與和諧。

放棄型個體則以一種表面上的禮貌和冷漠來掩蓋內心的衝突。他們缺乏活力的姿態，實則是為了防止衝突的激發，這樣的姿態讓他們的內心世界顯得平靜而無波。然而，這些防衛機制的運作並非毫無代價。患者在迴避衝突的同時，也阻礙了他們對自身問題的深入理解。理智化和區隔化是常見的心理策略，透過這些方法，患者試圖將衝突置於理性和情感的分界之外，避免面對可能的痛苦。

然而，這樣的防衛不僅是個人的選擇，更是一種無意識的抵抗。某些患者在無意識中堅持犬儒主義，否定價值的意義，讓衝突問題變得模糊不清。這種模糊化的思考方式，使得他們難以清晰地察覺到內心的矛盾與掙扎。對於這些患者來說，逃避自我厭惡或自我貶低，成為他們心靈防衛的核心課題。他們努力避免面對尚未實現的「應該」，這些未達成的目標被視為不可饒恕的罪過。

在分析過程中，任何對他們缺陷的暗示，都會被患者視為不公平的譴責，促使他們採取更強烈的防衛姿態。無論是攻擊性的防衛還是妥協性的防衛，最後的結果都是為了阻擋他們清醒地審視真相。患者對於保護其主觀價值、避免危險的強烈需求，顯示了他們在精神分析師面前的合作能力受到限制。這些防衛性姿態，無不揭露出患者內心深處對焦慮與恐懼的深層逃避。

防衛與成長：心理分析中的對立動機

在心理分析的過程中，病人防衛機制的核心目的是保護其內心的脆弱，這在分析的各個階段都顯得尤其顯著。特別是在分析初期，放棄型的患者往往需要維持一種超然的態度，保持他們所謂的「自由」和無欲無求的行為，這些特徵主導了他們對分析的看法。對於這類患者，分析過程常常面臨挑戰，因為他們的防衛姿態是牢固的，旨在保護其內心尚未準備好面對的脆弱。

與此同時，擴張型和自謙型的患者則面臨另一種阻力，這種阻力在分析初期尤其明顯。這類患者在生活中追求絕對的控制、勝利與愛等正向目標，這種追求亦延續到分析過程中。他們希望分析能消除一切阻礙，讓他們獲得徹底的勝利，擁有神奇的意志力和不可抗拒的吸引力。他們渴望的是一種理想化自我的完美，而非真實自我的成長。

這種患者與精神分析學家意圖上的對立，成為分析過程中的一大挑戰。精神分析學家所期望的是促進患者真實自我的成長，而患者所追求的則是其理想化自我的完美。在這種對立中，雙方雖然都談及演進、成長和發展，但其實指涉的是截然不同的概念。

患者接受分析的動機中，往往已經包含了各種阻力。他們常因恐懼、憂鬱、頭痛、工作壓抑或性方面的困擾而尋求精神分析，這些問題似乎足以成為接受分析的理由。然而，這些阻力背後可能隱藏著更深層的問題，即他們的自負是否在阻礙真正的成長。究竟是患者本身、其對幸福與成長的真摯渴求受到阻礙，還是其自負在作祟，這是分析過程中需要深入探討的問題。

在分析中，患者的防禦機制與其內心的對立動機交織在一起，形成了一個複雜的網路。要成功地促進患者的成長，精神分析學家需要敏銳地察覺這些對立，並引導患者逐步拆解這些防禦，從而促進其真實自我的成長，而非僅僅是理想化自我的完美。這是一個需要耐心和洞察力的過程，也是心理分析中最具挑戰性和成就感的部分。

自負與心理困境：探索內心矛盾中的自我保護與阻礙

在探索人類心理的複雜性時，我們無法將每一個情緒和行為劃分得極為明確。然而，我們必須意識到，自負在某些痛苦變得無法忍受的過程中所扮演的主導角色。自負，這個看似無形的力量，常常在不知不覺中影響著人們的心理狀態與行為選擇。

例如，對於某些人來說，街道恐懼症可能讓他們感到無法掌控自己的環境，從而損害了他們的自尊。這種恐懼並非僅僅是對陌生環境的不安，更是因為這種不安挑戰了他們對自我控制的信心。再如，一名精神官能症患者若感到其需求未被公平對待，可能會將此視為對其自尊的嚴重打擊，從而使得被伴侶拋棄成為一場災難。對她來說，「我是如此優秀的妻子，因此我理應要求他的永恆忠誠」的信念被動搖，這種自尊的受挫感加劇了她的痛苦。

同樣地，一些性問題對某些人並沒有困擾，但對於那些要求自己必須完全正常的人來說，卻是無法承受的負擔。這種自尊的挫敗感使得他們對於自身的發展受阻感到極為痛苦，因為他們原本期待能夠輕易優於他人。這種期望的落空，讓他們的自尊受到重創。

此外，自尊的影響還表現在一個人對小障礙的過度關注上。比如像是臉紅、對大眾發言的恐懼或手的顫抖，這些看似微小的問題，卻可能讓他們感到自尊受損，進而尋求幫助。而更為嚴重的障礙，往往被忽視，因為這些障礙在他們決定接受心理分析的過程中僅發揮了模糊的作用。

有趣的是，自負有時也阻礙了人們尋求必要的幫助。對於那些過於重視自給自足和「獨立」的人來說，求助被視為一種羞恥。他們不願承認需要他人的支持，認為應當能夠獨立解決自身的困境。這種自負甚至可能使他們無法承認自己有精神官能症的問題，最多只是以討論他人問題的方式來間接表達自己的困擾。

精神分析師在這種情況下，需要警覺到這可能是他們間接表達自身困擾的唯一途徑。自負阻礙了他們對自身問題的現實評估，並不允許他們尋求幫助。當然，這並非唯一的阻礙因素。任何源自其內心衝突解決方法的因素，皆可能妨礙他們的求助行為。無論是強烈的放棄傾向，還是過度的自謙，這些都可能使他們拒絕為自己做出任何改變。

隱藏期待的阻力：分析過程中的挑戰

在精神分析的旅程中，患者對分析師的隱祕期待常常成為一股無形的阻力。我曾在探討這個過程中的普遍挑戰時強調過這一點。患者期望分析能夠移除某些障礙，而不對其神經結構產生任何改變；同時，他也希望分析能實現自己理想自我的無限能力。這些期待不僅影響分析的目的，也影響達成該目的的方法。然而，患者很少會清醒地評估即將進行的工作。

這裡涉及許多因素。若一個人僅僅透過閱讀，或偶爾嘗試分析他人或自身來理解精神分析，那麼很難對這項工作作出合理的評估。然而，正如其他任何新任務，患者終將領悟到若無自負之干擾，將會發生何種情況。擴張型個體常常低估自身問題的嚴重性，卻高估自己克服這些問題的能力。他們認為，憑藉自己的聰慧頭腦或無所不能的意志，應能迅速解決這些問題。

另一方面，放棄型個體因缺乏主動性和活力，常期待分析學者能提供神奇的啟示，而他們自己則成為興致勃勃的旁觀者，耐心地靜候一旁。在一名患者身上，自謙的成分越為突出，他對分析學者因其痛苦與求助而揮舞魔杖的期待便越強烈。這些信念和希望雖隱藏於合理期望的表象之下，但其障礙卻顯而易見。無論患者是寄望於精神分析師的力量，或是他自身的奇妙能力來達成所渴望的結果，他們在分析過程中所需能量的動機都會受到削弱，使分析的過程變得相當神祕。

無可否認，所有的合理化解釋均為無效，因為它們無法觸及那些決定「應該」及隱藏於「應該」之後的內在需求。只要這些傾向存在，短期療法對他們來說便具有極大的吸引力。患者忽視了這樣一個事實，即有關這些療法的文獻所提及的僅是症狀的變化，而他們誤以為這些療法是通往健康與完美的捷徑，因此深受其誘惑。這個現象提醒我們，真正的療癒並非來自於表面的變化，而是來自於深入理解和面對那些隱藏的內在需求。分析的過程，因而，不僅是一場心靈的探索，更是一場真實自我的重塑之旅。

心理分析中的阻礙與防衛：患者行為背後的深層心理機制

在心理分析的過程中，患者面對的阻礙力量多變且難以捉摸。這些力量以不同形式出現，對於分析師來說，迅速辨識這些形式非常重要。患者可能會表現出好爭辯、喜好嘲諷，甚至可能動手。這些行為背後往往隱藏著深層的心理防禦機制，旨在保護自己免受進一步的揭露和理解。有時，患者會表面上顯得禮貌和順從，這是一種策略性行為，用以掩蓋內心的真實想法和感受。

除此之外，患者可能會選擇逃避問題，偏離主題，甚至忘卻某些重要的事情。這些都是常見的逃避策略，讓他們暫時避開內心深處的痛苦和不安。還有些患者會以一種看似聰明的方式討論問題，但這種討論往往缺乏真實的關聯性，彷彿問題與他們毫無關聯。這是一種保持距離的方式，避免真正面對自己的困境。

在分析過程中，患者可能會交替展現自我厭惡或自我輕視的反應，這些反應往往是警示分析師不要再深入探討。這些行為和反應不僅僅是個人內心衝突的反映，也在分析師與患者之間的關係中浮現。分析關係本身就是一種人際關係，患者在其他人際互動中遭遇的種種困難，也會在這種關係中顯現。

分析關係在某種程度上對患者來說是一種輕鬆的聯結，因為分析師全然專注於理解患者的困境，對患者的反應相對較少。然而，這種關係同時也是更具挑戰性的，因為它激發了患者內心的衝突與焦慮。患者在這種關係中會顯露出對控制、愛或自由的強烈渴求，這些需求大大影響了關係的動態，使得他們對於引導、拒絕或威脅極度敏感。

患者的自負在分析過程中不可避免地受到挑戰，這常常導致他們感到被羞辱。由於期望和要求未能得到滿足，他們會感到挫折與受虐。而在某些情況下，患者可能在憤怒的驅使下，立即對精神分析師發出責罵與侮辱。這些都是在分析關係中需要面對的挑戰，反映了患者內心深處的複雜情感和人際困難。

精神分析學家的神祕面紗

在心理治療的世界裡，患者對精神分析學家的角色常常懷有過高的期望。對他們來說，精神分析學家不僅是知識與學識的提供者，更是一位擁有超凡力量的術士，能夠施展善惡的魔法。這種看法源於患者內心深處的恐懼與期待交織，使得精神分析學家被賦予了引領他們通往天堂或推入地獄的能力。

然而，治療過程中，這些看似神祕的防衛機制常常成為精神分析學家面對的挑戰。患者的防衛機制形成了一道障礙，使其難以深入自我反省、理解自身並且改變。這些防衛機制雖然讓人困惑，但同時也為精神分析學家提供了寶貴的線索。隨著治療的深入，精神分析學家能夠逐漸揭露患者內心深處的力量，洞悉其所需的主觀價值以及試圖逃避的威脅。

儘管如此，這些防衛機制的存在並非全然負面。它們在某種程度上為治療過程提供了穩定性。精神分析學家並非全知全能，無法避免在治療中激發患者更為不安的因素。有時，一個看似無害的評論可能會引發患者的驚慌反應。即便在沒有外界刺激的情況下，患者的聯想或夢境也可能帶來一些讓人不安的想法。

在這樣的情境中，防衛機製成為患者自我保護的一部分，是由於內心不穩定狀態所必須進行的直覺性反應。精神分析學家在面對這些防衛機制時，必須謹慎行事，避免不成熟的解釋，並在治療過程中逐步引導患者理解和化解這些防衛。

總體來說，精神分析學家在患者心目中的神祕形象，既是一種挑戰，也是一種機會。透過理解和應對患者的防衛機制，精神分析學家能夠幫助患者逐漸打破這層神祕面紗，實現自我認識與成長。這是一個需要耐心與智慧的過程，但最後，精神分析學家與患者共同努力，將能夠引導患者走向心靈的和諧與平衡。

治療旅程中的焦慮與自我覺察：從內心衝突到真正的認識

在治療的旅程中，焦慮常常如暗潮洶湧，使患者感到恐懼，因為這種情緒被誤解為某種缺陷的表現。然而，事實往往並非如此。只有將焦慮置於具體的情境中，才能準確評估其真正的意義。這種焦慮可能意味著患者與其內心的衝突或自我厭惡之間的距離已經縮短，而此時他無法承受這些情感的壓力。

在這樣的情況下，患者往往會依靠習慣性的方式來緩解焦慮，這些方法通常能幫助他們應對當前的狀況。然而，看似即將開啟的新道路卻往往再度被阻塞，使他們無法從經驗中獲得啟示。然而，值得注意的是，這種突如其來的焦慮也隱含著一種不尋常的正面意義。因為這可能暗示著患者現在擁有足夠的內在力量，足以讓他冒險去面對自己的問題。

分析治療之路是一條古老的道路，自古以來便受到推崇。正如蘇格拉底及印度哲學家所言，這是一條藉由自我覺察來實現重新定位的途徑。這個觀念的具體新意在於自我認知的途徑，而這個成就應歸功於我這位思想的開創者。精神分析師的職責在於協助患者覺察其內心運作的各種力量，無論是阻礙性的還是建設性的。他們引導患者克服那些阻礙性的力量，並激發建設性的力量。

儘管阻礙性力量的破壞性與建設性力量的引導性同時存在，我們仍需分別探討。在本書中所探討的諸多主題中，我曾舉辦了一系列演講。當我完成第九講時，有人詢問我何時才能談及治療。我回答說，我所述及的一切皆與治療相關。精神層面所涉及的各種資訊，皆為每個人提供了揭露其問題的契機。

當我們探討患者需意識到何種要素以徹底根除其自負體系及其後果時，我們只能簡單地指出，他必須對本書所討論的每一個方面有所覺察：他對榮譽的渴望、他的要求、他的「應該」、他的自負、他的自我厭惡、他與自我的疏離、他的內心衝突、他特定的解決方案，以及這些因素對他的人際關係及創造力所造成的影響。只有在全面意識到這些因素後，患者才能真正進入通往自我覺察的古老之路。

自我理解的深層探索

在個人心理成長的過程中，患者需要的不僅僅是對各種獨立因素的覺察，更需要理解這些因素之間的連繫與互動。最為重要的是，患者必須意識到自我厭惡與自負之間的密不可分性，這兩者是互相依存的，無法孤立存在。每一個心理因素都應被置於整體結構的脈絡中來分析。例如，患者需要明白，自己的「應該」常常依賴於某種類型的自負。而當這些「應該」無法實現時，便會引發自責，這種自責又進一步強化了他渴望自我保護的需求。

理解這些因素並不僅僅是擁有知識，而是要深入理解它們的本質。正如心理學家麥克默裡所言，專注於物體而忽略相關的人物，這種「知識」態度往往被誤認為客觀性，但實際上與真正的理解無關。科學可以提供關於犬隻的一般性資訊，但唯有在與犬隻相處的過程中，才能真正理解它。

同樣，對自我的認識也需要超越一般的知識，而是要在日常生活中具體地展現出來。

患者需要意識到，僅僅知道自己對批評與失敗的過度敏感，或是自我指責的傾向，並不會帶來實質的幫助。關鍵在於，他必須逐漸意識到這些因素如何具體地影響他的生活，以及它們在他過去與現今的關聯。對於「應該」的理解，僅僅停留在一般的層面上是無法對人產生實質幫助的。患者需要深入了解這些「應該」的具體內容，意識到其自身使之成為必然的特定因素，以及它們對個人生活所產生的獨特影響。

因此，對具體事物及特定事物的重視顯得極為重要。患者往往因自我疏離或掩飾無意識中的辯解需求而模糊其態度，或不涉及個人情感。唯有透過深入的自我探索，患者才能在心理層面上獲得真正的解放，從而在生活中實現更大的自由與成長。這種對自我的深層理解，不僅能夠幫助患者克服眼前的困境，更能夠為他們未來的心理健康奠定堅實的基礎。

超越理智的認識：情感體驗與深層的自我實現

患者對自我的認識不應僅限於理智的層面，儘管理智是認識的起點，但最後這種認識必須轉變為一種深刻的情感體驗。理智和情感往往交織在一起，因為沒有人能夠感受普遍的自我驕傲，唯有在特定事物中，他才能感受到獨特的自尊。這種自尊的感受不是單靠思考自身能力就能獲得的，而是需要深刻的情感體驗來支撐。僅依賴理智的達成，並不能真正稱之為「實現」，因為這種實現並不具備真實性，未能在內心深處扎根，也未成為個人財產。理智的洞察可能是正確的，但如同鏡子只能反射光線而無法吸收光線一般，僅將這種洞察施加於他人，而非自我，並不能帶來真正的自我實現。

理智的驕傲可能在某種程度上迅速掌控一切，使得患者因發現他人所逃避的事物而感到自豪，開始操控特定問題，甚至扭曲現實，導致報復心或受辱感成為合理的反應。他可能認為僅憑理智就足以解決問題，認為看見即是解決之道。然而，唯有當我們深入體驗那些無法合理解釋的情緒或衝動，才能逐漸領悟無意識力量的強烈程度及其強迫性。僅僅承認這個可能性是不夠的，因為單戀的絕望可能隱含著羞恥感，源自於無法抗拒的吸引力或自尊心受損。他必然會感到屈辱，最後會感受到驕傲對他的支配。

對於患者來說，模糊地察覺憤怒或自責對當時情境來說是不夠的。他必須全然體驗憤怒的影響力或自責的深邃程度，才能使潛意識的力量及其非理性特質在他面前清晰可見。只有在那一刻，他才會獲得探索自身更多層面的動力，從而達到更深層次的自我認識，實現真正的自我探索。這種探索不僅是智力上的挑戰，更是情感上的洗禮，唯有如此，才能在內心深處真正扎根，成為他個人的財產。

探索內心深處的情感旅程

在合適的情境下感知情感，並勇敢地經歷那些尚未充分體驗的情感或驅力，對於個人的心理成長極為關鍵。這不僅是了解自我，也是在內心的旅程中獲得解脫的關鍵。舉例來說，一位女性在徒步攀登時，未能達到山巔，卻因一隻狗的出現而感受到強烈的恐懼。這份恐懼讓她意識到，這種感受源於她內心深處的自卑。雖然這種自卑感在她的生活中並未被充分體驗，但在那一刻，她的覺悟讓她明白恐懼的根源。然而，如果她未能深入理解自卑的本質，其他形式的恐懼將不斷浮現。唯有在某些情境中，她真正感受到自卑，她的體驗才能發揮其轉化的作用。

某些無意識的情感或驅力可能會突然顯現，帶來如啟示般的震撼。這種體驗通常在我們深入探討某個問題時逐漸顯露。例如，某位患者可能首先意識到他心中有一股帶有報復意圖的怒火。他可能會理解這種情緒與受損的自尊心之間的關聯。然而，隨著時間的推移，他會更深刻地感受到那份受傷情感的全部強度，以及報復心態帶來的情感影響。

同樣地，他也可能會意識到自己的憤怒和受害感在特定情境中顯得過於強烈。他將明白，這些情感其實是對未實現期待的反應。儘管精神分析師可能暗示這些情感是無理的，但他自己卻堅信這些感受的合理性。隨著自我反思的深入，他會逐漸注意到那些連他自己都覺得不合情理的期待。這些期待不僅僅是簡單的願望，而是苛刻的要求。隨著時間的推移，他將發現這些情感的範疇及其幻想性，並體驗到當這些情感遭遇困境時所帶來的徹底崩潰或無法壓抑的憤怒。

這是一段艱難的旅程，但隨著時間的推移，人們會逐漸領悟到這些情感的內在力量。這種領悟並不意味著對舊有情感的頑固堅持，而是一種新的、更加成熟的情感理解和接納。這個過程中，人們逐漸學會在面對內心深處的情感時，不再選擇逃避，而是迎頭面對，從而獲得真正的心靈自由。

理智與情感的對話：探索自我認知的深層矛盾

在探索自我認知的旅程中，我們常常面臨內心深處的矛盾與掙扎。這些矛盾有時源於我們對自身行為的認知與評價，對於那些無法明確感知的情感、衝動或渴望，特別是當我們試圖理解它們時，這種探索尤其重要。

例如，有些人可能自認為能夠隨遇而安，然而在更深入的自我反省中，他們或許會發現自己其實對那些能夠更好地「應付」生活挑戰的人心懷妒忌。這種情感的覺醒，有時會促使他們對被戲弄或欺騙的情境產生強烈的反應，甚至憤怒不已。隨著時間的推移，他們可能會驚訝地發現，自己對於能夠成功欺騙他人的能力感到某種程度的驕傲，這種情感似乎變成一種迷人的激情。

然而，當患者無法感知到這些情感時，又該如何呢？這是一個值得深思的問題。情感的釋放，特別是當精神分析師與患者共同努力去解放這些被壓抑的情感時，能夠帶來巨大的療癒效果。透過這種過程，他們能夠更清楚地區分純粹的智力活動與情感參與，並激發對那些妨礙情感體驗的因素的興趣。

這些障礙因素可能在程度、強度及類型上各不相同。對於精神分析師來說，辨識這些因素是否妨礙所有情感的體驗，或僅僅是某些特定情感的體驗，是一項極為關鍵的任務。最為明顯的問題在於：患者是否缺乏能力或僅具微弱能力去體驗任何事物，或者他們僅能得出懸而未決的判斷。

當一位自認為極具體貼的患者逐漸意識到自身亦有專橫跋扈的行為時，他可能迅速形成價值判斷，認為這種態度是錯誤的，必須立即遏止。這種反應似乎是對精神官能症傾向的抗拒，然而實際上，患者可能被自負與自責的恐懼所困擾，急於消除這些傾向，而未能充分理解及感受其強烈性。

另一名患者可能對接受他人幫助或獲取利益存有禁忌，隱藏在過度謙遜之下的是追求私利的需求。他意識到若未能從某一個環境中獲得任何益處，便會感到極度憤怒。這種情感的壓抑，阻礙了他對潛在經驗及被壓抑的攻擊性傾向的理解，也關閉了對於無私與貪婪之間衝突的理解之門。

在這些探索中，我們不僅尋求了解自己，也試圖打開通往更深層次自我認識的大門。這種對話不僅涉及理智的分析，更是一場與情感的深刻對話。

自我認知的幻影

在我們的生命旅途中，許多人自以為對自己有著深刻的理解，認為這種自我認知能帶來內心的平和與控制。然而，當他們仔細審視自身時，卻常常發現這種感覺並不如想像中可靠。這種不安源於自我認知的狹隘與淺薄，並非真正深入的了解。

當一個人開始真正察覺到生命中某些重要力量的存在，並理解這些力量如何影響他的生活時，這種認知是否真的能解放他們的內心呢？這個問題的答案並不簡單。雖然這些認知有時能帶來安慰，有時卻也可能引發更多的困惑。這種自我認知的改變，究竟能在多大程度上重塑一個人的人格？

我們往往高估了這些認知的治療效用，因為我們渴望找到內心痛苦的解藥。然而，若未能對內心的運作進行某種形式的重構，便無法真正洞悉自我的驕傲與解決之道。這種重構需要深刻的反思，讓我們看到那些隱藏在自我思維中的幻想。

在這個過程中，一個人可能開始懷疑自己的期望和標準是否過於苛刻。他會質疑，這些對自己的高要求是否真能在他人身上實現，亦或是他對他人的期待是否建立在不穩定的基礎上。他或許會意識到，過去因某些特質而感到自豪，實際上這些特質並不如他所想的那樣真實或理想。

例如，曾經以獨立性為傲的他，可能發現這種獨立並非來自內心的自由，而僅僅是對外界壓力的反應。他可能意識到，自己所謂的誠實與完美，其實隱藏著無意識的防衛機制。他也許會發現，儘管自以為掌控一切，實際上卻無法避免他人的影響。他甚至意識到，對他人強烈的愛慕，實際上源於一種渴望獲得他人喜愛的強迫性需求。

這樣的自我反思揭露了我們自我認知的幻影，提醒我們在追求自我理解的過程中，必須保持謙遜與開放的心態，才能真正接近內心的真相。

從幻滅到重建：自我價值的重新評估與內在力量的覺醒

在這段自我探索的旅程中，人會漸漸開始懷疑自己過去的價值觀以及追求的正當性。這些疑問如影隨形：他的自責是否不僅僅是道德敏感的展現？他的憤世嫉俗是否真的是對普遍偏見的超越，還是僅僅逃避面對自身信念的策略？他是否過於輕易地將他人視為詐欺者，而這種態度是否真的是一種世俗智慧？這一切的反思讓他意識到，或許正是因為他所持的超然態度，使他錯過了生活中許多寶貴的東西。控制或愛真的就是一切事物的終極解答嗎？

這些疑問的出現與思考，代表著一個逐步進行的現實驗證與價值評估的過程。這是一個自戀結構逐漸崩潰的過程，也是重新定位自我（這是治療的目的）的必要條件。然而，僅僅依賴這些幻滅的步驟，若無法同步進行具建設性的行動，則無法實現徹底且持久的解放效果。

在精神分析的早期階段，當分析開始被視為一種潛在的心理治療方式時，一種觀點應運而生，主張在分析之後應加以綜合。這些觀點認為，有必要剖析某些事物，然而，隨之而來的，治療者必須向患者提供某種正面的元素 —— 這些元素是患者可以依賴以生存、相信或奮鬥的。雖然這些建議可能源於對分析的誤解，並存在諸多錯誤，但它們皆來自於一種良好的直覺感受。事實上，相較於佛洛伊德的流派，這些建議對我們的分析思考來說更為恰當，因為它們未如我們一般看待治療過程：將其視為為了促進某種建設性事物之發展而必須捨棄的障礙。

過去的建議中，主要的錯誤在於他們賦予治療者過度的權力。他們缺乏對患者內在創造潛能的信任，反而認為治療者應如同戲劇中的神明，以一種外在的介入方式，賦予患者更為正面的生活選擇。然而，真正的解放與重建，應該來自於患者自身內在力量的覺醒與發掘，而非外在的賦予。治療的目標，應是幫助患者找到自身的力量，並在這個過程中，重新構築屬於自己的價值體系。

心靈與肉體的協奏曲：治癒之旅

在我們的醫學旅程中，古老智慧的回歸提醒我們，治癒的力量不僅僅植根於肉體，更深藏於心靈之中。當肉體或心靈遭遇障礙時，醫者的角色便是伸出援手，消除這些有害之力，從而助力於治癒之力的展現。這是一個打破幻想的過程，隨著各種阻礙力量的削弱，個人的真實自我建設性力量便獲得了發展的契機。

在這個過程中，精神分析師的職責與分析自負系統截然不同。除了專業的技術訓練，精神分析師還需對潛意識中可能潛藏的複雜現象有深刻的認知，並具備發現、理解、連繫方面的創造力。精神分析師需要從經驗中獲得洞察，了解真實自我顯現的方式，這些方式可能透過夢境或其他途徑展現。這種理解非常重要，因為這些顯現方式通常並不明顯。精神分析師還需明白何時以及如何促使患者參與自我探索的過程。

然而，最關鍵的是，精神分析師本身必須是一位具有建設性的人，清楚自己的終極目標是協助患者發現自我。患者內在的治癒力自始至終潛藏於其身，但在分析初期，這股力量往往顯得沉寂，需要被喚醒才能在對抗自負系統的爭鬥中發揮效用。因此，精神分析師必須以最大的善意和積極興趣展開工作。

患者常常因各種原因對消除障礙感興趣。他們可能渴望改善婚姻、親子關係、性功能、專注力等方面的問題，或對分析甚至自身抱有某種智力上的好奇，渴望以其心理創造力或洞察力的迅速給精神分析師留下深刻印象。他們可能希望取悅他人，或成為一名完美的病人。在分析初期，患者可能充滿合作的意願，甚至迫切希望透過此過程獲得治癒，期待自己或分析師能如魔法般解除痛苦。

例如，患者可能意識到自己過於迎合他人，或過度感激他人賦予的關注，這些問題似乎在分析中得以「治癒」。雖然這些動機可能無法幫助他順利度過分析過程中的困擾階段，但足以讓他應對初期的分析工作。在此過程中，患者對自我有了更多認知，並在更穩固的基礎上產生了興趣。精神分析師不僅需要利用這些動機，還需清楚其本質，並在適當時機將這些不可靠的動機納入分析範疇。

夢境與真實自我的啟示：心理分析初期的象徵性探索

在心理分析的初期階段，啟動真實自我的過程似乎是最為理想的切入點。這個過程的成效與意義，無疑依賴於患者的興趣與投入程度。若患者過於專注於維持某種理想自我，而壓抑了真實自我的表現，這些努力可能會變得徒勞。然而，我們在這個領域的經驗仍然有限，可能還有許多未曾考慮的可行途徑值得探索。

在分析的開始階段，患者的夢境往往提供強而有力的支持。此時，我無法深入探討我們對夢的理論，只需提及其基本信條：夢境常常使我們更接近真實的自我。夢的內容展現出以精神官能症或健康的方式解決衝突的各種努力。在夢中，建設性的力量得以發揮作用，儘管在其他情境中這些力量幾乎難以察覺。

即便在分析的早期階段，患者也能從那些具有建設性的夢境中捕捉到一個在其內心深處運作的世界。這個世界是他獨特的世界，並且比他的幻想更能反映其真實的情感。在某些夢中，患者以象徵的方式表現出對自我的同情，這是因為他對自身行為的反思。有些夢境流露出深刻的悲痛、懷舊及渴望；在某些夢中，患者努力試圖振作；而在其他夢裡，他意識到自己被囚禁，渴望逃脫。此外，還有一些夢中，他精心照料著一株正在蓬勃生長的植物，或在屋內發現了一間他此前未曾察覺的房間。

自然，精神分析師將協助患者理解這些象徵性語言所蘊含的意義。精神分析師可能會強調患者在夢中所表達而在清醒時不敢感受的情感或渴望的重要性。此外，他也可能會提出這樣的疑問：如同患者刻意展現的樂觀並不真實，這種悲傷感是否也可能並非患者對自身真實情感的反映？

夢境為患者提供了一個安全的空間，讓他們能夠以象徵的方式探索自身的內心世界。透過對夢境的分析，患者得以更深入地了解自己的情感和渴望，並開始揭露那些在清醒時難以觸及的真實自我。這個過程不僅幫助患者更全面地認識自己，也為其心理成長提供了寶貴的契機。

自我覺醒的旅程

在心理治療的過程中，患者逐漸開始質疑自己對情感、渴望或信念的理解，這種困惑的感受往往是通向自我發現的重要契機。精神分析師會積極鼓勵患者面對這種疑惑，因為這正是人類自然而然的本能：去感受自己的情感，探索內心的渴望和信念。當這些能力未能正常運作時，我們便有理由去懷疑和探索其背後的原因。

有時，這種疑惑並不是患者主動產生的，這時精神分析師便會在適當的時機提出問題，引導患者深入思考。乍看之下，這些問題似乎微不足道，但卻能促使患者意識到自己與自我的疏離。這種覺醒就像是在專制環境中長大的青年，突然意識到民主生活的價值，雖然最初可能會懷疑，但最後會發現自己失去了一些珍貴的東西。

對於那些開始對「我究竟是誰？」這個命題產生興趣的患者，精神分析師會更為主動地揭露他們對自身真實情感、渴望或信念的認知之淺薄。以一位患者為例，他對於任何形式的內心衝突都感到恐懼，擔心自己會出現分裂或精神失常。精神分析師從多個角度分析這個問題，指出他只有在一切都在理性掌控之下時，才感到安全，而任何微小的衝突都會讓他感到力量被削弱，難以面對外界的敵意。

透過這樣的分析，患者逐漸了解到，他對衝突的恐懼可能源於兩個原因：一是衝突的強度過高，二是他的真實自我過於脆弱，以至於無法承受哪怕是微小的衝突。這個過程不僅僅是對患者的情感支持，更是對其自我認識的深刻探索，幫助他們重建與自我的連繫，並最後實現自我覺醒。這種覺醒不僅讓患者能夠更容易理解和接納自己的情感，也讓他們在面對生活的挑戰時更加堅定和有力。

責任逃避與自我認識：心理分析中對愛情選擇困難的深層探究

在心理分析的過程中，面對一位在兩位女性之間無法抉擇的患者，我們逐漸發現，他的問題不僅僅是愛情的選擇困難，而是更深層的責任逃避。這種無法承擔責任的特質，無論是在情感、思想還是生活的其他方面，都顯得尤其突出。精神分析師需要從多個角度剖析這個現象，首先需挖掘出具體決策的相關因素，從而理解患者為何總是處於「猶豫不決」的狀態。

這位患者的猶豫不決，或許反映了他對於擁有一切的渴望和自負，認為選擇會讓他失去某些東西，進而視選擇為一種可恥的妥協。從這個角度出發，精神分析師需要指出，患者無法承擔責任的根源在於與自我的疏離 —— 他不理解自己的真正需求與方向。

另一位患者則常常抱怨自己過於迎合他人，總是答應或執行那些讓他不滿的事情，只因別人的期待。這種自我犧牲的行為，反映出他對衝突的迴避和對自我價值的忽視。精神分析師在這種情況下，可能會提出一個簡單卻深刻的問題：「你是否曾詢問過自己真正的需求或信念？」這樣的提問能夠間接地喚醒患者的真實自我，促使他開始思考自己的內在需求。

在分析過程中，精神分析師的角色非常重要，他們需要鼓勵患者逐步展現出獨立的思維和情感，並對自己的選擇負責。這種鼓勵不僅僅是口頭上的，更需要患者在兩次會議之間進行反思，進一步理解自己的藉口和

「應當」的外化過程。

此外，精神分析師還需指出這些變化對患者人際關係的具體影響。隨著對他人恐懼的減少和依賴的降低，患者會發現自己更能夠對他人產生友善或同情的情感。這不僅改善了患者與他人的互動，也讓他能夠更真實地面對自己，最後走向一個更為完整與自主的自我。

自我與衝突的舞蹈

在心理分析的過程中，我們常見到病人展現出一種新的自由與活力，這種狀態有時不需要外界的激勵就能自然發生。然而，這種自由的背後可能隱藏著對自我顯現的恐懼，導致病人輕視自己的行動。分析師需要深入探討這一點，因為這種輕視可能是病人面對真實自我時的逃避。

在這個過程中，分析師應該提出一個關鍵問題：是什麼促使病人此刻能夠為自身利益而變得更自發、更積極？這個問題的答案可能揭露出病人追求自我過程中的重要因素。隨著個人逐漸建立起穩固的基礎，他們能更有效地應對內心的衝突，這並不意味著他們直到現在才意識到這些內在的對立。事實上，在早期的分析中，這些矛盾已經被察覺，患者也或多或少地意識到這些衝突的存在。

這種情況同樣適用於其他精神官能症的問題。對內心對立的認識是一個漸進的過程，整個分析過程都圍繞著這個漸進的認知展開。然而，若不減少與自我的疏離感，患者將無法真正體會這些衝突的存在。這些衝突源於我們內心深處的對抗，與自我的疏離是其中尤其突出的因素。

從人際關係的角度來看衝突，可以幫助我們理解這種疏離。如果一個人與兩個重要他人 —— 例如父親與母親，或兩位女性 —— 的關係非常親密，但這兩者卻試圖將其拉向相反的方向，那麼這個人的內心就會產生巨大的張力。若他對自己的情感和信念缺乏清晰的認知，便容易在這種張力中搖擺不定，甚至可能在心理上崩潰。相反，若他對自我有著堅定的認知，則在面對兩股對立力量時，所承受的痛苦會相對減少。

因此，減少與自我的疏離，增強自我認識，是分析過程中的重要環節。

這不僅有助於患者更容易理解和應對內在的衝突，也使他們在面對生活中的對立力量時，能夠保持內心的穩定與和平。分析師的角色，就是幫助患者在這場自我與衝突的舞蹈中，找到屬於自己的節奏。

愛與矛盾：心理分析中揭露親密關係中的內心衝突

在心理分析的過程中，患者漸漸意識到自己的內心衝突如何以不同的方式表現出來，這些衝突常常在特定情境中顯露無遺。對於許多人來說，這些衝突往往源於對親密關係中複雜情感的矛盾認知。例如，一位患者發現自己對母親的情感是矛盾的：他既愛她，又對她心生怨恨。這種情感的分裂揭露了他內心深處的衝突。一方面，他同情母親，因為她的生活充滿了犧牲和缺乏快樂；另一方面，他對她的要求感到憤怒，因為她對他的忠誠要求過高，讓他感到窒息。

這種矛盾的情感反應在患者心中是合理的，隨之而來的是對愛與同情的更深刻理解。他開始意識到自己對於成為理想兒子的渴望，其實是一種無法實現的期望，這讓他感到愧疚，並試圖透過加倍關注來彌補。然而，這種「應當」的心態並不僅限於與母親的關係，而是滲透到他生活的每一個角落，讓他覺得自己必須達到完美。

同時，這位患者也是一個相當超然的人，對任何打擾或期望心生反感，這使得他對他人的要求感到仇恨。這種內心的矛盾情感被投射到外在世界，從而影響到他在各種關係中的表現。隨著時間的推移，他漸漸意識到這些矛盾並非孤立的現象，而是與他過度謙遜和對他人好意的態度相矛盾。

其他患者可能在一開始只察覺到生活觀念中的某些矛盾，例如，一個自我貶低的人突然發現自己對他人懷有輕視，或是經常與「必須對他人友善」的信念相牴觸。隨著時間的推移，他們開始意識到這些矛盾與他們的行為和態度之間的連繫，並短暫地經歷某種內心衝突。

這些患者逐漸意識到他們對自負和利益的禁忌，而這些禁忌往往是無理且刻板的。隨著分析的深入，他們對自身的嫉妒、私利斤斤計較、甚至吝嗇的認知逐漸清晰。這個過程讓患者對自身矛盾傾向的認知日益增強，並在某種程度上解釋了因為察覺這些矛盾而引發的震驚逐漸平息的過程。透過分析，患者變得更加堅韌，能夠面對這些傾向，並逐步解決這些內心的矛盾。

探索內心衝突的旅程

在心理分析的過程中，患者常常面臨著一些微妙而複雜的內心衝突。這些衝突初期可能顯得模糊不清，讓人難以理解其真正的意義。患者或許會感受到理智與情感、愛情與事業之間的對立，但這些概念之間並非天然對立，因而使得分析學者難以直接介入。分析學者所能做的，是意識到這些領域中潛藏的矛盾，並逐步理解患者所經歷的情況。

在這個過程中，患者有時會將個人衝突歸因於外在環境。例如，女性可能覺得社會文化環境讓兼顧事業和家庭變得困難。隨著時間推移，她們漸漸意識到這些外在困難背後，還潛藏著更深層的個人衝突。這些內心的矛盾往往表現在感情生活中的依賴傾向和事業上的野心上。在事業上，她們可能渴望成功，卻因自我壓抑而感到不快樂。

在分析過程中，我們可以看到這些患者在生活方式和價值系統中展現的矛盾。他們或許一開始表現得甜美可愛，但隨著分析深入，對權力與名望的渴望便浮現出來，這些驅力有時帶有冷酷的特徵。患者常常對這些內心驅動力所引發的衝突毫無自知之明，甚至可能因擁有廣泛的情感而感到自豪。

分析學者面對這些挑戰，必須深入研究患者的逃避心理和無意識的欺騙行為。這通常涉及對患者外顯行為的持久研究，探討他們如何在想像中實現其「應當」的現象，以及如何利用藉口來防衛自責。這些藉口可能帶來短暫的內心平靜，但隨著時間的推移，卻削弱了他們的道德品格，使得面對自我憎恨與衝突變得更加困難。

要解決這些問題，需要患者長期的努力和勇氣。透過這樣的探索，他們逐漸變得堅強，勇於面對並對抗自己的內心衝突。這是一個漫長而艱辛的旅程，但最後能帶來深刻的自我理解和內心的和諧。

衝突的解放之旅：心理分析中的內在爭鬥與成長契機

衝突的本質帶有毀滅性，這使得它們在最初的分析階段常常呈現出不明確的狀態。若有人親眼目睹這些衝突，往往只能在特定情境中觀察到其模糊的輪廓，猶如瞬間閃現的火花，難以賦予其新的意義。這些衝突通常是分隔的，然而隨著時間推移，它們開始朝著更加明確的方向發展。患者逐漸意識到這些衝突是他們自己特定的對立情境，並洞察到其本質，從而開始真切觀察自身內心深處的衝突，而不再僅僅是模糊的表象。

儘管分析這些衝突的過程充滿挑戰，讓人感到煩惱，但它也具有解放的意義。在這個過程中，分析師與患者都會面臨許多矛盾，無法僅依靠一種僵化的方式來解決。某些解決途徑在分析中的價值逐漸減退，最後甚至崩潰。此外，個性中一些陌生或未發展的面向將被揭露，並獲得發展的契機。

在初期，較為嚴重的精神官能症驅動力浮現，這並非全然無益。自謙型個體必須先意識到其自我中心的私利傾向，經歷精神官能症的自負，才能接近真正的自尊。相對來說，擴張型個體唯有在體會到自身的卑微及對他人需求之後，方可產生真正的謙遜與溫情。隨著分析工作的進展，患者能更直接地面對那些普遍的衝突 —— 自負驅動力與真實自我的矛盾，及理想化自我追求完美的欲望與個人潛能發展之間的對立。

隨著時間的推移，各種內在力量逐漸顯現，主要的內心衝突也愈加明顯。在接下來的過程中，分析師的首要任務是確保這些衝突始終處於關注的中心，因為患者往往容易忽視它們。隨著這些力量的浮現，一段極具潛力卻又混亂的分析時期開始了。這個時期的混亂直接反映了內心的爭鬥，其強度與關鍵問題的根本重要性相符。

最後的考驗在於：患者究竟是選擇留住那些錯誤的幻象和虛假的自負中被放大的美好，還是能接受自己作為一個普通人，擁有普通人的一切局限。這是一個獨特的挑戰，但同時也蘊藏著成長的契機。這或許是人生中最艱難的抉擇之一。

自我探索的起伏之旅

在這個階段，患者的心理狀態如同波浪般起伏不定，時而進步，時而退縮。這種反覆無常的特性，往往持續影響著他們的生活。當患者向前邁進時，這種進步在許多方面展現出來。他們的情感更加活躍，能夠表現出更多的自發性與直率。此時，他們具備了思考並將其付諸行動的能力，並能做出一些具建設性的事情。對他人的友善與同情心亦有所增強，對自我疏離的各個面向變得更加敏感。

這種進步的表現還包括他們能夠依賴自身的力量來理解這些疏離。例如，患者能快速辨識出自己何時未能「置身於」某種情境，或何時推卸責任於他人。他們或許意識到自己過去行為的微薄，並回憶起曾經的不誠實或殘忍行為。雖然這種反思可能引發憂鬱與懷念，但罪惡感並未壓倒他們的心靈。他們開始察覺自身的優點，意識到自我具備的特質，並因自己的堅韌奮鬥而給予應有的肯定。

這種對自我的更為真實的評估，常常在夢境中顯現。某位患者在夢中以避暑小屋的象徵形式出現，儘管小屋因長期無人居住而破敗不堪，但其本質依然完好無損。另一個夢境顯示患者試圖逃避自我責任，但最後坦然面對：他將自己視為一位大男孩，因玩樂而將另一位男孩囚禁於箱中。雖然他無意傷害對方，也無敵意，但因為忽視而導致悲劇發生。患者略有逃避之意，隨後一名官員以極具人性的方式告知他這些事實及其後果。

然而，這些建設性的時期之後，往往伴隨著反彈期的到來。反彈期的基本特徵在於，自我厭惡與自我輕視的情感再度湧現，這些自我毀滅的情緒可能直接體驗，或以報復的形式被外在化。患者可能感受到羞辱、遭受虐待，或陷入受虐的幻想。有時，他們僅模糊地察覺到自我厭惡的存在，但卻對自我毀滅的衝動感到強烈的焦慮。即便焦慮未曾顯現，患者通常會採取某些抵抗焦慮的方式，如酗酒、性行為、對同伴的強迫需求、誇大或自負等，這些行為亦會隨之而興起。

健康狂熱：短暫進步與真正康復之間的迷思

在追求健康的道路上，許多人常被「健康狂熱」的心態所困擾。他們錯誤地將短暫的進步視為永久的成功，忘記了真正的改善需要持續而穩定的努力。這種心態往往導致患者過度高估自己的進展，彷彿羅馬可以一日建成。他們陶醉於能夠完成過去無法達成的事，並幻想成為完美的健康典範。然而，這種幻想只是暫時的逃避，並非持久的解決方案。

患者在這種心態的驅使下，試圖緊抓住自己的進展，彷彿這是實現理想化自我的最後機會。這種理想的魅力如此強烈，以至於讓他們短暫地失去理智。輕微的興奮感讓他們忽略了依然存在的困難，並錯誤地相信所有問題都已迎刃而解。然而，現實終將使他們清醒，儘管他們在某些情境中表現得更為出色，但舊有的問題依然存在。

隨著時間的推移，患者會了解到他們的進步並不如自己所想那般完美。這種認知使得他們對自身的抵抗愈加激烈，因為他們曾經堅信自己達到了巔峰狀態。某些病患在表達康復時，顯得極為冷靜且謹慎，他們甚至以微妙的方式貶低自己的進展。然而，當他們面對無法解決的問題時，類似的「復發」現象依然會出現。這個過程與那些過於理想化的人相似，只是缺乏幻想的修飾。

這兩種類型的人皆不願面對自身的缺陷與限制。他們害怕不完美的自己會被他人厭棄，只有在最慷慨與高效率的狀態下，才感到被接納。這種不願意承認自我缺陷的態度，使得他們難以真正地改善與穩定自己的健康狀態。真正的改善需要正視自己的不足，並以穩定而持續的努力來實現。健康狂熱只是一種短暫的幻影，唯有面對現實，才能走向真正的康復之路。

自我反思的挑戰與成長

在面對急性傷害的康復過程中，患者常常面臨一個難以克服的挑戰：如何有效地處理自我認知的變化。然而，近期的觀察顯示，這個過程並不一定停滯不前，反而有時會朝向建設性的方向發展。這種變化不需要以壯觀的形式出現，有時僅僅是一種內心的轉變——患者開始對自己產生同情，意識到自己並非完美無瑕，也無需因此感到羞愧。他們開始明白，「自我厭惡其實是自負的表現」，因而不再追求成為無與倫比的英雄或天才。

在這樣的心境下，患者可能會透過夢境中的象徵性場景來反映他們的內在變化。例如，一個患者夢見一匹純種賽馬，雖然它的腿已經瘸了，但他依然能夠愛它。這種夢境反映了患者對自我的重新接納。然而，這種接納並不一定一帆風順，患者可能會在經歷這種自我認同的過程後感到意志消沉，甚至無法工作，因為他們的自負開始反抗，重新占據上風。他們對自己設定的低目標感到羞愧，認為這是「自我憐憫」的表現。

這樣的反彈經常發生在患者做出深思熟慮的決定或進行建設性行為之後。例如，一位患者學會拒絕他人的時間要求，因為他意識到自己所做的事情更為重要，這是一種進步。另一位患者則果斷地結束了一段基於精神官能症需求的戀愛關係，因為她明白這段關係已無意義，且未來毫無希望。她在做出這個決定時，努力減少對對方的傷害。

這些患者最初對自己的處理能力感到滿意，但很快便陷入恐慌。他們擔心自己的獨立性會使自己變得不可愛和「具攻擊性」，甚至自稱為「自私之人」。在這種情況下，他們往往會退縮到自我放棄的過度謙遜中尋求安全感。這種反彈是自我認知過程中的一部分，患者需要在這種動盪中找到平衡，才能真正地實現內心的成長與進步。

兄弟角力與自我發現：從競爭到和解的心靈旅程

在這段精心剖析的案例中，我們見證了一段兄弟間複雜的心靈角力。患者與其兄長共同經營著從父親手中接管的事業，起初一切運行良好。然而，隨著時間推移，兩人間的微妙平衡逐漸被打破。哥哥是一位能力卓越且頗具正義感的人，但他對控制的渴望以及自負的性格，使得他與弟弟之間的關係變得緊張。患者長期在哥哥的陰影下生活，對其盲目崇拜，無意識地迎合，這樣的狀態使他感到受制於人。

隨著治療的深入，患者內心的衝突開始浮現。他對哥哥的挑剔與不滿日益成長，這種情緒終於在某一天爆發，導致兩人陷入公開競爭，甚至在辦公室中形成了支持各自立場的陣營。患者最初因終於能夠反抗而感到欣慰，但隨著時間的推移，他意識到這種反抗更多是一種報復行為，意圖讓哥哥放下控制的姿態。

經過數月的深入分析，患者逐漸意識到，兄弟間的爭鬥並不應該是生活的重心。更重要的是，他開始承擔起自己在這場衝突中所扮演的角色，並願意主動尋求與哥哥的和解。他決定與哥哥展開坦誠的對話，這次交流中，他既不屈從於對方的威脅，也不懷復仇之心，而是以堅定的立場表達了自己的想法，從而為雙方創造了一個更健康的合作基礎。

然而，情感的波動並未就此平息。當天下午，患者的情緒突然變得焦慮，甚至出現噁心與頭暈的症狀。他的腦海中不斷迴旋著自殺的念頭，儘管他並未付諸行動，但這些念頭讓他開始理解為何有人會選擇如此極端的方式。他努力解析自己的狀態，試圖找出問題的根源，但一時之間找不到任何可供反駁的理由。

翌日清晨，他的心境稍有平復，但隨著哥哥過去的侮辱再次浮現，他的怨恨之火又被重新點燃。這種情緒上的混沌狀態，讓我們看到他內心深處的重創。這場心靈角力不僅是兄弟間的較量，更是患者自我發現與成長的過程。在這段旅程中，他學會了面對內心的衝突，並開始理解如何在複雜的人際關係中找到平衡。

在自我與兄長之間

他心中充滿了與兄長對話的渴望，這個願望需要極大的勇氣去實現。所追求的目標與他一直以來遵循的潛在價值觀完全相悖。按理說，他應該心懷復仇之心，渴望一場懲罰性的勝利。然而，這種復仇心理曾經讓他對自己感到失望，因為他常常在困難面前選擇妥協，輕言放棄。這種自我貶低的傾向讓他在心底裡自嘲：「小弟弟竟然妄想超越大哥哥！」

即便如此，他明白若表現出自負或妥協的姿態，未來的他可能會陷入輕微的不安之中。這不安並不難理解，因為任何人在努力擺脫內心的衝突時，都會對殘存的復仇或自我貶低感到敏感。一旦察覺到這些傾向，便會產生自責之感。這是一種自我責備的機制，讓他選擇了一條不同於報復或縱容的道路。他果斷地採取了積極的行動，表現出現實主義和建設性的態度，同時對自己和生活環境有了更深的理解。

在這個過程中，他逐漸意識到自己在這種困境中所應承擔的責任。他不再將責任視為負擔，而是視為生活結構中不可或缺的一部分。他接受了在這個世界上的角色，並因這種接受而承擔起相應的責任。此刻，他擁有足夠的力量去實施自我實現的行動，但他尚未完全準備好面對真實自我與自負系統之間的對立。這個過程無法避免，而正是這種突如其來的衝突彰顯了他先前經歷的劇烈反彈。

面對這些內心的矛盾，他選擇以誠實的態度面對現實。他不再逃避，而是坦然接受自己的角色，並勇敢地承擔起這份責任。這份勇氣讓他在自我實現的道路上走得更加堅定，儘管仍需面對無法避免的內心對立，但他已經不再畏懼。這是一場自我與兄長之間的對話，更是一次心靈的重生。

內心的反彈與自我成長：療癒之旅中的掙扎與突破

在療癒的旅程中，人們常常會面對一種內心的反彈。這種反彈來得悄無聲息，讓人措手不及。當事者可能感受到自己的狀況似乎在惡化，陷入無盡的絕望中。他們開始懷疑，自己是否真的在好轉，亦或這僅僅是短暫的幻影？在這種迷茫和失落中，患者可能會一瞬間產生放棄治療的想法，這種衝動來得突然而猛烈，儘管之前從未有過這種念頭。

實際上，這是患者在自我理想化與自我實現之間艱難抉擇的表現。反彈並不代表失敗，而是成長過程中必經的掙扎。它不是因為患者更清楚地認識自己，而是因為他開始接受自己的局限，不再逃避現實。他們開始關注真正的利益，願意承擔選擇的責任，而不是僅僅為了個人利益行事。這是成長帶來的痛苦，但也是成長的必經之路。

分析師在這個過程中扮演著非常重要的角色。他們需要警覺到這種反彈的可預測性，並在患者有好轉跡象時，提前告知他們可能會面對的挑戰。這種預見性雖然無法完全阻止反彈的發生，但至少能讓患者在面對反彈時不再感到無助。透過對反彈力量的理解，患者可以更客觀地看待自己的情緒波動。

當患者的自我受到威脅時，分析師必須成為他們堅定的支持者。這種支持不僅是情感上的安慰，更是向患者傳遞一個清晰的訊息：他們正處於一場重要的內心爭鬥中。分析師的清晰觀點和穩固立場，能在患者最需要的時刻提供支持，幫助他們理解面臨的困難及其戰鬥的真正目標。

反彈的力量不容小覷，但正是這種力量，推動著人們在自我探索的道路上不斷前行。唯有經歷這些掙扎，患者才能真正實現自我成長，意識到自己的潛力，並在這個過程中，重塑自我。這是一條艱辛的路，但也是通往自我實現的唯一途徑。精神分析師的支持和引導，是患者戰勝自我內心爭鬥的重要力量，讓他們在反彈中找到成長的契機。

掙脫束縛：重拾自信的旅程

每當患者領悟了反彈的深意，他便會比以往更為堅韌。這種領悟是一次重生的契機，讓他能夠以新的視野審視自己的生活。隨著時間推移，反彈的時段將越發縮短，且其強度逐漸減輕。相對來說，良好的時期將變得更加建設性，讓患者在生命中重新找到了方向。變遷與發展對於患者來說，已不再是遙不可及的夢想，而是可以踏實實踐的目標，無論他從事何種職業。

在這個過程中，患者逐漸發現，許多工作都是可以由自己完成的，無需再依賴外界的力量。這一刻的到來，意味著他可以憑藉自身之力，完成那些曾經被視為不可能的事宜。過往的惡性循環曾使他在精神官能症的泥淖中愈陷愈深，而今的循環卻朝著相反的方向運行。當患者開始降低對自身的完美標準，隨之而來的是自我指責的減少，這讓他能更真實地面對自我，檢視時的恐懼感也因此而減輕。

這種變化帶來的結果是，他對精神分析學家的依賴逐漸減少，而對自身優點的信心則日益增強。與此同時，他外化自責需求的企圖亦隨之降低，這讓他感受到他人對自己的威脅減少，或對他人的敵意有所緩和，進而以更友善的態度對待他人。此外，患者漸漸培養出勇氣與自信，認為自己能夠掌控自己的發展。

在探討反彈現象時，我們的注意力主要集中於內心衝突所引發的恐懼。隨著患者對自己理想生活方向的認知越發明晰，這種恐懼便開始減輕。僅憑這種方向感，患者便感受到自身的完整與強大。然而，向前邁進的過程中，仍然存在一種未被充分理解的恐懼。這是一種現實層面的恐懼，是擔心失去精神官能症的依賴後，無法應對生活的挑戰。

畢竟，精神官能症患者如同依賴魔力生存的魔術師。每一步朝向自我實現的旅程，意味著必須放棄這些幻影，並依賴自己的智慧生活。然而，當患者領悟到，實際上即便沒有這些幻影，他也能生存，甚至會生活得更好時，他便會對自己產生信心，從而真正掙脫束縛，重拾生活的主導權。這是一次自我解放的旅程，讓他不再懼怕未來，而是勇敢地擁抱每一天。

自我實現的旅程：超越自負，迎向深層變革的挑戰

在通往自我實現的道路上，每一個步伐都充滿了新奇的成就感，這種感覺不同於他以往的任何經歷。起初，它可能只是一瞬的驚喜，但隨著時間的推移，這種感受卻愈加頻繁地出現，並且持續的時間也逐漸延長。這種體驗超越了他過去的想像，甚至超越了任何分析家所能預見的，使他更加堅信自己所選擇的道路是正確的。這種體驗讓他看到了與自我和生活相契合的可能性。

對他來說，這或許是推動他專注於自我發展的最強動力，也是為更深層的自我實現而奮鬥的泉源。療癒的過程充滿了各種挑戰，並不是每個患者都能達到這樣的境界。然而，若能順利進展，無疑會顯著改善他與自身、他人及工作的關係。這些改善並不意味著分析工作的終結，因為它們僅僅是更深層變化的表現。

只有精神分析師與患者本人能夠真正感受到這種變化：這是價值觀、方向及目標發生變化的開始。患者的精神自負，以及對控制、屈服與自由

的虛假幻想，逐漸失去吸引力。他實現潛能的決心也變得更加堅定。在這個過程中，他必須投入大量的精力來解決潛藏的自負、要求、藉口及外化等問題。但是，由於他對自己有了更堅定的信任，他開始了解到這些問題的本質：它們是他發展的障礙。因此，他願意去發掘並最後克服這些障礙。

此時，這種「願意」並非急切地想透過魔法消除不完美，而是因為他開始接受自己的本來面貌與困難。他認同自我分析，視之為生活過程中不可或缺的一部分。他不再急於逃避，而是選擇面對困難，從中學習和成長。他理解到，這是一場沒有終點的旅程，是一場不斷探索與自我發現的過程，這讓他更接近自己的真實自我。

自我實現的力量

在自我分析的過程中，正面的姿態扮演著重要角色，這涉及到自我實現的各個層面。對於患者來說，這意味著他需要努力獲得對自身情感、渴望及信念的更清晰與深刻的認知。這種自我認識的深化，不僅能夠幫助他更容易理解自己的需求與願望，也能促使他提升自身資源的能力，並將其用於建設性的目的。患者需要努力尋找生活的方向，對自己的選擇負起責任，這樣才能在生活中有效地實現自我價值。

在人際交往中，正面的姿態要求患者誠懇地與他人互動，尊重他人，視其為擁有獨立權利與特徵的個人。這意味著他應該發展互助的精神，而非將他人視為達成某種目的的工具。在這樣的互動中，患者不僅能夠建立更深厚的人際關係，還能更容易理解他人，進一步促進自身的成長。

在工作的層面上，患者應該看到工作本身的意義，超越僅僅滿足自負與虛榮的層次。他應該致力於實現與發展自身的獨特才能，並使自己變得更加高效率。儘管在這些方面取得進展，患者最後需要超越純粹自我利益的層面。在克服了以自我為中心的精神官能症後，他將更深刻地理解自己的私生活及整體世界所涵蓋的更廣泛事物。

曾經，他或許自以為是一個獨特且極其重要的例外，但如今他會逐漸體會到自己僅僅是某個更大整體的一部分。此外，他願意並能夠承擔在此整體中的責任，並全力以赴地做出積極貢獻。這或許涉及對其工作團體中普遍問題的意識，也可能關乎他在家庭、社會及政治環境中的角色。這一步之所以意義重大，不僅因為它拓展了他的視野，還因為他認識並接受了自己在這個世界裡的位置，這賦予他一種內心的確定感。這種感受通常源於因積極參與所帶來的歸屬感，讓他在廣闊的世界中找到自己的位置，並因此獲得深層的滿足與平靜。

精神分析的進化：從智力理解到情感體驗的探索

在 1947 年至 1948 年間，我曾於新社會研究學院進行學術探討，這段時期的研究讓我對精神分析的發展歷程有了更深刻的理解。在精神分析的早期階段，智力的理解被視為一種治療的工具，這種觀點源於將孩提時代記憶的再現作為治療的核心。當時，人們對智力掌控的過度評價顯而易見，普遍的期待是：只要意識到某一個傾向的不合理，便能使情況回歸正常。然而，隨著精神分析的進一步發展，這種觀點逐漸演變至另一極端，情感體驗的角色開始變得極為關鍵。

事實上，這種重點的轉移是大多數分析學者所經歷的典型過程。每位分析學者似乎都必須親自重新發現情感體驗的重要性，這個過程在精神分析的歷史中不斷重演。奧託．蘭克（Otto Rank）和薩德．費倫齊（Sandor Ferenczi）在其著作《精神分析的發展》（*The Development of Psychoanalysis*）中強調了情感體驗的作用，而特奧多爾．雷克（Theodore Reik）則在《驚奇與精神分析師》（*Surprise and the Psycho-Analyst*）中進一步探討了這個主題。阿爾巴哈（J.G.Auerbach）在《人格》期刊中發表的文章「透過心理治療的價值觀改變」中，也論及了情感體驗在治療過程中的重要性。

這些研究揭露了情感與智力在精神分析中的雙重角色。智力的理解曾經是治療的主導力量，但隨著時間的推移，情感體驗的重要性被重新認識與強調。這個轉變不僅反映了精神分析學者的個人經歷，也展現了整個學科在探索人類心理複雜性過程中的演變。

依據《韋伯字典》的詮釋，「實現乃是漸次轉化為現實之舉動或過程」。這個解釋恰如其分地反映了精神分析的發展歷程：從智力理解到情感體驗的重心轉移，不僅是對理論的深化，更是對人類心理現實的逐步實現。這個過程展示了精神分析如何在探索人類心靈深處的同時，不斷調整和完善自身，以更全面地理解和治療人類的心理困境。

基本焦慮與根本衝突：精神官能症的內在動力

在探索精神官能症的複雜性時，我們必須深入探討其理論基礎。這一章，我們將進一步反思精神官能症理論的演變過程，特別是其在人際互動中的核心角色。精神官能症並非孤立於個人內心的問題，而是深深植根於其所處的文化環境。這種病症的發生，往往源於那些阻礙兒童心理健康發展的環境因素。

兒童在成長過程中，若未能建立對自我及他人的基本信任，便會產生我所稱的「基本焦慮」。這種焦慮是一種在充滿潛在敵意的世界裡經歷的孤立與無助感。為了緩解這種焦慮，兒童會自發地採取三種主要行為策略：朝向他人、抵抗他人及逃避他人。這些策略在自發狀態下可以共存，但當它們變得強迫性時，便會引發內心的衝突。

我將這種衝突稱為「根本衝突」，它是因為個人對他人的需求及態度之間的對立所導致的。最初，人們會試圖透過賦予某些需求和態度優先地位，並壓制其他需求和態度，以此來解決這些衝突。然而，這種方法雖然能夠暫時統一個人的內心狀態，但往往忽視了內心動態與社會互動之間的緊密關聯。

在討論精神官能症患者對他人情感需求的時候，我不得不考量他們為滿足這些需求而在自身培養的特質與心態。在我的著作中，我列舉了多種「精神官能症傾向」，這些傾向中有些具有內在的意義，例如，透過意志或理智進行控制的強迫需求，以及對完美的強迫追求。

在分析克萊爾的病態依賴（toxic dependency）時，我曾提及了這些內心因素與人際互動之間的關聯。在我看來，精神官能症的本質仍然是一種人際互動的障礙。這種障礙不僅影響個人的內心平衡，也深刻地影響其與他人的關係。我們需要更深入地理解這些動力，以便在治療上尋找更有效的方法，幫助患者重建他們的內心平衡和人際關係。

理想化意象：精神官能症治療的新方向

在探索個體心理過程的旅程中，我發現了一個強大的概念 —— 理想化意象。這個概念最初在我的著作《我們的內心衝突》中僅僅是一種解決內心爭鬥的嘗試。然而，隨著時間的推移，它逐漸成為我研究的中心議題，為理解精神官能症提供了一條新路徑。

理想化意象的功能在於它能夠暫時緩解內心的衝突，讓人相信自己擁有無限的價值與意義。然而，這種信念往往是虛幻的，猶如科學怪物般的形象最後會占據整個心智，取代真正促使個人成長的內在驅力。這意味著，人們不再關注現實地解決問題或實現潛能，而是沉浸在追求理想自我的幻想中。

在這種狀態下，人們會產生對成功和權力的強迫性渴望，並在內心建立一種專制的結構，試圖將自己塑造成近乎神聖的存在。同時，這也滋生了精神官能症的需求和自負。人們的現實自我被理想化的自我所掩蓋，導致對現實自我的厭惡和鄙視。這種厭惡與理想自我的追求密切相關，實際上是同一過程的兩面。

意識到這一點後，我們可以在治療中更有效地辨識這兩個極端，並幫助人們在理想化的陷阱中找到平衡。精神官能症不再僅僅是內在的衝突，而是表現在個人與他者的互動中的一種困擾。這種困擾源於對理想化自我的追求，阻礙了個人實現自我潛能的能力。

因此，理解理想化意象的作用，不僅有助於揭露精神官能症的根源，也為治療提供了新的方向。這要求我們在治療中不僅關注個人的內心衝突，還要關注他們如何在現實中調和自我與他者的關係。理想化的自我雖然可以暫時提供慰藉，但最後，唯有接受現實的自我，人們才能真正實現內心的和諧與成長。

真實自我與自負系統的對峙

在我們的生命旅程中，內心的衝突常常是無法避免的，尤其是當涉及到真實自我與自負系統的對峙時。這個議題在心理學界引起了廣泛的討論和辯論。隨著時間的推移，我們對這個問題的理解也逐漸深化，並朝著更具體的方向發展。

我個人對於真實自我的探索始於一種內在的困惑：為何自我憎恨常常指向我們最真實的自我？這種疑問促使我深入研究內心衝突，特別是自負系統與真實自我之間的矛盾。我將這種矛盾稱為主要的內心衝突，它不僅僅是精神官能症中的一種矛盾，更是一種建設性力量與阻礙力量之間的對立。

在這種衝突中，健康的成長被自負系統的完美形象所阻礙，這導致了我們在現實中無法真正實現自我。治療的過程，就是幫助人們實現自我，突破自負系統的限制，達到一種更高的自我實現。

隨著我們研究的深入，我們的理解從一般問題轉向了更具體的精神官能症及其人格類型。起初，我認為這些人格類型的差異源於對某些內心過程的覺察程度。然而，後來我意識到，它們實際上是基於對內心衝突的虛假解決方式。這些解決方式雖然看似有效，但卻為精神官能症的人格類型提供了一個新的基礎。

在形成這些理論的過程中，我們常常希望比較自己的觀點與其他研究者的見解。然而，限於時間和精力，這樣的比較往往面臨挑戰。我們需要在有限的資源下，辨識出與我們理論相似或不同的觀點。

儘管如此，這樣的比較工作仍然是必要的，因為它幫助我們更容易理解我們的理論背景和生成過程。從哲學的視野來看，任何概念都不能脫離其背景而單獨分析，因此全面的理解是非常重要的。

最後，對真實自我與自負系統的理解，不僅有助於心理治療，也讓我們更深入地意識到人性複雜的本質。這種認知不僅豐富了我們的生活，也讓我們在面對內心衝突時，能夠更加從容和自信。

佛洛伊德與精神官能症中的需求特徵

在追求榮譽的歷程中，當我回顧自己所涉足的諸多領域時，不禁想起初入一個新興學科的那份忐忑與興奮。那種感覺與我對佛洛伊德的敬佩如出一轍。佛洛伊德在心理學尚未被科學深入探討的時代，勇敢地開創了這個領域，承擔著可能顛覆既有理論基礎的風險。他的勇氣與洞察力，讓我深感欽佩。然而，於他所關注的少數幾個重要方面中，他似乎忽視了某些關鍵元素，特別是精神官能症中的需求特徵。

佛洛伊德無疑觀察到了精神官能症患者對他人常抱有過度的不切實際期望。他注意到這些期望的強烈程度，但因他將之視為口欲的一種表現，未能深入理解其背後的「要求」特徵。這種要求並非單純的願望，而是患者感到自己有權利使其得到滿足的強烈訴求。因此，佛洛伊德未能充分意識到這些因素在精神官能症中的關鍵作用。

儘管佛洛伊德在不同的語境中提及「自負」一詞，他卻未能理解精神官能症中自負的特徵及其深層意義。他的研究中提到患者對神祕力量的信仰、無所不能的幻想，以及對「理想化自我」的迷戀，這些現象包括自我誇大、對壓抑的美化、強迫性的競爭心理和野心，以及對權力、完美、崇拜及認可的渴望。

在佛洛伊德的視野中，這些多樣的因素似乎是獨立且無關的現象。他未能洞悉這些現象實為一股強大力量的不同顯現，未能了解到這種多樣性中隱含的整體性。這股力量即是精神官能症中的自負，這是一種深層的心理需求，驅動著患者對自我價值的極端追求。

這種需求不僅僅是對完美和崇拜的渴望，更是一種深層的心理動力，它影響著患者的行為和思維模式。佛洛伊德的理論雖未完全揭露這個整體性，但他的觀察為後來的心理學研究奠定了重要基礎。對於那些在精神官能症中掙扎的人來說，理解這種需求的本質，或許能夠帶來某種程度的釋放與治癒。

佛洛伊德的榮譽迷思：文化背景與精神分析的失落

佛洛伊德在探索人類心理的深邃領域時，未能全面洞察追求榮譽的動機及其對精神病理過程的意義，這一點主要源於三個原因。

首先，他忽視了文化背景在性格形成中的重要角色。這個盲點在當時的歐洲學者中並不罕見，佛洛伊德將渴望名聲與成就的現象視為人類普遍特質，未能了解到這些特質其實深受文化影響。這使得佛洛伊德對於優越感、控制欲及勝利的驅動力等問題，僅在這些野心偏離「正常」模式時才予以分析。因此，只有當這些驅動力達到顯著困擾程度，或女性表現出不符「女性特質」的行為時，佛洛伊德才視之為需要處理的問題。

其次，佛洛伊德的理論框架將精神病症的動力歸結為性慾的表現。這種觀點導致他將自我美化視為自我性慾迷戀的具體表現，忽視了其背後更深層的野心驅動。例如，他可能認為一位充滿野心的女性是因「陰莖嫉妒」而苦悶，而渴望他人崇拜的需求則被簡化為對「自戀滿足」的追求。結果，理論和治療的焦點集中於過去和當前愛情生活中的事件，而非自我美化和野心本身的特徵及其影響。

第三，佛洛伊德的進化論 —— 機械論思考方式限制了他對人類行為的理解。他認為當前的表現完全受制於過去，並且僅限於過去的形式變更。這種觀點忽視了人類行為和心理發展中可能出現的新生事物，將極端競爭心理解釋為未解決的伊底帕斯情結或兄弟競爭的產物。對全能幻想的認知被視為一種固著或退行，回溯至「原始自戀」的嬰兒期等級。這樣的解釋雖然深刻，卻未能全面捕捉榮譽追求背後的文化和心理動因。

總之，佛洛伊德的榮譽迷思反映了他在文化背景和精神分析中的失落，這也提示我們在理解人類心理時，應考慮更廣泛的文化和社會因素。

解釋的限度：自負、羞辱與未竟的治療

在心理分析的世界中，解釋和洞見似乎是治療的核心。然而，這些解釋的深度與有效性往往受到限制，尤其當它們未能觸及患者內心深處的核心問題時。讓我們考慮這樣一位患者：他敏銳地察覺到自己容易感受到精神分析師的輕視，並且在面對女性時總是懼怕遭受羞辱。他認為自己不如其他男性那樣陽剛或有吸引力，這種自我認知常常讓他感到不安。

在分析過程中，這位患者可能會回憶起父親曾在涉及性活動的情境中羞辱他的經歷。這些記憶，加上當下的感受和夢境中的細節，促成了一種解釋：在他的潛意識中，精神分析師和其他權威人物象徵著他的父親。當他感受到屈辱或恐懼時，他會依循早期未解決的伊底帕斯情結反應模式來行事。

隨著時間的推移，這位患者可能會感受到某種程度的舒緩，他的羞辱感似乎有所減輕。這個部分是因為他從分析中獲得了一些益處，對自己的內心有了更深的認知，並且開始意識到他的羞辱感可能是無根據的。然而，若自負的問題未能得到真正的解決，則這種改善只是表面現象，並未實現徹底的轉變。

這種表面上的改善可能主要來自於患者自負的無法容忍其無理的表

現，尤其是「幼稚」的行為。他可能形成了一套新的「應當」，例如認為自己不應表現幼稚，應該成熟。他覺得不應該感到羞辱，因為這反映了幼稚的特質。結果，他不再感到羞辱，但這種改變可能成為他成長的障礙。

這樣的情況下，患者的羞辱感被壓抑，他面對自身潛能的機會大幅減少。治療僅僅利用了患者的自負，而未能真正解決其根本問題。由於這些理論根源，佛洛伊德無法洞察追求榮譽所帶來的影響。他所觀察到的擴張型驅力，其實並非僅止於表面，而是深植於嬰兒期的性慾驅動力。佛洛伊德的思維框架使他無法將擴張型驅力視為一個獨立且具有自身重要性的力量。

自我毀滅的驅動力：佛洛伊德與阿德勒的對話

在精神分析的領域中，阿德勒與佛洛伊德的理論提供了兩種不同的視野來理解人類的內心驅動力。阿德勒強調追求權力與優越感的驅動力在精神病理中的重要性，他認為人類的行為大多數是出於對這些目標的追求。然而，阿德勒的理論似乎僅僅停留在這些驅動力的表面，未能深入探討由這些追求所引發的深層痛苦。

與此同時，佛洛伊德則提出了自我破壞衝動及死亡本能的理論，這些理論認為人類內在存在著一種自我毀滅的驅動力。這種驅動力被視為本能，並非源於特定的心理條件，亦無法透過改變這些條件來加以克服。佛洛伊德認為這些驅動力是人性的一部分，並且可以在相當程度上被控制，但無法被根本改變。

在這種框架下，自我厭惡被視為自我毀滅驅動力的一種表現。佛洛伊德認為，自我厭惡的現象其實是其他心理過程的表現，這些過程可能源自潛意識中對他人的敵意。舉例來說，憂鬱症患者可能在意識層面上對自己懷有強烈的仇恨與譴責，但實際上卻在無意識裡對一個內心投射的對手感到厭惡與譴責。這種對他人的敵意最後演變為對自身的敵意。

此外，佛洛伊德還指出，自我厭惡可能是超我的懲戒過程的結果，超我乃內化之權威。在這種情況下，自我厭惡轉化為人際現象，成為對他者的憎恨或對他者憎恨之恐懼的表現。或至終，自我厭惡被視為超我的施虐傾向，此傾向可能源自早期的肛門 —— 施虐階段。

由此可見，佛洛伊德與阿德勒在理解人類內心驅動力方面存在著顯著的差異。佛洛伊德更著重於內在的無意識驅動力及其深遠影響，而阿德勒則強調個人在社會中的地位與權力的追求。這兩種理論提供了不同的視野，幫助我們更全面地理解人類的內心世界。

超我、死亡本能與治療目標的再解讀

在分析心理學的領域中，佛洛伊德提出的死亡本能概念引發了許多討論。許多心理學者雖然認同佛洛伊德的研究方法，但對於死亡本能這個概念卻抱持不同的觀點。我認為，這樣的反對是合乎理性的。然而，若從佛洛伊德的理論框架來看，若個人拒絕承認自我毀滅的本能性，那麼其理論的解釋力將受限。這讓我不禁思考：是否正是因為其他解釋無法充分說明這個現象，佛洛伊德才提出了自我毀滅的本能？

進一步探討超我的要求、禁忌與我所稱的「應當」之間的關係時，我們可以看到，儘管它們看似相似，但在意義上卻有明顯的分歧。佛洛伊德將超我視為良知與道德的正常表現，只有在表現出極端殘酷與虐待性時，才將其視為精神病理。而我則認為，任何形式與程度的「應當」與禁忌，均屬於精神官能症的力量，是虛假的道德與良知。

根據佛洛伊德的理論，超我部分源自於伊底帕斯情結，部分來自本能的力量，這些力量具有毀滅性與虐待性。而我則認為，內心的指令是個人在無意識中試圖成為其所非的完美存在的驅力表現，並由於無法達成這個理想，因而憎恨自身。這種憎恨反映了個人對自我毀滅的潛在傾向。

這些觀點的區別帶來了深遠的意義。例如，若將「應當」與禁忌視為某種特定自負的必然結果，那麼我們便能更清晰地理解為何在某種性格結構中強烈需要此類事物，而在另一種性格結構中卻遭到禁止。同樣的邏輯也可以適用於個體對超我要求或內心指令的多樣態度，佛洛伊德的著作中提及了這些態度，包括取悅、屈從、賄賂、反抗等。

在我所建構的精神官能症理論中，其本質完全依賴於整體特定的性格結構。因此，治療目標是使患者能夠徹底驅散內心的命令，並依據其真實的願望與信念尋找生活的方向。這與佛洛伊德的思維有所不同，因為他並未考慮這種可能性。這樣的治療目標，不僅僅是減少超我的嚴厲程度，而是引導患者走向一個更加真實與自主的人生。

靈魂的契約：無限追求與自我厭惡的宿命

在我們的探討中，我們發現兩種截然不同的觀察取向，儘管它們在描述個展現象時有著相似之處，但其動力和意義的解釋卻大相逕庭。這種差異使得這兩者之間的直接比較變得複雜且幾乎不可能。當我們將焦點置於這些觀點之間的微妙連繫時，尤其是無限完美與權力的追求，以及自我厭惡之間的關係時，我們便能看到其深層的互動影響。這種互動如同魔鬼協定的傳說，揭露了人類與誘惑之間永恆的爭鬥。

傳統觀點認為，追求完美與權力的欲望與自我厭惡是密不可分的。這種關聯在許多神話和文學作品中得到了生動的展現。從亞當與夏娃的故事到巴爾札克的《驢皮記》，再到王爾德筆下的亨利·沃頓勛爵，這些角色無不反映出人類面對誘惑時的脆弱與掙扎。這類誘惑常由邪惡的象徵來展現，如惡魔、巫師或神話中的蛇，為人們提供解除痛苦的承諾，並賜予無盡的權力。

然而，這些誘人的承諾背後潛藏著巨大的代價。正如耶穌在試探中所面臨的挑戰，只有抵擋住誘惑的人才能證明自己的偉大與堅韌。這種代價不僅限於靈魂的喪失或純真感的消逝，還可能意味著一生的心理折磨，甚至下地獄承受永無止境的痛苦。在《魔鬼與丹尼爾·韋伯斯特》中，我們看到魔鬼收集人類靈魂的象徵性完美實現，這些枯萎的靈魂無不訴說著屈從於誘惑的悲劇。

在這個背景下，追求無限完美與力量的同時，我們必須審視內心的自我厭惡，這種矛盾的結合如同永恆的宿命，持續影響著人類的選擇與命運。最後，這種靈魂的契約提醒著我們：在追求卓越的過程中，必須時刻保持警惕，避免落入誘惑的陷阱，唯有如此，才能真正達到內心的平和與自由。

自我與理想自我：精神官能症中的內在爭鬥與自我探索

在民間故事、神話和神學中，某些主題反覆出現，承載著多重象徵意義，而其核心解釋卻始終如一。這些主題深植於我們的集體潛意識，無論我們如何解釋善惡的二元論，其影響力不可忽視。現代精神病學或許應該探索這些主題的深層心理智慧，因為它們與精神官能症的過程有著驚人的相似之處。

精神官能症中的個人常常在精神痛苦中掙扎，自以為擁有無限的能力，卻因自我厭惡而陷入地獄般的折磨。這種內在的爭鬥反映了自我與理想自我之間的矛盾，它是一種拋棄真實自我而追求理想自我的過程，是忽視人類既定潛能的過程。這種爭鬥迫使我們採取最佳可能的方式來緩解衝突，最後透過生活或治療喚醒自身的建設性力量，尋找真實的自我。

然而，佛洛伊德在其理論中並未充分探討這個問題。他將自我毀滅視為一種自動化驅力的表現，未能洞察其背後的深層脈絡。在他的「自我」概念中，精神官能症患者的「自我」是與自身的自發能量和真正願望疏離的。他們不作決策，也不對決策承擔責任，只是努力避免與環境產生過多衝突。

佛洛伊德的理論忽視了自我與理想自我之間的破壞性爭鬥，這使得像齊克果和威廉·詹姆斯所探討的真實自我的問題無法展開。對於佛洛伊德來說，這些問題幾乎無足輕重，因為他未能意識到自我與理想自我之間的深層衝突對個人精神健康的影響。

當我們從另一個角度審視精神官能症的過程時，可以看到這是一個關於自我探索的議題。它涉及如何在理想與現實之間找到平衡，如何喚醒內在的建設性力量，從而實現真實自我的過程。這個過程不僅是心理學的核心問題，也是在追尋自我中每個人都必須面對的挑戰。

人性悲劇的探索與超越

從道德或心靈價值的視野來看，人類歷史充滿了探索與追尋的悲劇色彩。儘管偉人可能以毀滅性姿態出現，但歷史卻顯示出人類不懈的努力與活力。在理解自身及世界的過程中，人類追求著更深的宗教體驗，渴望獲得更大的心靈力量與道德勇氣，並在各個領域中尋求卓越的成就與更好的生活方式。這種追尋本身，承載了人類生命的精力與渴望。

人類憑藉其智力與想像力，能夠構思出實際上並不存在的事物，超越自身的現實境況。雖然人類的進展往往落後於其所渴望的成就，但這並不構成悲劇。真正的悲劇在於，那些精神官能症患者內心的心理過程，猶如健康個體的努力，卻最後導致自我毀滅。在追求無法觸及的終極與無限時，他們將促進自我實現的最佳驅動力轉移至實現理想化的意象，從而浪費了自身的潛能。

佛洛伊德對人性的見解充滿了悲觀色彩，這源於他對人類根本性的假設。他觀察到，無論如何變遷，人類總是無法避免不滿的感受。如果依賴原始的本能驅動以尋求滿足，則必然會對自身及文化造成破壞。對於人類來說，快樂似乎是一種奢望，無論是獨自一人還是與他人相伴。他們所面臨的選擇，僅限於自我受苦或使他人遭受痛苦。

佛洛伊德的貢獻在於，他以這種視野看待問題，並未妥協於尋求圓滑的解決之道。在他的思維體系中，人類無法逃避這兩種邪惡，最多只能進行更為合理的力量分配、控制以及「昇華」。這個觀點雖然不無悲觀色彩，卻揭露了人類在追求滿足與幸福過程中的悖論與挑戰。或許，正是在這樣的悲劇性探索中，人類才能找到超越自身局限的契機，進而實現真正意義上的成長與突破。

悲觀與樂觀的碰撞：從佛洛伊德的悲劇性探索到人性建設力的發現

佛洛伊德以其悲觀主義的視野，深入探索人類精神世界，卻未能在精神病症中清晰地捕捉到人類生存的悲劇性。他的理論框架中，主要聚焦於破壞性力量與性慾力量的交錯，而忽略了人性中潛在的建設性力量。這種建設性力量，唯有在創造性的追求遭遇阻礙或毀滅時，才會揭露人類經驗的悲劇性浪費。

在佛洛伊德的觀點中，創造力與愛情是性慾驅動的昇華形態。他認為，所謂為了自我實現而進行的正常努力，可能只是一種自戀性慾的表露。他的哲學因而呈現出一種悲觀的色彩，這種色彩在他對人性的懷疑中尤其明顯。對於佛洛伊德來說，性愛與創造力的交織，是人類努力的終極動力。

相較之下，亞伯特．史懷哲提出的「樂觀」與「悲觀」概念，為我們提供了一種對生命與世界的全新理解。施韋澤的觀點表明，悲觀主義與樂觀主義並不是簡單的對立，而是對生命意義的不同詮釋。從這個角度來看，佛洛伊德的思想可視為一種悲觀的哲學，而我們的哲學則因洞察到精神官能症所蘊含的悲劇性，而被視為一種樂觀的哲學。

其他學者如埃里希．弗洛姆、阿道夫．邁耶、詹姆斯．普蘭特及哈里．蘇利文等，也深入地研究了這個問題。哈羅德．舒爾茨——亨克最早洞察到恐懼與無助在心理症狀中的影響。他的觀點指出，人往往因潛意識的需求而產生壓抑現象，這些需求在相當程度上引發了普遍的心理壓抑。

佛洛伊德的悲觀主義，與我們對人類內心深處悲劇性的樂觀探索，形成了鮮明的對比。這兩種哲學立場的交錯，讓我們在理解人類心理時，能夠看到更多元的視野。透過這種對比，我們或許能更全面地理解人類精神的複雜性，以及在困境中尋找希望的可能性。

疾病的隱性收益：心理分析的視野

在心理分析的領域中，疾病所引發的次級利益是一個引人深思且具有爭議性的議題。這些次級利益不僅僅是病症的附屬產品，更是個人內心深處需求的一種表達。這種現象首次引起我的注意是在研究因病所產生的心理行為時，尤其在探索個人需求的表現形式時，這種隱藏在疾病背後的獲益顯得尤其明顯。

我在《精神分析的新途徑》(*New Ways in Psychoanalysis*) 中，深入探討了文化與精神官能症之間的關聯，特別是在第十章中，闡述了如何從文化的角度理解這些次級利益。這些利益常常是病患無意識中對於某些未被滿足需求的替代性滿足。這個觀點使得我們重新審視佛洛伊德的理論基礎，並在這些基礎上進一步思考疾病的心理動力學。

佛洛伊德在他的著作《哀悼與憂鬱症》(*Mourning and Melancholia*) 中，對於哀悼與憂鬱的分析也提供了另一個理解次級利益的視野。他認為，病患在潛意識中將痛苦轉化為一種心理上的收益，這種收益通常表現為對於他人關注的獲得或是自我價值的提升。這種心理機制使得人在面對失落時，能夠以某種方式獲得心理上的安慰。

奧托・費尼切爾在《精神官能症的精神分析理論》(*The Psychoanalytic Theory of Neurosis*)中，進一步探討了自我厭惡與自我貶抑如何影響個人的精神官能症狀。他指出，這些負面情感常常成為一種次級利益的來源，因為它們可以為個體提供一種自我懲罰的快感，並在潛意識中滿足了某些道德或情感上的需求。

此外，弗朗茲・亞歷山大的研究也值得關注。在他的《整體人格的精神分析》(*Psychoanalysis of the Total Personality*)中，他強調了整體人格分析的重要性，指出次級利益在整體人格結構中的作用不可忽視。這些研究共同揭露了疾病與心理需求之間複雜而微妙的關係，讓我們得以更全面地理解人類心理的深層動力。

這些心理學家的研究提醒我們，在面對病患時，不僅要關注其表面症狀，更要深入挖掘其背後的心理動機和需求。只有這樣，我們才能更有效地幫助他們走出困境，實現真正的心理健康。

痛苦與救贖：文學中的人性掙扎與啟示

在文學的浩瀚海洋中，痛苦常以各種形式顯現，無論是作為外在的厄運，或是潛伏於人心深處的隱祕。史蒂芬・貝尼特的《魔鬼與丹尼爾・韋伯斯特》便是一個典範，故事中魔鬼的形象具象化了命運的無情與人性的脆弱，讓人不禁思索，究竟何為真正的自由與救贖。

有時，這種痛苦僅僅是一個輕描淡寫的背景，卻足以引人深思。《聖經》中耶穌遭受誘惑的故事便是如此，這段經典敘事在短短幾句中凝聚了人類對抗誘惑的永恆掙扎。這種掙扎不僅是對外在誘惑的抵擋，更是對內心渴望的深刻反省。

而在克里斯多福．馬洛的《浮士德博士悲劇》中，痛苦則以更為隱晦的方式呈現。浮士德博士的故事中，主角徹底沉溺於對魔法的迷戀與需求，這種迷戀如同一種無法擺脫的詛咒，將他推向了毀滅的深淵。這不僅是對知識的極端追求，更是對個人欲望的無限放大，最後導致的結局是不可避免的悲劇。

在這些故事中，我們看到的並非單純的魔鬼形象，而是人類內心深處的迷戀與痛苦交織的具象化。這些作品提醒我們，唯有那些深受心理困擾者，才會對某種力量產生如此強烈的迷戀與需求。這種需求往往源自於內心的缺失，或是對現實的不滿，最後卻可能成為自我毀滅的引爆點。

安徒生的《白雪公主》則以更為童話的方式呈現了這個主題。故事中，魔鬼打破了一面鏡子，碎片滲透進人類的心靈，造成了無數的混亂與痛苦。這些碎片象徵著人性中的缺陷與脆弱，當它們進入人的心靈時，便會放大那些本已存在的陰影與恐懼。

這些故事無不在告訴我們，痛苦與迷戀常常是人類心靈深處的兩面映象。它們在文學的世界中相互交織，構成了一幅幅深刻而又讓人警醒的畫卷。正是在這些作品的啟發下，我們得以反思自身，尋找那條通往真正自由與救贖的道路。

人性與象徵：從焦慮到自我實現的旅程

在探索人類心理的複雜性時，我們必須理解人類行為的多面性和深層動機。科特．戈德斯坦在其著作《人性》中探討了人類行為的內在驅動力，強調了自我實現作為人的基本需求。這個概念為後來的心理學家如亞伯拉罕．馬斯洛所採納和發展，成為其需求層次理論的核心。

在這個背景下，薩瓦帕利·拉達克里希南的《東方宗教與西方思想》提供了一個跨文化的視野，將東方哲學的智慧與西方心理學的理論相結合，揭露了不同文化中人類共同的心理追求。這種跨文化的融合為理解人類焦慮和自我實現提供了一個新的框架。

穆里爾·艾維美在 1946 年發表的文章〈基本焦慮〉中，深入分析了焦慮作為一種普遍存在的心理現象，如何影響人的行為和思想。她的研究指出，焦慮不僅僅是一種負面情緒，而是人類適應環境變化的重要機制。這與哈羅德·凱爾曼在 1949 年講座中探討的象徵化過程密切相關，象徵化使人能夠將內心的焦慮轉化為外在世界的符號和行為，從而達到心理平衡。

而在前文，艾德里安·邁爾森的「快感缺乏」研究揭露了快樂缺失症對人類精神狀態的深遠影響。這種狀態讓人無法從日常活動中獲得快樂，進一步加劇了焦慮和無力感。這些心理挑戰與埃里希·弗洛姆在其著作《為自己的人》中提出的觀點形成對比，弗洛姆強調自我實現和個人價值的發掘作為對抗現代焦慮的有效途徑。

總體來說，這些學者的研究共同指出，人類的心理健康不僅取決於生理和環境因素，更受到個人內在需求及其表達方式的影響。理解和接納這些需求，並有效地將其轉化為有意義的行為和象徵，是達到自我實現的關鍵。這個過程不僅是個人心理成長的核心，也是人類文化持續發展的重要動力。

心理分析的中期探索：道德判斷、創傷反應與社會影響

在 20 世紀中期，心理分析學界深入探討了人類心理的複雜性，尤其是在道德判斷和創傷反應上。穆里爾·艾維美在 1949 年的論文〈神經性罪疚與健康的道德判斷〉（*Neurotic Guilt and Healthy Moral Judgement*）中探討了神經質的罪惡感與健康的道德判斷之間的微妙區別。艾維美指出，神經質的罪惡感往往源於個人內心深處未解決的衝突，這種情感可能會扭曲個人的道德判斷，使其難以作出健康合理的決策。相比之下，健康的道德判斷則是基於對自我與他人需求的平衡理解，能夠促進個人和社會的良性發展。

同樣重要的是，伊莉莎白·基爾帕特里克在 1946 年發表的〈自殺的精神分析理解〉（*A Psychoanalytic Understanding of Suicide*）一文中，提供了對自殺行為的心理分析理解。她強調，自殺往往是一個人在面對無法承受的情感痛苦時，所採取的極端應對措施。理解這個行為需要深入探討潛意識中的衝突與絕望感，這些因素常常在外在環境的壓力下被放大。

格爾特魯德·萊德勒 - 艾克哈特在 1947 年的研究〈體操與人格〉（*Gymnastic and Personality*）則將體育活動與人格發展相結合，探討了身體活動對心理健康的影響。她指出，體育運動不僅能夠增強身體素養，還能促進心理的穩定與自我認識的提高。這個觀點在現代心理學中仍然具有重要意義，因為它揭露了身心連繫的重要性。

哈羅德·凱爾曼在 1946 年的〈創傷後壓力症候群〉（*The Traumatic Syndrome*）中，詳細地描述了創傷後症候群。他認為，創傷的影響不僅僅是短暫的心理震盪，更可能在長期內影響個人的心理健康和行為模式。凱爾曼的研究為後來創傷治療方法的發展奠定了基礎，強調了理解創傷經驗

對於有效治療的重要性。

此外，穆里爾・艾維美在1947年的另一篇論文「*Compulsive Assaultiveness*」中，探討了強迫性攻擊行為的心理根源。艾維美指出，這種行為通常源於內心深處未解決的憤怒和挫折感，人們可能會透過攻擊他人來試圖緩解內心的不安。

最後，哈羅德・拉斯威爾在其著作《透過民意實現民主》（*Democracy Through Public Opinion*）中，探討了公共輿論在民主制度中的作用。他認為，健康的公共輿論是實現民主治理的關鍵因素，因為它能夠反映大眾的真實需求和期望，從而引導政策制定和社會變革。拉斯威爾的觀點強調了公民參與和資訊透明的重要性，這在當代社會仍然具有深遠的影響。

自我疏離與現代心理分析的交織

在心理分析的廣闊領域中，自我疏離成為探討個人內心世界的重要議題。現實自我的疏離，指的是個人與其真實自我之間的隔閡，這常常反映出內心深處的欲望與外在現實的矛盾。這種現象不僅是心理衝突的產物，也揭露了人在面對現實壓力時的內在掙扎。

阿德勒與佛洛伊德在這方面的研究提供了豐富的理論框架。阿德勒談到了自我膨脹與攻擊性衝動之間的關聯，並指出這種衝動可能導致侵略性報復行為。這種行為模式常常與酗酒傾向有關，作為個體減輕焦慮和表達報復性憤怒的工具。

弗朗茲·亞歷山大則從精神官能症痛苦的角度探討了自我疏離。他認為，精神官能症是個人面對現實壓力時的一種防禦機制，這種機制的發展過程中，人往往會與其真實自我產生隔閡。這種隔閡可能導致一系列心理問題，如自我憎恨、自我破壞的傾向，以及無法承擔責任的行為。

在分析自我疏離的過程中，心理分析師強調了自由與責任之間的微妙平衡。自由的吸引力常常使人逃避責任，而這種逃避又進一步加劇了自我疏離。當人否認自身的「應當」，並與魔鬼的協定妥協時，便會陷入一種無法自拔的心理狀態。

這種狀態的常見症狀包括對理想化意象的過度依賴，以及缺乏內在方向感。人們在追求外在成功的同時，往往忽視了內心的真正需求，這導致了自我系統的崩潰與外化過程的加速。

為了緩解這種緊張，心理分析師建議透過深度自我反思來重新建立自我認同。這過程中，一個人需承認自己的弱點，並接受自我謙遜的價值。

唯有如此，才能真正克服自我憎恨，走出自我疏離的陰影。

總之，自我疏離在現代心理分析中是一個複雜而重要的議題。透過深入探討其成因與表現，我們能夠更容易理解個人在面對內外壓力時的心理動態，並提供更具針對性的心理治療策略。

內心驅動力的探索：企圖心、焦慮與自負的心理動力學分析

在我們的內心深處，企圖心和野心如同兩股強大的力量，驅動著我們追求更高的目標。《美國精神分析雜誌》深入探討了這些驅動力，指出野心不僅是個人成功的動力，也是心理分析中的重要課題。當我們被雄心勃勃的衝動所驅使時，是否能夠意識到其背後的禁忌和潛在的危險，成為探索自我的一部分。

失憶症（或稱健忘症），是心理學中的一個重要現象，常與我們的情感和記憶交織在一起。對於焦慮的研究揭露了其在不同情境下的多樣表現。例如，酗酒可能暫時緩解焦慮，但在分析過程中，焦慮往往會以不同形式重新浮現，並與外顯行為密切相關。在職場環境中，焦慮可能導致壓抑，進而影響工作效率和人際關係。

《探索自我》一書中，肯尼斯·阿佩爾與愛德華·斯特雷克探討了自負和報復傾向如何影響我們的生活。自負可能在職場上引發困擾，並且與情感、外顯行為、自尊、自我厭恨等心理因素密切相關。這些因素不僅影響我們的職業生涯，也影響我們的親密關係和自我認識。

自負還與施虐態度、真實自我的犧牲、對榮耀的追求、自我貶抑的傾向以及自殺傾向有著千絲萬縷的連繫。在性關係中，自負可能導致不健康

的互動模式，進一步影響個人的心理健康和自我認同。這些心理動力學的問題在心理治療中成為關鍵的探索對象，幫助人們更容易理解和掌控自己的內心衝突。

自由與愛的魅力，掌控一切的吸引力，都是我們在人生旅途中面臨的課題。在這條探索自我的道路上，理解我們的驅動力，認識我們的內心世界，變得尤其重要。心理學不僅提供了分析和理解的框架，也為我們提供了實現自我成長和變革的可能性。透過這樣的探索，我們能夠更好地面對生活中的挑戰，追求真正的自我實現。

童年焦慮與心理發展的交織

在心理分析的領域中，精神分析促進會一直致力於推進心理分析的發展與應用。焦慮作為心理分析的重要議題之一，其在個人成長中的影響力不容忽視。焦慮的產生常與童年時期的經歷密切相關，這些早期經驗塑造了個人對自我價值的初步認識以及對環境的信任感。這種基於童年經驗的基本信心，成為日後心理發展的基石。

奧爾巴克在《透過心理治療改變價值觀》中提到，心理治療過程不僅能夠幫助人們緩解焦慮，還能促使價值觀的深刻轉變。透過強化自負系統，焦慮不僅能被增強，還能被重新引導，以促進更健康的心理狀態。這種價值觀的轉變，常常與人們在治療過程中重新審視童年經歷有關，這些經歷往往是焦慮的根源。

在這樣的背景下，焦慮不僅是一種情緒反應，更是與內心深層過程緊密相連的現象。它的組成因素包括對未來的不確定感、對自身能力的懷疑以及對外界環境的安全感缺乏。這些因素在童年時期便開始萌芽，並在成年後的生活中不斷顯現。

巴爾札克在《驢皮記》中描繪了人類對於控制命運的渴望與恐懼，這種對命運的焦慮與心理分析中的基本焦慮概念不謀而合。基本焦慮的解決途徑常常依賴於一個人在童年時期所獲得的基本信心。這種信心來自於與主要照顧者的互動，並深刻影響著個人的心理發展。

此外，史蒂芬．貝尼特在《魔鬼與丹尼爾．韋伯斯特》中，透過角色的心理掙扎，揭露了焦慮與自我價值之間的微妙關係。這些文學作品不僅提供了深刻的心理洞察，還為我們理解焦慮在個人心理發展中的角色提供了豐富的視野。

總之，童年焦慮與心理發展的交織，構成了心理分析的一個重要領域。在理解這種交織關係的過程中，我們不僅能更深入地探討焦慮的成因，還能找到更有效的緩解與治療方法。

內心衝突與自我探索：文學中的人性洞察

在《目擊者》中，讓．布洛克——米歇爾深入剖析了人類行為背後的深層動機，揭露了這些動機如何在無意識中影響我們的選擇和行為。這種探討不僅涉及個人的心理層面，也延伸到更廣泛的社會文化背景中。布洛克——米歇爾指出，許多人類行為的驅動力來自於內心的對立與衝突，這些衝突常常在我們的生活中以不同的形式表現出來。

相比之下，艾蜜莉．勃朗特在《咆哮山莊》中透過其獨特的文筆，描繪了人物內心的激烈爭鬥與情感糾葛。這些情感的表達不僅僅是個人內心的反射，更是對人性複雜性的深刻探索。勃朗特以其細膩的描寫，將角色的內心世界展現在讀者眼前，使人們得以一窺人類情感的深邃與矛盾。

賽珍珠的《深閨裡》則進一步探索了自負體系與精神分析療法之間的關聯，揭露了個人在面對內心對立時的掙扎與調和過程。她強調，這些內心的對立往往與真實自我的連結息息相關。自我認知的矛盾、兒童期的影響，以及基本焦慮與基本信心之間的糾結，都是個人成長中必須面對的挑戰。

這些作品共同揭露了人類在面對內心衝突時的多樣反應。無論是透過白日夢的逃避，還是順從傾向的表現，這些行為模式都反映了人類在尋求內心平衡時的複雜性。精神官能症的發展、競爭文化的影響，以及對成功的渴望，都是驅動這些行為的重要因素。

在這樣的背景下，精神分析不僅成為理解這些行為的工具，也成為幫助人們解決內心衝突的重要方法。透過分析內心的「應該」與「應當」，人們可以更加清晰地意識到自我貶低的根源，以及如何透過自我接納來緩解內心的緊張與焦慮。

總之，這些作品提供了一個多元的視野，幫助我們理解人類行為的深層動機及其與內心世界的交織。它們提醒我們，內心的對立與解決，並不是單一的過程，而是一個需要不斷探索與理解的複雜旅程。

心靈的枷鎖與自由之風

在現代心理學的領域中，精神官能症的研究揭露出人類心理活動的諸多面向，特別是強迫性與自發性這兩個極端。強迫性如同一副無形的枷鎖，將個人的意識緊緊束縛，迫使他們在某些行為上反覆無常地進行，難以自拔。這種強迫性不僅是精神官能症的核心特質，還在個人的榮譽追求中顯現出來，與報復心理緊密相連。這種心理驅力的辨識常常需要對挫折反應的深入理解。

另一方面，自發性則代表著一種自由的狀態，如同清風般在心靈中自由流動，讓個人能夠隨心所欲地表達自我。兩者的對立構成了心理活動的基本矛盾，影響著人類的行為和精神狀態。強迫性需求往往導致自我疏離，人們可能會感受到一種深刻的自我輕視，這種情緒需要透過自我理想化的過程來緩解。

在競爭激烈的文化背景下，追求成功的動力和創造力的發揮密不可分。夢境中所展現的創造力，與精神官能症之間存在著微妙的連繫，這種連繫也延伸至自我實現的過程。白日夢作為一種心理現象，不僅反映了個人的想像力，還揭露了追求榮譽過程中想像的作用。

此外，死亡本能與自我憎恨的理論為我們提供了更多思考的角度。這些概念在與佛洛伊德理論的比較中，展現出潛意識中生存與毀滅的矛盾衝突，揭露出人類心理深層的動力學。

去人格化或自我疏離是一種常見的心理現象，個體感受到自身存在的異化，彷彿自我與內心或外界環境脫節，導致一種自我認同的喪失。這種狀態不僅影響個人的心理健康，還可能對其生活品質造成深遠的影響。在治療中，理解並緩解這種心理現象，對於恢復心理和諧與平衡極為關鍵。透過多元的治療手段，可以幫助個體找到內心的和諧，實現心理的平衡。

超然型心理的深層解析：孤立中的榮耀追求與情感疏離

超然型是一種令人困惑的心理狀態，其核心特徵是對外界事物的冷漠與疏離。這種狀態讓人難以與情感建立深刻的連繫，彷彿置身於一個無法觸及的心理迷宮。超然的本質，可以追溯到童年的經歷。許多兒童在成長過程中，因為種種原因逐漸發展出這種防禦機制，這使得他們日後在面對情感連結時，往往選擇退縮和逃避。

在膚淺生活型個體中，超然的狀態會進一步惡化，因為他們的生活缺乏深層的情感交流。這種惡化常伴隨著愛的排除，導致他們難以接受或給予愛。此狀態也與自負受傷的恐懼有關，人們害怕因情感的投入而使自尊心受到打擊。

然而，超然並非完全消極的存在。它在某種程度上維持著個人的完整性和內心的平衡，尤其是在面對外界壓力時，能夠暫時提供一種心理保護。然而，長久的超然也可能引發精神官能症，人在這種狀態下會逐漸放棄自我，甚至出現自我仇恨的傾向。

在精神官能症的過程中，超然型的個體可能會將追求榮譽視為生活的唯一目標，這種追求往往成為一種魔鬼的契約，是榮耀追求與自我仇恨之間的象徵。這樣的追求不僅侵蝕了他們的自我完整性，也讓他們遠離了真實的情感體驗。

性在超然型心理中扮演的角色也值得探討。對於這些人來說，性往往被視為一種工具，或是一種達到榮耀的手段，而非出於愛或親密關係的自然表達。

作家杜斯妥也夫斯基在《罪與罰》中，描繪了這種心理狀態的極致。他筆下的角色常常陷入自我理想化與道德矛盾的漩渦中，這正是超然心理的縮影。這種心理狀態在某種程度上反映了人類內心深處對完美與榮譽的無盡追求，以及由此而生的深刻孤獨感。

超然型的心理狀態是一個複雜且多面向的議題，它不僅牽涉到個人的內心過程，也與社會環境和人際關係密切相關。理解這種狀態，或許能讓我們更深入地探究人類情感的本質，以及如何在這個充滿挑戰的世界裡找到情感的歸屬。

夢境與自我：內心世界的解析

夢境是一個神祕而深邃的領域，常常被視為解決內心衝突的嘗試。它們不僅是我們潛意識的表達，也與我們的創造力息息相關。在夢中，我們可能會面對受虐感的表現，這種感受可能源自於我們對自我價值的懷疑或對外界壓力的反應。這些夢境往往揭露了我們內心深處的情感貧乏，或是與自我毀滅傾向的連繫。

自謙型個體常常在夢中表現出膚淺的生活方式，這些夢境成為他們在精神分析治療中的重要工具，幫助他們理解自身的自我輕視傾向。這些夢境不僅是內心衝突的反映，更是自我中心傾向的一種表現。在工作中的精神官能症障礙中，這種自我中心傾向扮演著重要角色。精神官能症往往要求一個人具備相當程度的自我中心，這與自負系統的運作密不可分。

經驗自我，或稱現實自我，是一個人在生活中所累積的感知與體驗的總和。這個自我代表著個人對外界的認知，並在此基礎上形成對自身存在的理解。在這個過程中，擴張型驅力及其所引發的野心，與對外界的外顯行為相互交織。對於那些自我克制的人，這些驅力則往往被壓抑。

擴張型解決方案被視為解決主要衝突的廣泛方法之一，其目的在於創造一個情感氛圍，使人能夠與理想自我認同。這個擴張型趨勢具有強迫性特徵，並與精神官能症相關的放棄行為緊密相連。阿德勒的擴張性概念，佛洛伊德的分析態度，皆涉及到這個特徵，並與否認失敗、自我美化、自我憎恨和「應當」的觀念相互交織。

夢境作為我們內心世界的鏡子，揭露了我們與自我和外界的複雜關係。它們不僅是我們內心衝突的反映，也是我們尋求和解與理解的一種途徑。在這個過程中，我們或許能夠找到通往更深層自我認識的道路。

外化：從內心衝突到自我疏離的心理動力學解析

外化，是一種自我疏離的表現，常常隱藏在我們心靈深處，作為譴責與懲罰自己的傾向。這個現象涉及多重層面，揭露了人類行為的複雜性，尤其是在主動與被動之間的微妙區別。當我們歪曲對他人的看法時，這往往反映了內心深處的敵意。這種內在體驗的外化，正是人類心理的縮影。

恐懼的外化，常常表現為一種對自我憎恨的防衛機制。這是一種精神官能症的放棄表現，顯示出深層的無力感。對這些現象的認識，可以促進心理治療的進展，幫助我們理解施虐衝動的外化，從而揭露人性中的黑暗面。

自責的外化，則與罪惡感糾纏不清，讓人深陷其中。自我輕視的外化，反映了內心的不安，而自謙型解決方法則作為一種自我保護的策略，讓人得以暫時逃避現實。自我挫敗衝動的外化，常常顯示出內心的矛盾與掙扎，而自我理想化的外化，則成為一種逃避現實的方式，讓人暫時隱匿於幻想之中。

自我憎恨的外化，往往表現為深層的自我否定，這是一種無形的壓力，與我們對「應當」的外化緊密相連。禁忌的外化，則揭露了文化規範對人的深遠影響。這種現象不僅影響個人的心理健康，也影響其與他人的互動。

恐懼與攻擊性衝動的外化，常常伴隨著對自尊的傷害，尤其是在自尊心受損時尤其明顯。對被拒絕的感受，對遭到排斥的外化，讓人倍感孤獨與無助。而對嘲弄的反應，則是對自我價值的挑戰，讓人不得不面對內心深處的脆弱。

奧托·費尼切爾在其著作《精神官能症的精神分析理論》中，深入探討了這些精神病理的根源。他指出，對應當之事的感受，常常伴隨著對「應當」的外化，這是一種內在的壓力，讓人難以承受。而對折磨的感知，對勝利的外化，則在某種程度上反映了人類心靈的複雜性與矛盾性。透過對這些外化現象的理解，我們或許能更好地認識自我，從而實現心靈的和諧與平衡。

探索佛洛伊德的心理分析世界

在心理分析的領域中，西格蒙德·佛洛伊德的貢獻無疑是無可替代的。他的理論不僅深刻影響了精神分析學派，還對整個心理學界產生了持久的影響。佛洛伊德的著作如《超越快樂原則》、《自我與本我》以及《哀悼與憂鬱》等，揭露了人類心理的複雜性和深層動力，為後世提供了豐富的研究素材。

佛洛伊德的理論核心之一是本能的概念。他認為人類行為深受本能驅動，尤其是生命本能和死亡本能這兩種基本力量的影響。生命本能推動個體追求生存、繁衍和快樂，而死亡本能則引導自我毀滅和攻擊性行為。這種二元對立的本能觀點，為理解人類行為的矛盾性提供了一個獨特的視野。

在《愛情心理學》中，佛洛伊德深入探討了愛與性之間的複雜關係。他指出，愛情不僅僅是情感的表達，更是性本能的昇華和變形。這種觀點挑戰了傳統的愛情觀，使人們開始從心理層面重新審視愛情的本質。

此外，佛洛伊德對於「自我」與「真實自我」的比較也引人深思。他認為，自我是外界影響下形成的，而真實自我則是內心深處最本質的存在。這種對比揭露了人類在社會適應過程中面臨的內心衝突，並指出了自我認識的重要性。

佛洛伊德的理論還涉及對「超我」和「應當」的比較。他認為，超我是道德和社會規範的內化，而「應當」則是個體對這些規範的遵從。這個觀點幫助人們理解道德焦慮的來源，並提供了探索自我與社會調和的路徑。

在與阿德勒的比較中，佛洛伊德的理論更強調無意識的作用，特別是在解釋精神官能症的成因時。他指出，精神官能症是由於無意識的衝突未能得到有效解決所導致的，這個觀點為心理治療提供了重要的理論支撐。

總之，佛洛伊德的學說不僅豐富了心理分析的理論體系，還啟發了無數後來者對人類心理的探索。他的思想如同一扇窗，讓我們得以窺見人類心靈的深邃與神祕。

自戀的心理與社會層面：從佛洛伊德到弗洛姆的深入探討

在西格蒙德．佛洛伊德的研究中，自戀被視為一個深刻而複雜的心理現象，揭露了個體對自身的極端關注與迷戀。這個概念不僅在戀愛關係中展露無遺，更深刻影響著自我認同與自我價值的形成過程。佛洛伊德認為，自戀與心理發展的階段緊密相連，早期的生活經驗對個體的心理結構有著深遠的影響。

埃里希．佛洛姆在他的著作中進一步探討了自戀的社會層面。他指出，自戀不僅是個體心理的問題，也是社會結構的一部分。弗洛姆在《自我的存在》中強調，自戀與現代社會的價值觀密不可分，人在追求榮耀與自我美化的過程中，往往忽視了真正的自我實現。這種現象在他的另一篇文章〈精神官能症的個體與社會根源〉中也有深入的分析，刊載於《美國社會學評論》。

弗洛姆認為，現代社會的價值觀鼓勵個人追求表面的成功與榮耀，而忽略了內在的滿足與精神的成長。這種價值觀的偏差導致了精神官能症的普遍化，因為個人在追求外在的成功時，常常感到內心的空虛和不安。弗洛姆指出，這種精神上的不適，或稱功能性之苦，是由於心理因素引起的，與精神官能症之苦相互交織。

在面對這種心理困境時，弗洛姆提出了一些緩解緊張的策略，這在他的著作第七章中有詳細的討論。他認為，透過自我反省和對內心需求的正確認識，人可以有效地減少因自戀帶來的心理壓力，並找到真正的自我價值。

此外，伯納德·格呂克在《醫學雜誌》探討了「神人合一」的主題，進一步分析了自戀與宗教信仰之間的關係。他指出，某些宗教信仰中的極端自我中心主義可能與自戀心理有著類似的根源。

科特·戈德斯坦在《人性》中也提到了自戀的影響。他認為，自戀可能影響個人的社會互動和人際關係，導致孤立和疏離。

總結來說，自戀不僅是個體心理發展中的一個重要概念，也與社會結構和文化價值觀有著密切的關聯。理解自戀的多重層面，有助於我們更深入地認識自我，並在社會中找到平衡的生活方式。

內心的對抗與和解

成長是一個複雜的過程，既涉及心理又關乎生理，涵蓋了我們在時間的長河中所經歷的變化與演進。這不僅是身體上的成熟，還包括心理上的自我認知與情感的深化。在這個過程中，我們常常面對內心的掙扎和困惑，罪惡感和自我厭惡便是其中的典型。

許多人在成長的過程中，會感受到來自內心深處的罪惡感，這種感覺像是一種無形的負擔，讓人難以釋懷。這種負擔可能來自於過去的錯誤，亦或是對未來的恐懼。這種情感的糾葛，常常讓我們感到不安，甚至影響我們的心理健康。我曾在《我們時代的精神官能症人格》中提到，這種內心的衝突可能源自於我們對自尊心的過度敏感，尤其是在面對外界的批評時。

此外，精神官能症的痛苦也是成長過程中常見的心理挑戰之一。這種痛苦往往與精神上的壓力和焦慮有關，可能是由於我們未能有效地處理內心的衝突和壓抑情緒。我在《我們內心的衝突》中探討了精神官能症的根源，指出這種症狀往往與我們未能和解的內心矛盾有關。

在這些內心的掙扎中，自我厭惡是一個不容忽視的問題。這種情緒可能源自於對自身不滿，或是對自我期望的落差。這種自我厭惡的情緒，常常使我們陷入自我否定的惡性循環，讓我們無法正視自己的價值。

然而，成長的過程也正是我們學會與這些情緒抗衡的機會。透過自我分析和心理治療，我們可以開始理解這些負面情緒的來源，並逐漸學會如何與之共處。正如我在《自我分析》中所述，認識自我和接納自我，是成長中最重要的一步。

在這個過程中，我們學會了與內心的對抗和和解。成長不僅僅是克服困難和挑戰，更是學習如何在這些挑戰中找到內心的平衡與和諧。這是一個漫長而複雜的旅程，但也是一個充滿可能性的過程，讓我們在不斷的自我探索中，成為更完整的自己。

理想化自我與精神官能症：易卜生戲劇中的內心掙扎

亨利克・易卜生的作品，如《海妲・蓋柏樂》和《約翰・加布里埃爾・博克曼》，都深刻地探討了理想化自我與現實之間的緊張關係。在他的戲劇中，角色常常掙扎於理想化自我與真實自我之間，這種掙扎反映了他們內心的矛盾以及對完美的無盡追求。

理想化自我是一種對自我的幻想，它不僅影響個人的自我實現，還與精神官能症密切相關。精神官能症中的自負、對榮譽的追求以及自我憎恨，皆源於這種理想化的自我形象。這些特質在易卜生的角色中得到了生動的展現，角色們往往因無法達到這種理想而陷入深深的痛苦與失落。

易卜生筆下的人物，如《培爾・金特》中的角色，經常在理想化的意象中迷失。他們的想像力不僅塑造了他們對自我的看法，也影響了他們與他人的關係。這種想像力與白日夢之間的連繫，使角色們在現實與幻想之間游移不定，難以形成穩固的同一性之感。

精神官能症中的想像作用，常常伴隨著對完美的病態需求。這種需求不僅是個人內心的掙扎，也是其對外界期望的反映。易卜生的角色在追求榮譽的過程中，往往面臨著自我理想化的困境，這種困境使他們在情感上極度敏感，並對生活中的威脅反應強烈。

惰性是精神官能症中的一個關鍵因素，它影響著個體的情感與行動能力。在工作和生活中，精神官能症的干擾常常導致個體的放棄行為。這種放棄不僅是對現實的逃避，也是對理想化自我的妥協。精神分析治療在這種情況下，成為幫助人們重新認識自我與現實的一種途徑。

易卜生的戲劇作品，透過對理想化自我與精神官能症的深刻探討，揭露了人類內心深處的矛盾與掙扎。這些角色的故事提醒我們，理想化的自我雖美好，卻往往是通向痛苦的泉源。只有在現實中尋找自我，才能真正實現內心的和諧。

內心的衝突與整合的力量

在我們的生活中，內心的衝突常常成為我們面對挑戰時的障礙。這些衝突不僅僅出現在個人的內心深處，也在我們與他人互動的過程中浮現。我們渴望得到他人的尊重，但同時卻壓抑了自身的需求，這種矛盾在許多層面上影響著我們的日常生活。

性功能的壓抑便是一個典型的例子，這不僅影響到個人的生活品質，也影響到人際關係的和諧。在工作中，這種壓抑更是顯而易見，許多人在職場上表現出某種精神官能症的擾動，這與自戀型人格的特徵密切相關。這種內心的衝突，往往驅使個人尋求分析協助，以期能夠突破這些限制，獲得更大的自由和滿足。

失眠和夜間心神不寧則是這些內心衝突的具體表現之一。這些問題常常讓人感到無法安眠，心情焦躁不安。面對這些挑戰，整合的力量顯得尤其重要。整合不僅僅是融合各種力量，更是對於內心需求的重新定位與調整。這種整合的過程需要我們對自身有深刻的理解，尤其是在兒童期形成的需求和缺乏的認識上。

內心的衝突作為精神官能症類型的根基，通常伴隨著假性解決方案的出現。這些假性解決方案可能讓人短暫地感到舒適，但並不能從根本上解決問題。真正的解決方法需要我們深入地探索內心因素，並在分析中尋找出路。這不僅包括對自負與智力的反思，也涵蓋了對自謙型解決方法和報復心理的理解。

在這個過程中，內心的過程與自我疏離、基本焦慮、人際過程、愛情關係和精神官能症理論都是不可忽視的元素。這些元素共同構成了我們內心世界的複雜性，也為我們提供了無限的可能性去探索和改變。繆里爾．艾維米在其著作中探討了「負向治療反應」，這為我們提供了一個新的視野去理解和應對內心的衝突。

只有透過整合這些內心的力量，我們才能真正超越自身的限制，實現內心的和諧與平衡。這是一個需要勇氣和智慧的過程，但也是一個充滿希望和可能性的旅程。

愛與性：精神官能症患者心靈迷宮中的需求與衝突

在心理學的浩瀚領域中，愛與性常常被視為人類情感的核心驅動力。然而，當這兩者與精神病理學交織在一起時，便形成了一個錯綜複雜的心靈迷宮。在這個迷宮中，精神官能症患者的愛與性不僅僅是簡單的情感表達，而是一種深層的心理需求和衝突的展現。

根據哈羅德．凱爾曼在《美國精神分析雜誌》中對創傷性症候群的研究，愛與性在精神官能症患者的生活中扮演著極為關鍵的角色。這些患者往往將愛與性視為一種隱祕的要求，這種要求的根基深藏於他們的潛意識中，並透過「應當」的道德約束來強化其存在。這種道德約束不僅使他們感受到愛與性的需求，更使他們對這種需求產生了深深的不信任。

在精神官能症中，愛與性與自戀、自大和病態依賴密切相關。自戀型個體的愛與性往往是自我中心的，他們以自我為中心，將愛與性作為滿足自身需求的工具。而自大——報復型個體則可能將愛與性視為權力爭鬥的一部分，試圖透過這種方式來獲得優越感和控制感。

佛洛伊德的精神分析理論指出，這些患者在愛與性中尋求的是一種對能力受損的補償。他們的想像力常常在愛與性的框架中運作，試圖透過幻想來填補現實中的缺失。然而，這種過分強調愛與性的行為，往往使他們陷入一種無法自拔的情感漩渦，進一步加劇了他們的精神困擾。

在這個心理迷宮中，愛與性不再僅僅是單純的情感，而是一個複雜的心理結構，服務於精神官能症患者的潛在需求。理解這一點對於心理治療師來說非常重要，因為只有深入了解患者內心深處的需求，才能提供有效的治療和支持，幫助他們走出這個迷宮，找到心靈的平衡與安寧。

探索人性的矛盾與自我疏離

在約翰．麥克默里的《理智與情感》中，他深入探討了人類情感的複雜性，尤其是在理智與情感之間的微妙平衡。麥克默裡指出，理智往往被視為情感的對立面，但事實上，它們之間的關係更加錯綜複雜。在書中，他強調了情感在塑造我們的行為和價值觀方面的重要性，並探討了情感如何影響我們的理智決策。

克里斯多福．馬洛的《浮士德博士的悲劇》則揭露了人類追求知識和權力的無盡渴望中，理智與情感的衝突。浮士德的故事是一個典型的例子，展示了人類在追求理智的過程中，如何被情感驅動，最後導致自我毀滅。這種矛盾反映了人類心靈深處的掙扎，即在追求理智的同時，也必須承認情感的力量。

麥克默里還對受虐傾向作了深刻的分析，指出這種行為往往是人們試圖排解自我輕視的一種方式。受虐行為和自我貶損常常與自我愉悅和手淫等行為相關聯，這些行為的背後是對自我價值的深刻懷疑和對情感的羞愧反應。這些行為不僅是對自我輕視的反應，也是對自我身分的拷問。

此外，麥克默里探討了緩解緊張的各種措施，以及這些措施如何與個人的自我疏離狀態相互作用。他指出，緊張的緩解往往涉及到對自我真實性的排除，並且與精神官能症的放棄有著密切的關聯。在這個過程中，個體可能會被動地外化自己的問題，從而形成一種自負系統的運作模式。

赫爾曼．梅爾維爾的《白鯨記》則進一步探討了人類面對自然和自身內心的挑戰時，理智與情感的較量。這部作品中，船長亞哈的執著和復仇心理展示了人類在面對自然不可抗拒的力量時，如何被情感驅動，從而偏離理智的航道。

綜合來看，這些作品共同揭露了人類在自我探索過程中的矛盾與掙扎。理智與情感的交織構成了人性的核心，影響著我們的選擇和命運。透過這些深刻的分析，我們得以更深入地理解人性的複雜性，以及在面對內心矛盾時，如何尋找平衡的藝術。

《人的自我對抗》：愛與自我理解中的衝突與解脫

卡爾．梅寧格在《人的自我對抗》中，深入探討了人類行為的複雜性和內心衝突。他以進化之道德為基礎，揭露了人類在追求個人與社會和諧過程中的倫理挑戰。這種道德基準不僅強調適應性與生存的矛盾，也探討了自我實現與道德意涵的關聯。

在書中，梅寧格詳細分析了病態依賴的特徵，尤其是放棄自負與自尊的過程。他指出，許多人在理想化自我實現時，常面臨焦慮和不安，這種情感狀態可能引發報復型個體的自大。這樣的心態不僅影響伴侶選擇，還可能外化為擴張性的驅力。

梅寧格特別關注自負與自我憎恨的糾葛。在追求內在一致性時，個體往往陷入自我分析的漩渦，這可能導致自我輕視和自我貶低的行為。這種自我毀滅的傾向，常被視為解決內心衝突的自謙型方法。

性關係和退縮過程也在書中被詳細探討。梅寧格強調，「應當」與「應當」的道德命題，常使人陷入痛苦，甚至引發自殺企圖。這種內心的掙扎，需要深刻的自我理解和洞察，才能找到真正的解脫。

梅寧格的分析不僅揭露了人類心靈的脆弱，也強調了愛在自我對抗中的重要作用。透過愛的力量，人們可以追求內心的和諧，克服自我憎恨和報復性的傲慢，實現更高層次的自我實現。

總之，《人的自我對抗》不僅是一部心理學經典，也是一部哲學思考的力作。梅寧格以其深刻的洞察力，揭露了人類內心的複雜性，並為現代人提供了面對自我衝突的智慧和勇氣。

探索精神官能症與自我

在一個充滿競爭與壓力的時代，精神官能症成為現代人心靈的隱患，影響著人們的情感、行為和思想。邁爾森在《快感缺失》中探討了人類在追求快感過程中的種種障礙與挫折，揭露了精神官能症如何介入並影響個人的生活與幸福感。

精神官能症常常與自戀、自我憎恨、自我貶抑等心理現象交織在一起。佛洛伊德的理論中，自戀涉及到自我擴張與理想化，這些特質在精神官能症患者中尤其明顯。這種過度的自我關注往往導致個人在面對現實世界的挑戰時，感到難以應對。

同時，精神官能症也與創造力有著微妙的關聯。創造力需要想像力的支持，而精神官能症患者在某種程度上擁有豐富的幻想世界。然而，這種幻想不一定是正面的，往往伴隨著自我疏離與自我厭惡，阻礙了他們的創造潛能的充分發揮。

在工作環境中，精神官能症的影響更為顯著。競爭激烈的文化常常加劇個人的焦慮與壓力，導致精神官能症性障礙的出現。這種情況下，一個人可能會陷入自我貶抑的陷阱，對自身的能力產生懷疑，進而影響工作表現和職業發展。

精神官能症需求的滿足往往涉及到對理想化自我的實現。當這個需求無法得到滿足時，人們可能會感到深深的挫敗，進而產生對自我的幻想與逃避現實的傾向。這種對自我的幻想常常是非理性的，並伴隨著合理化的辯解行為，使得患者難以面對真實的自我。

此外，精神官能症還與對公平的過度強調有關。這種對正義的過分重視，往往成為人們抵抗自我憎恨的防護手段。然而，這種防護並不穩固，易在面對挫折時崩潰，導致更深的心理痛苦。

理解精神官能症需要深入探討其背後的心理動因與社會文化因素。只有透過全面的心理分析與適當的心理療法，才能幫助患者重建健康的自我形象，擺脫精神官能症的困擾，實現內心的和諧與平衡。

精神官能症中的內心衝突與自我實現：從童年孤立到成年困擾的探索

精神官能症往往源自於人類內心深處的衝突，這些衝突在童年時期便開始萌芽。童年的孤立與自信心的缺失常常為日後的心理困擾埋下伏筆。在這些早期經驗中，人們逐漸發展出一系列內心矛盾，這些矛盾透過區隔化的過程影響著他們的成年生活。這些矛盾不僅影響到個人的情感生活，更滲透到他們的工作中，成為創造性質工作的驅動力之一，但同時也反映出自發整合的不足。

在精神官能症的進展中，人們常常面臨與自我的疏離與隔絕。這種疏離感在童年時期便可見一斑，當時的孤立感和自信心的問題往往對成年後的人際關係造成影響。當個人在人際關係中感受到精神官能症的困擾時，他們可能會努力控制這些關係，甚至將內心的不安全感外化。這種外化常常導致自負系統的形成，影響著愛與性在個人生活中的作用。

在工作中，精神官能症的干擾表現得尤其明顯。焦慮的產生、自大與報復型個體的行為、對努力的厭惡、自我中心的傾向，這些都成為工作中常見的心理障礙。擴張性個體在這些困擾中往往表現出自戀傾向，而完美主義型個體則可能被心身症狀所困擾。這些心理特質不僅影響到人們的職業表現，也常常在內心衝突中加劇恐慌反應。

精神官能症中的內心衝突，常常與自我實現的追求相悖。自謙型個體時常自我貶低，並在追求完美的過程中感受到深刻的痛苦。這種痛苦往往涉及到內心的禁忌，成為他們生活中難以跨越的障礙。然而，理解這些內心矛盾並嘗試解決，或許能夠促使個人在自我實現的道路上取得進展，從而在內心衝突與自我實現之間找到一個平衡點。

追求完美：神經質自負與理想化自我的對抗

在精神官能症的世界裡，內心的驅動力常常源於一種無法滿足的內疚感和強迫性的需求。這些需求與健康的追求之間存在著微妙而又明確的區別。神經質的人常常陷入一種追求完美的陷阱，這種完美與理想化的自我實現息息相關，並且與自負的體系緊密相連。

自負在這個背景下，成為一種重建自我價值的手段。神經官能症患者通常會在愛與性中尋求一種功能性的角色，這種角色的核心在於報復性勝利的動機。這種勝利，並非出於對他人的真實優越，而是對自我脆弱性的掩蓋。

在這種追求中，自負的表現形態多種多樣。從對智慧和想像力的自負，到對不受傷的錯覺，這些都是神經質個人用來保護自我的方式。然而，這種保護往往是脆弱的，因為它建基於一種對理想化形象的自負。當這種形象受到威脅時，一個人的自尊心就會動搖，並可能導致更深層次的自我憎恨。

在這種情況下，逃避現實的願望往往伴隨著對責任的拒絕。這種拒絕，又進一步加深了對自負的依賴，形成了一個惡性循環。在這個循環中，神經質個體對榮耀的追求，對自信心的自負，以及對所謂「應當」的自負，都成為他們的精神支柱。

然而，這些支柱是脆弱的。當面對現實的挑戰時，這些自負的表現形式可能會崩塌，留下的是一種深刻的自我輕視和自我憎恨。在這種情況下，理想化自我與現實自我之間的差距變得更加明顯，這種差距不僅影響了個人的心理健康，也影響了他們的人際關係。

因此，理解神經質自負的結構和功能，對於追求心理健康的人來說非常重要。只有透過認識和接納自身的脆弱性，才能真正走出自負的迷宮，達到內心的平衡與和諧。在這個過程中，真正的誠實，不僅是對他人的誠實，更是對自我的誠實，成為最重要的指引。

精神官能症的雙重面貌：逃避與成長的心理歷程

精神官能症是一種深刻而複雜的心理機制，它的存在反映了人類內心衝突的抵抗與調適過程。這種內心的紛爭常常以一種偽解決方案的形式出現，讓人誤以為已經解決了問題，卻在實質上只是暫時地掩蓋了真正的困擾。這種過程如同與魔鬼的協定，象徵著一種深層的自我妥協，為了追求某種渴望而付出的隱藏代價。

精神官能症的特徵之一在於其對自由的吸引力與誘惑。自由象徵著一種無拘無束的狀態，然而，這種誘惑往往伴隨著對變化和努力的厭惡。人們可能渴望自由，但同時又對改變感到恐懼，對奮鬥感到排斥。這種矛盾的心態反映在人際關係中，人們對他人的態度常常充滿了矛盾，既渴望親密，又害怕受傷。

在這樣的心理狀態下，人們常常採取迴避策略，試圖逃避內心的衝突與外界的壓力。這種逃避行為不僅限制了個人的活動，還壓抑了其真正的願望和自我實現的潛能。佛洛伊德曾觀察到，這種內心的掙扎往往導致一種自我貶抑的驅力，讓人們陷入無盡的自我否定之中。

然而，精神官能症並非毫無解決之道。與其採取逃避的態度，不如尋求建設性的放棄，學會在面對困難時，積極地調整自己的心態和行為。這種積極放棄並不是消極地放棄努力，而是對不可能的目標作出理智的評估，從而釋放內心的壓力，促進自我實現。

在這個過程中，人們需要敏銳地察覺自身對威脅的敏感度，學會面對內心的恐懼與不滿。這不僅涉及到對性別角色的重新審視，也包括對內心「應當」與「應當」的重新定義。精神官能症的核心在於，它是一個退縮的過程，但同時也是一個潛在的成長契機。透過理解和化解內心的攻擊禁忌，人們可以重構其心靈的整體結構，從而實現真正的自由與平和。

精神官能症：內在衝突與自我探索

精神官能症是一種複雜的心理狀態，涉及個人內心的深層衝突與持續的心理障礙。其類型多樣，包括持續型、一貫放棄型、反抗型、膚淺生活型等。這些類型在不同程度上影響個人的生活品質和心理健康，並常常與個人的工作能力和人際關係密切相關。

持續型和一貫放棄型的精神官能症患者通常表現出持久的無力感和對生活的消極態度。他們在面對挑戰時往往選擇退縮，而非積極應對。這種持續的放棄行為不僅限制了個人的發展潛力，還可能導致更深層的心理困擾。而反抗型的患者則在內心深處與自身或外界進行持續的爭鬥，這種內在的抗拒常常反映在他們的行為模式中，導致人際關係的緊張和工作中的障礙。

膚淺生活型的精神官能症患者則傾向於追求即時的快樂和表面的滿足，忽視了深層的心理需求和長期的幸福感。他們的生活可能充滿了短暫的刺激，但缺乏真正的意義和目標。這種生活方式在短期內或許能帶來某些快樂，但長期來看，卻可能導致心理上的空虛和不滿。

精神官能症的治療涉及多方面的探索，包括對自我理想化的理解和調整。自我理想化是一種常見的心理防禦機制，透過美化自我形象來抵抗內心的衝突和不安。然而，過度的自我理想化可能導致現實的扭曲和對自我認識的偏差。因此，在治療過程中，幫助患者建立一個更加現實和健康的自我形象是非常重要的。

精神官能症的解決方案不僅僅依賴於個人的內在調整，還需要在社會支持和專業治療的幫助下，逐步克服內心的障礙。精神分析治療提供了一種深入探索個人內心衝突的途徑，透過揭露潛意識中的動力和情感，幫助患者理解和解決內在的矛盾。

總之，精神官能症是一個複雜而深刻的心理問題，它挑戰著個人的內心平衡和生活品質。透過深入的自我探索和專業的心理治療，人們可以逐步走出精神官能症的陰影，實現更為健康和充實的生活。

完美主義、恐懼症與精神分析：從衝突到自我實現的心靈之路

完美主義者常常被追求完美的標籤所困擾，這種追求完美的心態不僅在工作中造成障礙，與情緒的波動緊密相連，尤其是情感起伏。這種心態與精神官能症的要求密不可分，完美主義者經常面對自我譴責的困擾，這樣的自責心理得到了詳細的探討。完美主義者往往被「應當」這個概念所

束縛，這種束縛顯示出其內心深處的焦慮。

恐懼症的表現也是一個值得關注的議題，恐懼的外在表現多樣，而在夢境中，這些恐懼往往轉化為恐懼的現象。這些恐懼常常成為驅使人們尋求分析協助的動機。

詹姆斯·普蘭特的植物研究，以及柏拉圖在〈斐萊布篇〉中的思辨，無不顯示出自負系統的能量吸納能力，以及自我疏離。自主性的表現，常常伴隨基本焦慮的情感。作為情感的審查者，這些內心的衝突以及對真實自我的對抗，突顯了人們在自我中心傾向的掙扎。

夢的解析是鼓勵自我分析的關鍵，佛洛伊德對阻抗的見解以及其用意，揭露了治療中的重要觀點。治療過程中，情感體驗的需求成為療癒力量的核心。

最後，自我實現被視為終極目標，探討了這個過程所需的自我負責。對衝突的認知，以及重新定位的過程。這一切都指向一個核心：在心靈的裂縫中探索自我，尋求真正的內心平靜與完整。

心身的對抗：自我與潛意識的博弈

在現代心理學的領域中，心身症狀的研究揭露了人類心理和生理之間的錯綜複雜的關係。心身症狀常常與工作方面的壓抑、受傷的自負、自毀驅力以及被壓抑的敵意有著密切的連繫。這些症狀不僅影響個體的心理健康，還可能在生理上表現出來，從而影響整體的生活品質。

奧托·蘭克與桑德爾·費倫齊在《精神分析的演變》中深入探討了這些心理動力學的現象。他們指出，心身症狀往往是內心未解決的衝突的外在表現。這些衝突可能根植於個體的自我認識和自我接納之間的矛盾。例如，當一個人過於依賴理想化的自我形象時，任何與之不符的現實都可能引發強烈的心理不適，進而轉化為心身症狀。

瑪麗·拉塞在《精神分析與教育》中強調了教育在幫助人們認識和解決這些內心衝突方面的重要性。教育不僅是知識的傳遞，更是幫助人們建立真實自我與理想化自我之間平衡的過程。當人們能夠意識到自己的真實需求和感受時，他們就能更好地處理內心的衝突，減少心身症狀的發生。

然而，這個過程並不簡單。自我憎恨、虛假自我和報復心理等因素常常阻礙著人們的自我認識和自我接納。佛洛伊德的理論為理解這些現象提供了重要的框架。他指出，自我憎恨和虛假自我都是心理防禦機制的表現，旨在保護個人免受內心衝突的傷害。然而，這些防禦機制往往適得其反，最後加深了個人的心理痛苦。

因此，心理治療的目標之一就是幫助個人認識和放棄這些不健康的防禦機制。透過深入的自我探索和反思，人們可以逐漸建立起更為健康的自我認知系統，從而有效地減少心身症狀的影響。這個過程需要時間和耐心，但最後的結果將是更為和諧的自我和更為健康的生活。

超我、報復與自我認識：精神分析中施虐與受虐傾向的深層解讀

在心理分析的領域中，施虐與受虐的傾向經常被視為人類行為中複雜且矛盾的一面。西奧多·賴克在其著作《現代人的受虐傾向》中詳細探討了這個現象，指出這些行為模式與個人的自我責任感及對自我的疏離有著密切的連繫。受虐者往往表現出逃避現實的傾向，並對自負系統的削弱持拒絕態度。

賴克進一步分析了施虐傾向與自負心理之間的關係。他認為，施虐行為常常源於一種深層的報復心理，這種心理與超我的內化密不可分。根據佛洛伊德的理論，超我是道德規範的內化，反映著個人內心的良知與自我約束。施虐者在施加痛苦的過程中，實際上是在尋求一種對自身自負的滿足與強化。

在精神分析的治療過程中，移情現象扮演著非常重要的角色。珍妮特・里奧克在其研究中指出，移情是治療過程中患者將過去情感重新投射到治療師身上的一種現象。這個過程使得患者能夠在安全的環境中重新審視自己的情感與行為模式，從而促進自我認識的提升。

梅・薩頓的作品《現在我成為自己了》同樣探討了自我認識與個體存在的深層意義。在這部作品中，薩頓強調了自我發現的過程如何影響個人的心理健康。她認為，理解自身的情感需求與行為動機是邁向自我實現的重要一步。

此外，馬克斯・舍勒在《道德建構中的怨恨》一書中則從情感與道德的角度出發，分析了怨恨如何影響人的道德判斷與行為選擇。他指出，怨恨往往會導致個體對他人施虐的傾向，這種情感的累積最後會侵蝕道德的根基。

綜合上述觀點，施虐與受虐的行為模式不僅僅是個人內心深處的需求展現，更是對自身與他者關係的深刻反映。理解這些行為背後的心理動機，對於促進個人的心理健康與人際和諧極為關鍵。

追求榮譽：精神官能症中的自我實現與自我束縛

在心理學的廣闊領域中，哈羅德·舒爾茨——亨克的名字無疑是一顆閃亮的明星。他的研究在精神分析界中占據著重要的位置，尤其是在探討精神官能症與自我實現的微妙關係時，提供了深刻的見解。這種病症常常在個人追求榮譽的過程中展現出來，這種追求既是驅動力，也是束縛。

精神官能症通常被視為一種心理狀態，人們在其中陷入了不斷的內心衝突，這種衝突常常源於過度理想化的自我形象與現實自我之間的差距。施耐德將這種狀態描述為「精神官能症模式之運動」，這是一種不斷追求榮譽的動態過程。這種追求往往與阿德勒的優越感概念密切相關，人們試圖透過達成過高的目標來彌補內心的自卑感。

然而，這種過程並不一定是正面的。當追求榮譽變得強迫性時，人們可能會陷入與魔鬼協定相似的境地，為了實現理想化的自我，付出過高的代價。這種追求常常伴隨著挫折感，尤其是在自尊心受挫時，人們可能會感到更加脆弱，進而強化其精神官能症的症狀。

精神官能症的野心常常伴隨著一種報復性勝利的心態，這種心態在個體努力實現自我時顯得尤其明顯。舒爾茨——亨克指出，這種心態可能導致病態依賴，個人在自我指責與自責中徘徊，無法自拔。這種狀態的特徵在於一種擴張型人格的出現，個體試圖透過外化其內心衝突來達到內心的統一。

在這種精神狀態下，自我實現的概念變得尤其重要。自我實現不僅是個人潛能的充分發揮，更是一種對內心自由的追求。然而，「應當」之暴行則代表了對個人自由意志的無形桎梏，這種桎梏常常使人無法真正達到自我實現的境界。

最後，精神官能症與健康之間的區別在於，前者是一種充滿內心衝突的狀態，而後者則是內心和諧的展現。舒爾茨——亨克的研究提醒我們，追求榮譽與自我實現之間的平衡，是心理健康的重要一環。只有在這種平衡中，人才能真正實現內心的自由與潛能的發揮。

自我疏離：心理防禦、內心孤立與自我接納的挑戰

自我疏離，這種深刻的心理現象，常常在個人的夢境中顯現，成為精神分析中一個重要的探索領域。佛洛伊德曾指出，自我疏離是一種潛意識的防禦機制，人在面對無法承受的內心衝突時，選擇將自身從情感中分離，以維持心理的平衡。然而，這種疏離感並非解決問題的良方，反而常常加劇內心的孤獨與不安。

在病態依賴的個體中，自我疏離尤其明顯。這些人可能表面上對他人依賴，但內心卻因無法真正與他人建立深層的情感連繫而感到孤立。這種矛盾的狀態，常常使他們在關係中感受到深深的無力感與不滿，進而影響到其自我價值的評估。

自我疏離也常伴隨著器質性疾病的發展。當身體出現不適時，一個人可能會不自覺地將身體症狀與心理狀態分離，以逃避面對疾病所帶來的恐懼與焦慮。然而，這種逃避策略往往無法持久，因為身體與心理的連繫是不可分割的，忽視其中一方只會導致更大的問題。

在自謙型個體中，自我疏離的現象亦不容忽視。這類個體常常因過度謙遜而忽視自身的需求與感受，將他人的需求置於首位。久而久之，這種自我否定的行為模式會導致內心的疏離感，甚至引發自我憎恨。這種內在的敵意不僅影響個人的心理健康，還可能在與他人的互動中表現為人際關

係的脆弱性。

自我疏離與「應當」的關聯也值得我們深思。當個人被社會或自我設下的「應當」所束縛時，容易產生自我疏離感。在這種情況下，人們可能感到被迫扮演某種角色，與真實的自我漸行漸遠，最後導致心理上的分裂。

理解自我疏離的成因與影響，是心理治療中的一個重要課題。透過深入的自我分析與反思，一個人可以逐步接納自己的情感，重建與自我及他人的連繫，從而在心理上獲得真正的自由與平和。

自我否定與自我疏離：內心的博弈

在自戀型人格的深層結構中，自我否定與自我疏離的現象常常相輔相成。這種內在的衝突不僅影響個人的自我認知，也影響他們與外界的互動模式。自謙型人格的特徵，正是這種內外矛盾的具體化表現。

自戀型個體常常表現出一種擴張性格，這種性格表面上看似自信滿滿，實則在掩蓋內心深處的自我懷疑和不安。自我否定的根源，往往可以追溯到兒童期的經歷。當個人在成長過程中，未能從周圍環境中獲得足夠的支持與認可，便容易形成一種自謙型的心理防衛機制。

這種心理防衛機製表現在對自我的態度上，往往是以自我指責和自我貶低的形式出現。這些人對於自我的不滿，常常轉化為對他人或外界的過度期望，並由此產生一系列的情感障礙和行為問題。他們對於愛和情感的渴望，與對於被嘲笑或遭遇失敗的恐懼同時存在，形成一種矛盾的心理狀態。

在工作和生活中，自謙型個體可能面臨一系列的障礙。他們對於成功的害怕，常常導致行為上的退縮和自我設限。他們在面對壓力或挫折時的反應，往往是自我憎恨和自我輕視，這進一步加劇了內心的痛苦。

為了解決這種內在的衝突，自謙型個體需要學會如何有效地緩解緊張情緒，並建立一種健康的自我認知模式。他們需要學會接納自己的不足，並在不斷的自我反思中，找到一種平衡的生活方式。

自謙型人格的解決方法，往往需要從對自我的重新認識開始，包括對於自我理想化的適當調整，以及對於內心禁忌的正視和處理。透過這些努力，自謙型個體可以逐漸減少自我否定的傾向，並在與外界的互動中，建立起更為健康和正面的關係。這不僅有助於他們的心理健康，也能促進他們在各個方面的成長與發展。

矛盾中的自我：自我憎恨、理想化與尋求內心平衡

在我們的內心深處，常常存在著一種矛盾的爭鬥：自我憎恨與理想化自我之間的對立。這種對立不僅影響我們的心理健康，還塑造了我們看待世界和自身的方式。自我憎恨，常常與自我挫敗和自我輕視相伴，形成一種深刻的內心緊張。這種情緒不僅令我們感到不安，更可能在生活中表現為一種外化的行為，作為緩解內心壓力的手段。

自我憎恨與現實自我之間的關聯，讓我們難以接受自己的不完美，進而與理想化的自我產生衝突。這種衝突常常導致自我疏離，甚至引發一種與現實隔絕的狀態。在夢中，我們可能會以象徵的方式面對這種憎恨，夢境成為我們內心爭鬥的投射。

這種自我憎恨的情緒，特別在擴張性個體中表現得尤其明顯，他們時常將內心的緊張轉化為外在的表達，試圖透過擴張自我來遮掩內心的空虛。這樣的人可能會在佛洛伊德所描述的自我理論中找到共鳴，他們的行

為常常受到內心挫敗特性的驅動。

然而，這種內心的爭鬥並非全然負面。自我憎恨的情緒也可能激發一種力量，促使我們去尋找解決內心矛盾的方法。保護自己免受自我憎恨的侵蝕，往往需要一個真實自我的覺醒，這是真實自我與理想化自我之間的和解。

在自我憎恨與自我美化之間，我們需要找到一個平衡。理想化的自我，雖然能夠激勵我們追求更高的目標，但如果過度，則可能導致一種病態的依賴，甚至神經質的自負。自我憎恨的能量，若能被正確引導，則可能成為個人成長的動力。

最後，我們必須意識到，這種內心的爭鬥是人類心理的一部分，它不僅影響我們的個人生活，也在我們與他人的關係中留下深刻的印記。在性關係中，這種爭鬥可能表現為自我折磨或自我毀滅的衝動。透過對自我的深刻理解，我們才能在這種矛盾中找到平衡，繼而達到內心的真正和諧。

理想化的面具：自我實現的雙面刃

自我理想化是一種心理上的自我提升，往往在特定情境下被激發，促進個人實現某種理想狀態。從某種意義上說，這種實現方式可視為一種全面的精神官能症解決方案，伴隨著一種強迫性需求的存在。這種心理現象類似於與魔鬼簽訂的協定，因為它在帶來暫時滿足的同時，也可能引發深層的心理衝突。

自我理想化的外化過程與想像力密切相關，並且與自戀和精神官能症中的自負有著千絲萬縷的連繫。對於那些在生活中選擇放棄的人來說，這種現象尤其明顯。這些人常常在追求榮譽的過程中顯露出自我理想化的傾向，並且在這個過程中，自謙的個體也展現出耐人尋味的行為模式。最後，自我實現的追求成為這些人核心的動力來源，推動他們不斷前行。

自我認識是對個人內心深處的理解與認識，這個概念的根源可以追溯至心理學的起源。精神分析治療則是一種透過深入探討無意識來促進內心療癒與覺醒的方法。而自然成長則是一種自發的發展過程，促使個人在無意識的驅動下達成心理上的成熟。

在這樣的背景下，自我貶抑、自我指責和自我厭惡等情感也可能出現，對個人的心理健康構成挑戰。尤其是在工作中，這些情感可能會成為干擾因素，影響個人的工作表現和人際關係。

自我實現的目的與創造力密切相關，並涉及人際關係的各個方面。它與理想化的形象、進化的道德觀以及精神官能症中的自負系統相連。在精神分析療法中，自我實現的追求被視為一種驅動力，推動個人為某種目標而奮鬥。然而，這種追求也可能導致自以為是和自我正義感出現，最後可能演變為自我指責和自我厭惡。

在這樣的心理動態中，自我理想化成為一把雙面刃。它既能激發個人的潛能，促進自我實現，亦可能成為個人內心矛盾的根源。因此，理解自我理想化的運作機制，並在心理成長的過程中妥善處理其帶來的挑戰，對於個人的心理健康極為關鍵。

內心的專制與折磨：自我憎恨、理想化及精神官能症的心理結構

在心理分析的領域中，自我折磨常被視為內心衝突的外在表現，它與自我憎恨緊密相連，形成一個複雜的心理結構。這種現象在精神官能症中

有著明顯的表現，尤其在性方面，往往與自大的報復型人格有著密切的關聯。佛洛伊德對此概念的詮釋指出，自我折磨的運作方式涉及到一種超然或脫離的狀態，這種狀態常常會導致功能障礙的出現。這種心理狀態不僅與病態依賴有關，還與精神官能症中的自負和自我輕視有著深刻的連繫。

在探討這個主題時，也不可忽視相關的禁忌及其影響。膚淺的生活方式常常出現在神經質的順從型人格中，這種人格特質在某種程度上反映了內心的矛盾與衝突。蕭伯納在《賣花女》中對這些心理現象有著深刻的描繪，尤其是在探討「應當」的專制及其對個體焦慮的影響時，提供了豐富的洞見。

「應當」的專制在個體的心理結構中扮演著重要的角色。這種專制不僅強制性地影響著個體的行為和情感，還可能造成深遠的破壞性影響。它與情感的連繫密不可分，對人格的塑造有著顯著的影響。在擴張性個體中，這種專制的表現尤其明顯，其體驗往往伴隨著一種外化現象，使得人們難以自由選擇，從而感受到挫折。

此外，「應當」的專制與理想化意象密切相關，這種關聯不僅展現在其實現的過程中，也在於其與病態依賴、完美主義的關聯。這種關聯常常導致自負的出現，並在自我分析中需要被深入理解。放棄型個體對這種專制的反抗和認識，對於人們的自我實現和自我毀滅有著重要的啟示。

傳統觀點對於這些心理現象的看法，與現代心理分析的觀點並不完全一致。然而，透過深入的自我分析，可以更清晰地意識到自我折磨與內心衝突的交織，以及它們對個人心理健康的深遠影響。這種認知不僅有助於個人的自我實現，也促進了對自我憎恨和自我折磨的克服。

內心的退縮與自我和解

在我們的生活中，內心的衝突常常如影隨形。這些衝突可能源於對自我的質疑、對外界的恐懼或是對理想的追求無法滿足。在這樣的背景下，退縮成為一種常見的心理反應。然而，這種退縮並非單純的逃避或放棄，而是與自我和解過程中的一環，尤其當我們面對病態依賴和自謙型人格的時候。

在喬治·西默農的《注視火車遠去的人》中，主角的內心掙扎與退縮的過程，生動地呈現了人類在面對壓力時的脆弱與渴望解脫的心態。這種退縮並不是簡單的懦弱，而是對現實無法承受之重的自然反應。類似地，司湯達在《紅與黑》中描述的角色，透過內心的矛盾與對社會期待的恐懼，展現了自謙型人格如何在退縮中尋求自我保護。

史蒂文森的《化身博士》則提供了另一種視野，揭露了當內心的退縮轉化為病態依賴時，個人可能面臨的危機。自我憎恨與自我疏離在此交織，最後導致角色無法控制的破壞性行為。這種病態依賴不僅摧毀了個體的內心平衡，也使得他們無法在社會中找到自己的位置。

在愛德華·斯特雷克與肯尼斯·阿佩爾的《發現自我》中，這種退縮被視為一種自我探索的契機。在這本書中，作者們指出，面對內心的退縮，我們需要學會與自我和解，透過理智的分析與情感的抒發，找到通往內心平靜的道路。

退縮並不意味著放棄，反而是一種內心的調適與自我保護。它提醒我們在追求理想的同時，也要關注內心的需求和界限。透過理解和接納退縮，我們可以更好地處理內心的衝突，最後達到自我和解的境界。

面對現實的壓力與內心的矛盾，退縮可能是我們本能的反應，但在這退縮的背後，隱藏著自我認識與成長的契機。正如蘇利文所指出的，理解退縮的內在動機，有助於我們在面對生活挑戰時，找到更為正面的應對方式。這不僅是對自我的一種保護，更是通往內心平和的必經之路。

揭露心靈的暗角：精神分析與人類內心的矛盾

在精神分析的領域中，治療的過程如同一場深入心靈深處的探險。我們的目標是揭開潛意識中隱藏的內容，這些內容往往是影響我們行為和情感的關鍵因素。精神官能症的治療尤其需要對內心過程的細緻探索。佛洛伊德的觀念提供了重要的指引，他認為個體的理想化自我與真實自我之間的衝突，常常成為精神官能症的根源。

在這個框架下，報復心理成為一個值得深入探討的主題。這種心理不僅僅是一種情感的表現，更是一種內心深處的強迫性需求。它與我們對「公平」的追求密切相關，並且在某些情況下，可能導致自我憎恨和自我輕視的情緒。報復心理的根源複雜，常常與個體的自尊體系息息相關，並且可能引發一系列的精神官能症痛苦。

報復性勝利，從某種程度上來說，是一種對自我價值的扭曲表現。它不僅僅是對外界的反擊，更是對內心渴望的滿足。這種渴望追求光榮，卻往往伴隨著自負與自我厭惡的矛盾情感。在這樣的困境中，個人的自我憎恨與自我輕視相互交織，形成一個難以打破的循環。

奧斯卡．王爾德的作品，如《深淵書簡》和《格雷的畫像》，生動地描繪了人類內心的矛盾與複雜性。他的文學作品不僅揭露了人性的光輝，也揭露了其黑暗面。這位文學巨匠以其深刻的洞察力，讓我們得以窺探人類心靈深處的黑暗角落。

在精神分析的過程中，理解這些內心的衝突與矛盾，對於治療的成功極為關鍵。正如鈴木在《禪學論叢》中所探討的，禪宗的智慧或許能為我們提供一些啟示。在這場內心的探險中，追求真實自我與內心的和諧，或許是解開精神官能症之謎的關鍵。

卡倫·荷妮之精神官能症與人的成長（筆記版）：

拒絕強迫性追求與社會期待，直面真實自我的心理重建之路！

作　　者：[德] 卡倫 · 荷妮（Karen Horney）
編　　譯：伊莉莎
發 行 人：黃振庭
出 版 者：複刻文化事業有限公司
發 行 者：崧燁文化事業有限公司
E-mail：sonbookservice@gmail.com
粉 絲 頁：https://www.facebook.com/sonbookss/
網　　址：https://sonbook.net/
地　　址：台北市中正區重慶南路一段 61 號 8 樓
8F., No.61, Sec. 1, Chongqing S. Rd., Zhongzheng Dist., Taipei City 100, Taiwan

電　　話：(02)2370-3310
傳　　真：(02)2388-1990
律師顧問：廣華律師事務所 張珮琦律師
定　　價：480 元
發行日期：2025 年 05 月第一版
◎本書以 POD 印製

國家圖書館出版品預行編目資料

卡倫 · 荷妮之精神官能症與人的成長（筆記版）：拒絕強迫性追求與社會期待，直面真實自我的心理重建之路！ / [德] 卡倫 · 荷妮（Karen Horney）著，伊莉莎 編譯 . -- 第一版 . -- 臺北市 : 複刻文化事業有限公司 , 2025.05
面；　公分
POD 版
ISBN 978-626-428-133-1(平裝)
1.CST: 精神官能症 2.CST: 精神分析 3.CST: 自我實現
415.991　　114005720

電子書購買

爽讀 APP

臉書